DIE

GESICHTS-EMPFINDUNGEN

UND

IHRE ANALYSE.

VON

DR. JOHANNES v. KRIES,
A. O. PROFESSOR DER PHYSIOLOGIE ZU FREIBURG I. BR.

MIT 22 ABBILDUNGEN IM TEXT.

LEIPZIG,
VERLAG VON VEIT & COMP.
1882.

DIE
GESICHTS-EMPFINDUNGEN
UND
IHRE ANALYSE.

VON

DR. JOHANNES v. KRIES,
A. O. PROFESSOR DER PHYSIOLOGIE ZU FREIBURG I. BR.

MIT 22 ABBILDUNGEN IM TEXT.

LEIPZIG,
VERLAG VON VEIT & COMP.
1882.

Gelangt gleichzeitig als Supplementband zur physiologischen Abtheilung des Jahrganges 1882 des Archives für Anatomie und Physiologie zur Ausgabe.

Druck von Metzger Wittig in Leipzig.

Vorwort.

Die folgenden Erörterungen über die Gesichtsempfindungen hätte ich, in wesentlich gleicher Form, schon vor geraumer Zeit der Oeffentlichkeit übergeben können; die Veranlassung, welche mich davon zurückhielt, lag hauptsächlich in dem Wunsche, die Lücken des Beobachtungs-Materials, welche durch die systematische Uebersicht der Methoden ganz besonders fühlbar wird, vorher noch möglichst auszufüllen, oder von Anderen ausgefüllt zu sehen. Leider ist dies auch jetzt noch nicht in vollem Maasse der Fall. Zwei Gründe haben mich wesentlich bestimmt, nicht länger zu warten. Erstlich erfordern die noch mangelnden Untersuchungen fast alle erhebliche Hilfsmittel an Apparaten, zum Theil aber auch einen durchaus zuverlässigen und geübten Arbeitsgenossen, so dass ich zur Zeit nicht abzusehen vermag, wann ich sie zum Abschluss würde bringen können. Zweitens aber lässt sich mit ziemlicher Gewissheit voraussagen, dass diejenigen Untersuchungen, für welche sich gegenwärtig Plan und Methode sicher angeben lässt (Abhängigkeit der Sehschärfe und des zeitlichen Unterscheidungsvermögens von den gewählten Lichtern, vgl. S. 65 ff., ferner einige Fragen bezüglich des indirekten Sehens), an den theoretischen Ergebnissen, wie sie sich gegenwärtig herausstellen, nichts Wesentliches ändern werden. Eine bestimmtere Gestaltung, Bestätigung oder Widerlegung, können dieselben vielmehr nur durch die wirkliche Entdeckung neuer Thatsachen (namentlich im Gebiete der objektiven Methode) erfahren. Da man aber auf diese weder rechnen noch warten kann, so erscheint der Versuch nicht unberechtigt, das Facit des gegenwärtig Bekannten zu ziehen. Die Absicht zu resumiren, schloss eine vollständige ausdrückliche Berücksichtigung der Literatur aus; diese ist also in keiner Weise angestrebt worden. Abgesehen hiervon habe ich auch dadurch im Interesse der Kürze (und somit, wie ich denke, in dem des Lesers) gehandelt, wenn ich gewisse Thatsachen und Fragen, welche mit unserem Gegenstande zwar in Beziehung stehen, aber doch keine Ausbeute für denselben liefern, unberücksichtigt gelassen habe. Dahin gehört z. B. die historische Entwickelung des Farbensinns. Eine sicher gestellte Theorie der Gesichtsempfindungen würde vielleicht zu Vermuthungen darüber berechtigen, ob eine solche stattgefunden habe oder nicht; aber man wird nicht umgekehrt die Theorie der Gesichtsempfindungen auf eine so unsichere Basis gründen wollen. Aehnlich verhält sich's mit der gegenwärtigen „Erziehung des Farbensinnes“, über welche zur Zeit noch gar nichts sicheres gesagt werden kann, und mit dem sog. „schwachen Farbensinn“; auch diese sind deshalb einer genaueren Besprechung nicht unterzogen worden.

Während des Druckes dieser Arbeit erhielt ich die Dissertation von van der Weijde (*Methodisch Onderzoek der Kleurstelses van Kleurblinden*, Utrecht 1882), deren Inhalt der Hauptsache nach schon früher von Donders mitgetheilt worden ist. Das weitere Beobachtungsmaterial scheint mir auch nur zu bestätigen, dass man, eine Theorie der normalen Gesichtsempfindung vorausgesetzt, noch nicht ohne Weiteres würde angeben können, worauf die angeborene Farbenblindheit beruht.

Eine jüngst erschienene Arbeit von Albert (Ueber die Aenderung des Farbentons von Spectralfarben und Pigmenten bei abnehmender Lichtstärke, Wiedemann's *Annalen* XVI S. 129) hat leider nicht mehr berücksichtigt werden können.

Freiburg i. Br., im Juni 1882.

Der Verfasser.

Inhalt.

Einleitung.

Die Gesichtsempfindungen waren das erste Sinnesgebiet, innerhalb dessen es gelang, die Abhängigkeit der Empfindungen von der Beschaffenheit des adäquaten Reizes in einfacher und präciser Weise auf Regeln zu bringen. Die Versuche über den optischen Effect der Mischung verschiedener Lichter gestatteten schon Newton diese Regeln im Wesentlichen richtig anzugeben.[1] Gegenwärtig sind wir im Stande die hierher gehörigen Thatsachen in genügender Weise zu beurtheilen, vorausgesetzt, dass es sich

[1] Die Versuche, auf welche Newton seine Regeln gründete, waren sehr zahlreich, und aufs Vielfachste variirt, allerdings aber nur qualitativ, nicht quantitativ. Er sagt daher auch nach Auseinandersetzung der Schwerpunktsconstruction: Atque hanc quidem regulam satis accuratam esse existimo ad experimenta agenda, quamvis non sit mathematice accurata. Porro autem quam vera sit ad sensus judicium, abunde probari potest intercipiendo ad lentem unum quemvis vel plures colorum in decimo experimento hujus partis. Etenim reliqui colorum non intercepti, sed ad focum lentis progredientes, conficient ibi vel accurate vel quam proxime colorem talem, qualis secundum hanc regulam ex permixtione ipsorum oriri debeat. (Opticces Lib. I P. II Prop. VI). Von seinen Versuchsmethoden war nur eine, die Vermischung farbiger Pulver, wie wir jetzt wissen, nicht correct. Und auf diese legte augenscheinlich er selbst das geringste Gewicht. Bei der Mischung der prismatischen Farben konnte er zwar nicht, wie wir jetzt thun, durch Combination einzelner Farben, wohl aber durch Fortnahme einzelner oder mehrerer aus dem ganzen Spectrum die complementären Farben kenntlich machen. Ein „instrumentum pectinatim dentatum" gestattete auch die Farben nur subjectiv durch sehr schnellen Wechsel zu mischen und so nach Art der jetzt üblichen rotirenden Scheiben Weiss zusammenzusetzen. Sehr hübsch ist auch das exp. XIV: Si igitur aqua, sapone nonnihil incrassata, ad spumas agendas agitata sit, brevi interjecto temporis spatio, attentius eam inspicienti videbuntur bullularum singularum superficies variis undique coloribus interstinctae: at qui eam e longinquo adeo aspiciet, ut colores singulos distincte internoscere haud queat, is totam spumam summo albore undique ex aequo videbit candicantem.

stets um denselben normalen reizbaren und empfindenden Apparat handelt, derselbe keinen Veränderungen unterworfen wird und die Einwirkung des Lichtes sich von der gewöhnlichen nicht unterscheidet, d. h. dass weder räumliche Ausdehnung noch zeitliche Dauer, noch endlich die Intensität des Lichtes gar zu gering oder letztere gar zu gross sei. Diese relativ vollkommene Kenntniss (man denke zum Vergleich nur an den Geruchssinn) musste dazu aufmuntern, hinsichtlich der Art und Weise, wie diese bestimmte Abhängigkeit der Empfindungen von der Art des Reizes zu Stande käme, genauere Vorstellungen, zunächst hypothetischer Natur, zu entwickeln. Man darf wohl sagen, dass dies zuerst von Thomas Young versucht worden ist. Denn obwohl auch lange vor ihm oft genug von Grundfarben, einfachen oder Principalfarben gesprochen worden ist, war es doch nicht die Einrichtung unseres Sinnesapparates, welche hiermit angegeben werden sollte, sondern ein vermeintlicher objectiver Zusammenhang der farbigen Lichter unter sich. Young dagegen stellte zuerst eine Theorie auf, welche die Leistungen unseres Gesichtssinnes dem objectiven Lichte gegenüber aufklären sollte, und deswegen sich auch ausschliesslich auf die Einrichtung unseres Sehorganes bezog. Seitdem ist bekanntlich das Gleiche in vielfacher Weise wiederholt worden. Aber, von den verschiedensten Seiten her in Angriff genommen, ist die Frage zu einer allgemein acceptirten Beantwortung noch nicht gelangt. Gerade bei einer solchen Aufgabe aber, deren Lösung auf sehr verschiedenen Wegen versucht werden kann, erscheint es lohnend, einen Ueberblick über Leistungen und Berechtigungen der verschiedenen Methoden zu halten. Ein solcher Ueberblick wird, wie ich glaube, auch für die Lehre von den Gesichtsempfindungen nicht ohne Nutzen sein. Dass wir eine Darstellung dieser Art zur Zeit nicht besitzen, ist dem Kenner der einschlägigen Literatur gegenwärtig. Als das classische und bahnbrechende Werk von Helmholtz erschien, befand sich diese Seite der Lehre von der Gesichtsempfindung noch in den Anfängen, und ist demgemäss sehr kurz abgehandelt. Seit jener Zeit ist die Sache vor Allem durch die sehr bedeutende Vermehrung des Materials von beobachteten Thatsachen in ein neues Stadium getreten. Die neueren Darstellungen Hering's erreichen, schon weil sie ausschliesslich einer bestimmten Theorie zur Begründung dienen, keineswegs den wünschenswerthen Grad von Allgemeinheit und Vollständigkeit. Sonstigen Bearbeitungen, wie z. B. derjenigen in Wundt's Physiologischer Psychologie, ist schon durch den Rahmen, in dem sie gehalten sind, ein wesentlich anderer Charakter zugetheilt, die grössere Zahl aber von Journalarbeiten und Monographieen, welche sich ausserdem noch mit unserem Gegenstande beschäftigen, versuchen meist nur auf einem oder einigen wenigen bestimmten Wegen die Aufgabe zu lösen, ohne eine allgemeine Uebersicht geben zu wollen. Soviel mag zur Rechtfertigung des folgenden Versuches genügen; in der Hauptsache freilich wird er sich selbst zu rechtfertigen haben.

Die Aufgabe desselben wird dem Gesagten zufolge darin bestehen, die Abhängigkeit der Gesichtsempfindungen von der Beschaffenheit der Reize so genau als möglich kennen zu lernen und sodann zu sehen, welche Methoden zur Verfügung stehen, um die Entstehung dieser besonderen Abhängigkeit zu erklären.

Ehe wir aber an die eigentliche Aufgabe herantreten, wollen wir noch eine Bemerkung vorausschicken.

Der ganze Vorgang, mit dem wir es zu thun haben, besteht aus einer Kette, deren Anfangsglied der Reiz (hier im Allgemeinen das Licht) ist, während das Endglied uns als Empfindung ins Bewusstsein tritt. Wir bemerken, dass die Verschiedenheiten des Reizes sich in einer gewissen Weise in der Verschiedenheit der Empfindung ausprägen. Die gestellte Aufgabe ist, die Beschaffenheit des Uebertragungsapparates zu ermitteln. Der dieser Arbeit gegebene Titel spricht daher nicht ganz mit Recht (und nur der Kürze wegen) von einer Analyse der Gesichtsempfindungen; es handelt sich in der That um den Versuch einer Analyse derjenigen materiellen Vorgänge, welche zwischen Lichtreiz und Gesichtsempfindung eingeschaltet sind. Wir werden uns daher die Aufgabe von vorn herein nicht zu einfach denken dürfen. Von der Netzhaut bis zur grauen Rinde des Occipitalhirns sind so mancherlei verschiedenartige Strecken zu durchlaufen. In jeder kann vielleicht die Analyse eine andere Gliederung ergeben und vielleicht nicht in jeder werden wir überhaupt im Stande sein, eine Zerlegung auszuführen.

I. Die gewöhnliche Abhängigkeit der Gesichtsempfindungen vom Licht.

Wir beginnen mit der verhältnissmässig einfachen Uebersicht über die Erscheinungen, welche durch die Variirung des Lichts bei gewöhnlicher Einwirkungsweise desselben hervorgebracht werden. Unter der gewöhnlichen Einwirkungsweise ist hierbei verstanden, dass das Licht die Stelle des deutlichsten Sehens bei einem normalsehenden Menschen trifft, dass das Auge wohl ausgeruht sei, und dass das Licht in nicht zu kleiner Ausdehnung, nicht zu kurzer Dauer, nicht zu geringer und auch nicht gar zu grosser Intensität einwirkt. Diese etwas unbestimmte Erklärung mag der Leser vor der Hand entschuldigen. Es wird das um so eher geschehen dürfen, da wir uns später mit all den Abweichungen, welche unter andern Umständen stattfinden, speciell werden zu beschäftigen haben.

Unter diesen (gewöhnlichen) Umständen gestaltet sich nun die Abhängigkeit der Gesichtsempfindungen vom Lichtreiz ziemlich einfach. Gehen wir zunächst von den objectiv einfachen Lichtern, Lichtern einer bestimmten Wellenlänge, aus, so finden wir eine sich stetig ändernde Farbe mit der sich stetig ändernden Wellenlänge des einfachen Lichtes. Lassen wir die Wellenlänge von dem grössten Werte, der überhaupt noch vom völligen Lichtabschluss unterschieden werden kann, allmählich kleiner und kleiner werden, so beobachten wir den bekannten Uebergang der Spectralfarben, von Roth durch Orange in Gelb, weiter in Grün, Blau, Violett, bis allmählich wieder ein Zustand eintritt, der der Abwesenheit jedweden Lichtes für unsere Empfindung vollkommen gleichwertig ist.

Wir können diese Reihe von Farbentönen noch ergänzen durch die Mischungen[1] von Roth und Violett, welche wir Purpur nennen. Da der

---

[1] Wenn hier und im Folgenden von der Mischung von Lichtern die Rede ist, so ist damit stets gemeint, dass dieselbe Netzhautstelle von den betreffenden Quantitäten der verschiedenen Lichter getroffen werden und zwar entweder gleichzeitig oder in so schnellem Wechsel, dass eine vollkommen gleichmässige Empfindung resultirt. Die Mischung der Quantität a mit der Quantität b desselben Lichtes meint also die

Purpur je nach den Mengenverhältnissen, in denen wir rothes und violettes Licht mischen, sich dem einen oder dem andern Bestandtheil mehr annähern kann, so können wir durch die verschiedenen Purpurtöne einen stetigen Uebergang vom Roth ins Violett oder umgekehrt herstellen. Die auf diese Weise gewonnene, in sich selbst zurücklaufende Reihe bezeichnen wir als die Reihe der gesättigten Farben. Jedes dieser Lichter von gesättigter Farbe können wir mit verschiedener Stärke auf unser Auge wirken lassen: wir finden hierbei, dass der Wechsel der Intensität (derjenigen Lichtmenge, welche eine bestimmt kleine Fläche der Netzhaut trifft) eine Veränderung unserer Empfindungen bewirkt, wir bezeichnen dies gewöhnlich als die Veränderung der Helligkeit oder Lichtstärke. Damit ist nun aber noch nicht die ganze Mannichfaltigkeit unserer Gesichtsempfindungen erschöpft. Vielmehr bemerken wir vor Allem, dass wir einer ganz farblosen Gesichtsempfindung fähig sind, welche durch gemischte Lichter in uns hervorgerufen wird, und welche wir, je nach der Stärke des betreffenden Lichts, als Schwarz, Grau oder Weiss bezeichnen. Lassen wir die Frage, was das farblose Licht eigentlich sei, noch einen Augenblick bei Seite, so constatiren wir zuvörderst, dass durch Vermischung desselben mit irgend einem gesättigten Lichte Empfindungen neuer Art hervorgebracht werden können, welche wiederum je nach den Mengenverhältnissen, in welchen die Mischung stattfindet, sich den gesättigten Farben oder der Farblosigkeit mehr annähern. Diese Mischungen nennen wir jetzt ungesättigte Farben. An ihnen haben wir einmal den Grad der Sättigung zu unterscheiden, welcher objectiv das Verhältniss der Mengen weissen und einfarbigen Lichts, subjectiv aber die Annäherung der Empfindung an die gesättigte Farbe oder an die Farblosigkeit bezeichnet. Ausserdem haben wir wieder zu bemerken, dass auch hier bei gleichbleibender Mischung durch Steigerung oder Verminderung der Intensität die Helligkeit oder Lichtstärke unserer Empfindung bestimmt wird. Zweitens bemerken wir, dass durch die Mischung farblosen Lichtes mit einer gesättigten Farbe jedes beliebige, irgendwie gemischte Licht für unsere Empfindung vollkommen ersetzt werden kann. Demzufolge ist eine Gesichtsempfindung vollkommen und eindeutig bestimmt, wenn für diejenige Mischung einfachen und farblosen Lichtes, welche die betreffende Gesichtsempfindung hervorbringt, angegeben wird: 1) die Wellenlänge des farbigen Lichtes, 2) das Verhältniss von gesättigtem und farblosem Licht, 3) die Intensität; oder, was auf dasselbe herauskommt, wenn für unsere Empfindung angegeben wird: 1) die Farbe,

---

Quantität (a + b) desselben, dieselbe Netzhautstelle treffend, oder ein vermehrtes Quantum des Lichtes. Unter dem Quantum des Lichtes ist entsprechend immer das auf die Flächeneinheit der Netzhaut fallende gemeint. Dasselbe bezeichnen wir auch als die Intensität oder Stärke des Lichtes.

2) der Sättigungsgrad, 3) die Stärke. Diese Gliederung macht keinen Anspruch darauf, eine naturgemässe zu sein; wir können sie vor der Hand als eine ganz willkürliche betrachten. Sie ist aber eine vollkommen strenge, da sie sich an die objective Beschaffenheit desjenigen Lichtes hält, welches die betreffende Empfindung hervorzurufen vermag. Aus diesem Grunde ist sie für den augenblicklichen Zweck die beste. Ueber die naturgemässe Eintheilung der Gesichtsempfindungen s. u. S. 40 f.

Es sind nun hiermit alle Gesichtsempfindungen, welche wir haben können, aufgezählt, aber noch nicht die Regeln angegeben, nach welchen sie bei der Vermischung verschiedener homogener Lichter zu Stande kommen. Und das liegt daran, dass wir noch nicht angegeben haben, was das farblose Licht eigentlich sei. Aus der Mischung zunächst zweier homogener Lichter ergiebt sich nun folgendes Resultat. Wenn der Unterschied der Wellenlängen der beiden gemischten Lichter sehr klein ist, so erhält man durch die Mischung ein Licht, welches an Farbe übereinstimmt mit einem einfachen Licht, dessen Wellenlänge zwischen jenen beiden liegt. So erhält man Orange durch Mischung von Roth und Gelb. Macht man den Unterschied der Wellenlängen grösser und grösser, so erhält man immer noch Farben, welche sich in derselben Weise bestimmen, aber sie verlieren immer mehr und mehr an Sättigung. Bei einer bestimmten Differenz der Wellenlängen stimmt schliesslich die Mischung bezüglich ihrer Farbe mit einem der gemischten Lichter überein oder wird bei einem bestimmten Mengenverhältniss der Mischungselemente farblos. Diese zwei zusammengehörigen Wellenlängen, welche eine farblose Mischung ergeben können, heissen Complementärfarben. Die Complementären zu dem weniger brechbaren Theile des Spectrums, Roth bis Gelbgrün, finden sich in dem brechbareren Theile desselben vom Blaugrün bis ins Violett. Dagegen besitzt der mittlere grüne Theil des Spectrums keine einfache Complementärfarbe.

Nachdem hierdurch die Resultate der Mischung zweier Farben im Allgemeinen charakterisirt sind, können wir das Resultat der Mischung beliebig vieler mit einem Schlage durch den Satz gewinnen: dass gleich aussehende Farben gemischt auch gleich aussehende Mischungen geben, dass es also für ein jedes Mischungsresultat nur auf das Aussehn, nicht aber auf die objective Zusammensetzung der gemischten Farben ankommt. Hiernach läst sich z. B. einsehen, dass eine farblose Mischung aus Grün und Purpur gewonnen werden kann. Denn der Purpur besteht ja aus Roth und Violett. Roth und Grün ergeben, in geeigneten Verhältnissen gemischt, ein ungesättigtes Gelbgrün, welches dem zu Violett complementären Gelbgrün an Farbe gleich gemacht werden kann; sie sind also einem Quantum Gelbgrün einem Quantum farblosen Lichtes äquivalent.

Auch dieses gemischte Gelbgrün ist nun dem Violett complementär, und es wird also eine geeignete Quantität Violett mit ihm sich zu farblosem Lichte ergänzen. Hiernach ist ersichtlich, wie farbloses Licht aus drei Lichtern, rothem, grünem und violettem zusammengesetzt werden kann etc.

Sehr viel übersichtlicher werden die Ergebnisse dieser Mischungsgesetze, wenn wir uns der Newtonschen Darstellung der Farben in einer Ebene bedienen, der sogen. Farbentafel. In einer solchen Farbentafel bedeutet jeder Punkt ein Licht von bestimmter Farbe und Sättigung. Auch der 0-Werth der Sättigung, das farblose Licht hat seinen bestimmten Punkt. Dagegen finden die Veränderungen der Intensität keinen Ausdruck durch Verschiebungen auf der Farbentafel. Die Anordnung der Punkte soll nun derart sein, dass die Farben, welche durch Mischung zweier anderer hervorgebracht werden können, auf die gerade Verbindungslinie der zwei Punkte zu liegen kommen, welche jene Farben bedeuten. Dabei wird der Ort auf dieser Linie nach der Schwerpunkt-Construction gefunden, d. h. sind a und b die Mengen der Lichter A und B, welche gemischt die Farbe C geben, so ist der Ort für C charakterisirt durch die Gleichung

$$a \cdot AC = b \cdot BC$$

Welche Mengen der Lichter hier als Einheiten zu betrachten sind, ist für drei beliebig zu wählende willkürlich. Nachdem diese Festsetzung getroffen ist, ergeben sich dann die Einheiten für die Mischfarben in der Weise, dass ein Licht, welches aus den Mengen m_1, m_2 und m_3 der Lichter L_1 L_2 L_3 gemischt ist, oder dieser Mischung gleich erscheint an Menge $= m_1 + m_2 + m_3$ zu setzen ist. Die mathematischen Principien der Schwerpunkts-Construction genauer auseinander zu setzen, scheint mir für den gegenwärtigen Zweck nicht erforderlich, und um so mehr zu vermeiden, da es nur zu einer Wiederholung der erschöpfenden Darstellung führen könnte, welche Helmholtz in der Phys. Optik (S. 283 ff.) gegeben hat. Aus den oben angeführten Sätzen ergiebt sich die Möglichkeit und die allgemeine Gestalt der Farbentafel. Auf einer krummen Linie müssen die gesättigten Farben vom Roth bis zum Violett liegen, auf der geraden Verbindungslinie ihrer Endpunkte die Purpurlinie und irgendwo im Innern der so entstehenden geschlossenen Figur das Weiss. Durch das Weiss hindurch müssen die Verbindungslinien der complementären Farbenpaare und die Verbindung des Grün mit einem gewissen Purpur gehen. Newton ordnete die gesättigten Farben nach einer Kreislinie an und erhielt so die Farbentafel Fig. 1. Die wirklich richtige Construction der Farbentafel kann dagegen nur auf Grund genauerer Versuchsresultate gegeben werden. Im Wesentlichen handelt es sich hier um die wirkliche Form der Begrenzungslinie, welche die einfachen Farben enthält und um den Ort des Weiss.

Was die Form der Begrenzungslinie[1] anlangt, so unterliegt es keinem Zweifel, dass dieselbe in der Gegend des Grün ziemlich schnell ihre Richtung verändern muss. Das ergiebt sich schon daraus, dass, wenn man zu Roth allmählich kleinere und kleinere Wellenlängen zumischt, die Resultate der Mischungen sich anfangs sehr wenig, ziemlich schnell aber dann ändern, wenn die zugemischte Farbe grün geworden ist. Könnte man durch Mischung der Wellenlängen, z. B. von 0,656 μ (C) und 0,53 μ (Gelbgrün) Farben gewinnen, welche mit denen der einfachen Farben von einer Wellenlänge zwischen 0,53 und 0,65 genau übereinstimmen, so müsste die ganze Reihe dieser Farben auf eine gerade Linie zu liegen kommen. So verhält sich's bei der Maxwell'schen Farbentafel (Fig. 2). Ist dagegen die Mischung der Spectralfarben jedesmal weniger gesättigt als irgend eine einfache, so wird diese Thatsache in der Krümmung der Begrenzungslinie ihren Ausdruck finden. Die Frage, ob die Begrenzungslinie der Farbentafel an einer bestimmten Stelle gerade oder gekrümmt sei, ist also identisch mit der Frage, ob sich dort aus zwei Farben eine Mischung von spectraler Sättigung erzielen lässt oder nicht. In gleicher Weise ist erst durch Versuche zu entscheiden, ob die Begrenzungslinie etwa ausser bei Grün noch andere Ecken, namentlich vielleicht im Blau macht. Man glaubte eine Zeit lang, dass sich durch Mischung von Blau und Roth ein Violett erhalten lasse, welches dem spectralen an Sättigung gleich wäre. Hiernach würde das Begrenzungsstück Violett Blau in die Linie der Purpurtöne fallen und die Ecke erst im blau liegen, wie man es auf der Maxwell'schen Farbentafel (Fig. 2) dargestellt sieht. Nach den

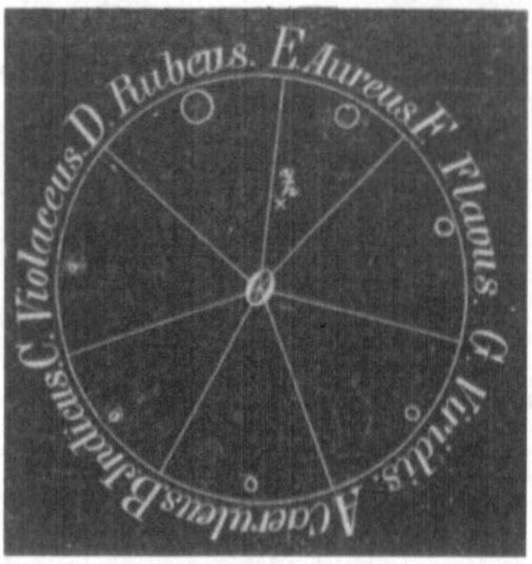

Fig. 1.
Farbentafel nach Newton. Die kleinen Kreise deuten die Quantitäten der gemischten Farben an; Z ist der Ort der resultirenden Mischung. (Optices Lib. I. Pars II. Tab. III. Fig 11.)

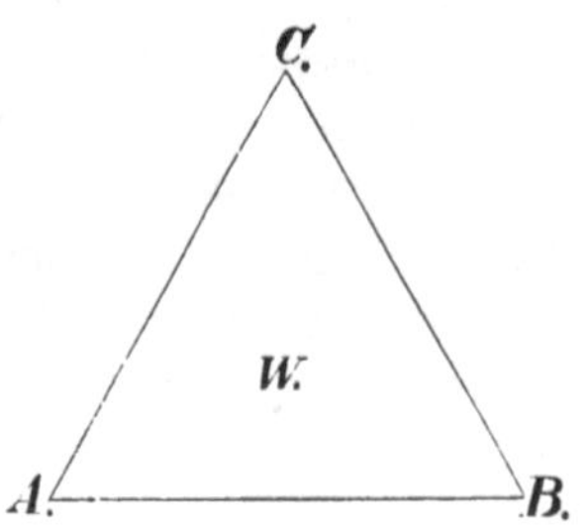

Fig. 2.
Farbentafel nach Maxwell. *A* entspricht einem Roth (Scarlet) von 2328, *B* entspricht einem Grün von 1914, *C* einem Blau (Indigblau) 1717 Milliontel des Pariser Zolles Wellenlänge.

[1] Auch die Form der Begrenzungslinie ist insoweit willkürlich, als man sie durch die Wahl der Mengeneinheiten, oder gewisse Vorschriften über die gegenseitige Lage einiger Punkte (im Ganzen kann man fünf willkürliche Festsetzungen treffen) beeinflusst wird die oben zu erörternden Verhältnisse der Krümmungen bleiben aber dabei im Wesentlichen unverändert.

Versuchen von J. J. Müller[1], ferner nach denen, welche ich gemeinsam mit Herrn v. Frey[2] angestellt habe, kann man als die wahrscheinlichste Gestalt der Farbentafel die in Fig. 3 gezeichnete betrachten. Wie man sieht, ist hier die Grenzlinie vom Roth bis zur *E*-Linie (leicht gelbliches Grün) gar nicht, und von da bis zur *b*-Linie nur schwach gekrümmt. In der That kann man aus Roth und Grün der *E*-Linie Mischungen gewinnen, welche orange oder gelb aussehen und sich von spectralem Orange oder Gelb an Sättigung nicht merklich unterscheiden. Auch bei Anwendung von Licht der *b*-Linien statt *E* sind die Sättigungsunterschiede noch immer äusserst geringe. Eine stärkere Krümmung zeigt dagegen die brechbarere Hälfte des Spectrums; man erhält also in dieser jedesmal durch die Mischung nicht vollkommen gesättigte Farben. Die Ecken liegen bestimmt im äussersten Roth und im Violett. Es ist durchaus unmöglich, durch Mischung von Blau und Roth ein Violett von auch nur annähernd spectraler Sättigung zu erhalten. Ebensowenig kann man das äusserste Roth durch Zumischung von Violett zu einem etwas brechbareren (mehr dem Orange sich nähernden) Roth gewinnen.

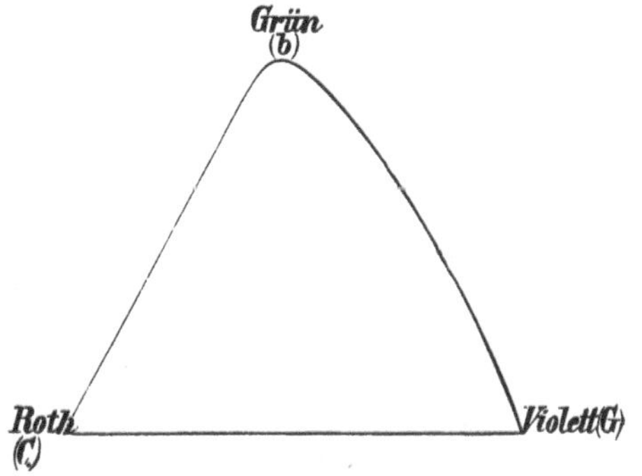

Fig. 3.
Farbentafel nach Frey und Kries.

Auf die Anordnung der einzelnen Wellenlängen auf der Begrenzungslinie, schnellere oder langsamere Veränderung der Farbe im Spectrum, will ich hier nicht näher eingehen. Nur über die Lage der complementären Farbenpaare ist noch Einiges zu erwähnen.

Wir können in jedem solchen Farbenpaare die brechbarere und die weniger brechbare Farbe unterscheiden oder, wie wir kürzer sagen wollen, die linke und die rechte, und wir finden dann folgenden Zusammenhang. Während die linke im äussersten Roth liegt, befindet sich die rechte unweit der *F* linie, in der Regel einwenig links, zuweilen aber auch noch etwas rechts von ihr. Lassen wir jetzt die linke Farbe allmählich sich nach Gelb zu verschieben, so ändert sich die rechte anfangs äusserst langsam. Dies entspricht der relativ langsamen Aenderung des Farbentons in Roth

[1] J. J. Müller, Zur Theorie der Farben. *Archiv für Ophthalmologie.* XV., 2. Abth. S. 208.

[2] M. v. Frey und J. v. Kries, Ueber die Mischung von Spectralfarben. du Bois Reymond's *Archiv für Physiologie* 1881.

und Orange. Das Verhalten ändert sich, wenn die linke Farbe in's Goldgelb tritt, noch etwas links von D, indem jetzt die Verschiebung der linken Farbe auch deutliche Verschiebungen der rechten zur Folge hat, also beide annähernd gleichschnell sich ändern. Während die linke Farbe hier D überschreitet, rückt die rechte ins Indigo, bis etwa auf $F^{1}/_{3}\,G$. Nunmehr aber verschiebt sich die rechte Farbe viel schneller als die linke, und während jene zur Linie G vorrückt, verschiebt sich diese nur noch ganz wenig ins grünlich Gelb hinein. Ueblichen Benennungen zufolge finden wir somit complementär: 1. Roth mit Grünblau, 2. Orange mit Blau, und 3. Gelb mit Blau, 4. grünliches Gelb mit Violett.

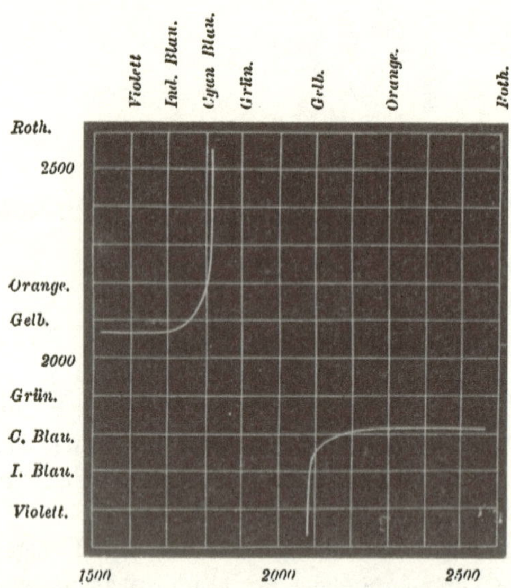

Fig. 4.

Die Complementärfarben nach Helmholtz (Phys. Optik. S. 278). Die Zahlen sind Zehn-Milliontel-Millimeter.

In graphischer Darstellung zeigt dieses Resultat die Fig. 4. Es sind in derselben als Abscissen die Wellenlängen der weniger brechbaren Complementärfarben aufgetragen, als Ordinate die der brechbareren. Man sieht, wie sich einmal die eine, das andere Mal die andere relativ sehr schnell ändert und wie während einer kleinen Strecke beide gleichmässig zu- oder abnehmen. In den Bestimmungen der Complementärfarben von Frey und mir (S. 78 f.) zeigt sich genau dasselbe.

Wir können nun aus dem Angeführten die wichtigsten Thatsachen, welche die Abhängigkeit der Gesichtsempfindungen von der Beschaffenheit des Lichtes betreffen, leicht in der für uns hier zweckmässigsten Form ableiten. Greifen wir aus der Farbentafel einen ganz beliebigen Punkt x (Fig. 5) heraus, so wird derselbe einer bestimmten Farbe entsprechen, welche wir als Ausgangspunkt nehmen wollen. Dieselbe wird aus zwei anderen Farben a und b im Allgemeinen nicht mischbar sein, sondern nur in dem speciellen Falle, dass x gerade auf der Verbindungslinie von a und b liegt. Wenn dies der Fall ist, so werden gewisse Veränderungen unserer Farbe durch Veränderungen der beiden gemischten Farben bewirkt werden können; erstens nämlich solche, die durch eine gleichmässige Stärkung oder Schwächung beider Lichter hervorgebracht werden; diese würden den Ort der Mischung in der Tafel nicht verändern. Zweitens solche, welche durch eine Veränderung des Verhältnisses jener beiden Lichter bewirkt wurden. Diese würden die Resultirende auf der Verbindungslinie verschieben, in der einen oder der anderen Richtung, je nachdem die Abänderung zu Gunsten des einen oder des anderen Mischungs-Elementes stattfand. Es ist zugleich ersichtlich, dass nicht sämmtliche stetige Veränderungen unserer Ausgangsfarbe durch die stetige Intensitäts-Veränderung ihrer zwei Mischungselemente hervorgebracht werden können; vielmehr ist so nur eine ganz bestimmte Art zu erhalten, nämlich diejenige, welche durch Intensitäts-Veränderung bewirkt werden (die gar keine Verschiebungen in der Farbentafel zur Folge haben) und diejenigen, welche auf jener geraden Linie $a\ b$ gelegen sind.

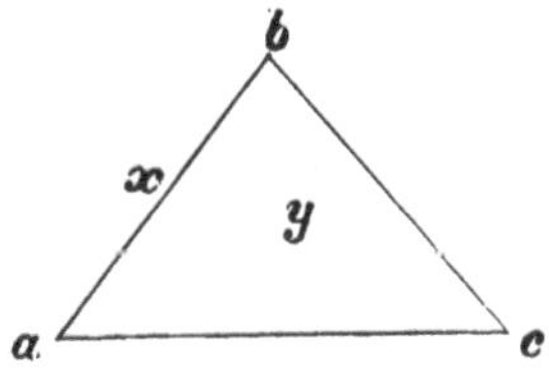

Fig. 5.

Mischen wir dagegen eine Farbe y aus drei anderen Farben, $a\ b\ c$, so übersieht man, dass jetzt jede stetige Veränderung von y durch stetige quantitative Veränderung der drei Lichter $a\ b\ c$ hervorgebracht werden kann, die intensiven sowohl, welche keine Verschiebung in der Tafel repräsentiren, als auch die sämmtlichen Verschiebungen in der Ebene der Tafel. Denn, dass y aus $a\ b$ und c mischbar sei, heisst nichts anderes, als dass sein Ort innerhalb des geradlinigen Dreiecks $a\ b\ c$ gelegen ist. Da nun sämmtliche Punkte innerhalb des Dreiecks $a\ b\ c$ aus a, b und c mischbar sind, so muss auch jede stetige Verschiebung von M durch Abänderung der Mengenverhältnisse von $a\ b$ und c bewirkt werden können.

Wir halten das Ergebniss der Versuche über Farbenmischung in dieser Form fest:

Wenn irgend eine Gesichtsempfindung durch Mischung von 3 (einfachen oder selbst zusammengesetzten) Lichtern hervorgerufen werden kann, so kann jede stetige Veränderung der betreffenden Gesichtsempfindung durch stetige Aenderung der Quantitäten jener drei gemischten Lichter hervorgebracht werden.

Wir wollen bei dieser Thatsache, deren Bedeutung für die Theorie der Gesichtsempfindungen gar nicht hoch genug angeschlagen werden kann, noch etwas verweilen. Sie lehrt uns die ungeheure Beschränktheit unserer Gesichtsempfindungen im Vergleich mit den Verschiedenheiten des objektiven Lichtes. Objectiv kann ja das Licht y auf unendlich viele verschiedene Weisen stetig verändert werden, durch Zumischung oder, wenn in ihm vorhanden, Fortnehmen aller möglichen Wellenlängen in sehr kleinen Quantitäten und ganz beliebigen Verhältnissen. Unzählig viele verschiedene

Veränderungen sind nun für die Empfindung völlig gleichwerthig. Ebenso kann auch jede beliebige Gesichtsempfindung auf unzählige verschiedene Weisen hervorgebracht werden, während im Allgemeinen schon 3 Lichter dazu ausreichend sind. Unzählig verschiedene Lichtmischungen sind für unser Auge ununterscheidbar gleich. Es ist zwar annähernd, aber nicht ganz streng richtig, wenn man sagt: Jede beliebige Gesichtsempfindung kann durch Mischung von drei passend gewählten Lichtern hervorgebracht werden, denn thatsächlich existiren nicht drei Lichter, deren Ort auf der Farbentafel so wäre, dass ihre Verbindungslinien die ganze Farbentafel einschlössen. Roth, Grün und Violett erfüllen diese Forderung zwar mit einer gewissen Annäherung, aber nicht genau. Aus diesem Grunde habe ich die obige strengere Formulirung vorgezogen, welche sich auf die sehr kleinen Veränderungen der Empfindungen bezieht.

In dieser Thatsache werden wir das Fundament der ganzen Untersuchung erblicken müssen; denn hierin gerade liegt ja die so frappante feste Gesetzmässigkeit, welche zu erklären man immer bemüht gewesen ist.

II. Die funktionelle Beziehung zwischen Reiz und Empfindung.

Es ist nothwendig, der speciellen Inangriffnahme unserer Aufgabe einige allgemeine Untersuchungen vorauszuschicken, deren Resultate uns im Folgenden nothwendig werden.

Die zu erklärende Thatsache besteht darin, dass die Empfindung, welche wir als Folge eines Reizes constatiren, mit der Beschaffenheit des Reizes sich verändert. Im Allgemeinen sind wir berechtigt anzunehmen, dass durch die Einwirkung des Reizes auf die Endapparate unserer Sinnesorgane irgend welche Vorgänge in denselben hervorgebracht oder abgeändert werden, dass diese Vorgänge weiter in den Nervenstämmen und so fort bis ins Gehirn hinein irgend welche Erfolge hervorbringen, und so schliesslich diejenigen materiellen Vorgänge zu Stande kommen, welche das Correlat der Empfindungen sind.

Für die Auffassung des Zusammenhanges dieser Veränderungsreihen müssen wir zunächst einen Punkt klar stellen, dessen irrthümliche Auffassung unter Umständen störend werden kann. Die Veränderungen des Reizes pflegt man ohne besondere Untersuchungen der Zulässigkeit einer solchen Unterscheidung in qualitative und quantitative (intensive) zu theilen. Es ist indessen für eine klare Auffassung der Verhältnisse von Wichtigkeit sich deutlich zu machen, dass diese Unterscheidung durchaus nicht immer sicher auszuführen ist. Nur für die oberflächliche Betrachtung kann es scheinen, als ob man stets in unverfänglicher Weise von der intensiven Abstufung eines Vorganges im Gegensatz zu einer qualitativen Veränderuug sprechen dürfe. Diese Behauptung (welche allgemein nur durch eine genauere Betrachtung dessen, was man intensive Grösse nennt, gerechtfertigt werden kann) lässt sich innerhalb der hier einzuhaltenden Grenzen wenigstens durch Beispiele illustriren. Wenn ein Reiz darin besteht, dass in der Sekunde 10 Inductionsschläge von ganz bestimmter Beschaffenheit durch einen Nerven geschickt werden, ein anderer darin, dass 20 genau derselben Art ihn durchsetzen, so wird man im Allgemeinen den zweiten als eine quantitative Steigerung des ersteren betrachten. Wenn wir uns dagegen erinnern, dass wir es in beiden Fällen mit rhythmischen Elektricitätsbewegungen zu thun haben, dass die Periode derselben im zweiten Falle halb so gross als im ersten Falle ist, so bemerken wir, dass wir doch eine Veränderung genau gleicher Art vor uns haben, wie etwa in der Veränderung der Schwingungszahlen bei Schall- oder Lichtwellen, die man als qualitative anzusehen pflegt.

Was nun diejenigen Vorgänge betrifft, welche wir hier zu betrachten haben, so ist zwar in Bezug auf das Licht als Reiz bekannt, dass unter einer intensiven Veränderung eine Veränderung der Amplituden, unter einer qualitativen eine Veränderung der Wellenlängen verstanden werde. Bezüglich der Erregungsvorgänge im Nerven verhält sich's dagegen nicht so, weil wir über diese Vorgänge nur sehr unvollkommene Kenntniss besitzen. Wir werden uns daher der Ausdrücke „intensive resp. qualitative Veränderung des Erregungsvorganges" nur mit Vorsicht bedienen dürfen.

Vorausgesetzt aber, dass überhaupt in unverfänglichem Sinne von intensiver und qualitativer Abänderungen eines Vorganges gesprochen werden kann, so darf noch keineswegs ohne Weiteres angenommen werden, dass die intensiven Veränderungen eines ursächlichen Vorganges gerade auch nur intensive Veränderungen der Wirkung zur Folge haben. (Man denke an den Ton der Sirene und die Stärke des anblasenden und zugleich treibenden Luftstromes.) Diese einfache Erwägung kann uns vor dem (vielleicht naheliegenden und jedenfalls oft begangenen) Irrthum schützen, als verstände es sich von selbst, dass mit der intensiven Abstufung der Reize einfach auch eine intensive Abstufung der nervösen Vorgänge und endlich auch eine intensive Abstufung der Empfindungen einherginge.

Die weitere Untersuchung der zwischen Reiz und Empfindung bestehenden Abhängigkeit hat vor Allem das ins Auge zu fassen, was man als die Zahl der Bestimmungen, denen irgend ein Vorgang oder Zustand unterworfen ist, zu bezeichnen pflegt. Was hiermit gemeint sei, wird sich vielleicht besser und verständlicher als durch eine gleich vorausgeschickte Definition durch einige Beispiele erläutern lassen. Wenn ein materieller Punkt um eine Gleichgewichtslage Schwingungen (und zwar einfache, sog. Sinus-Schwingungen) in einer bestimmten geraden Linie ausführt, so werden wir, um den betreffenden Schwingungsvorgang vollständig anzugeben, zunächst die Periode oder die Schwingungsdauer bestimmen müssen. Diese ist ein bestimmter Zeitwerth, und es ist damit dann die Art der Bewegung im Allgemeinen charakterisirt. Damit aber die Bewegung vollständig charakterisirt sei, muss zweitens noch die Amplitude der Schwingungen, die grösste Entfernung von der Gleichgewichtslage angegeben werden. Durch diese zwei Angaben ist jetzt der stattfindende Vorgang vollkommen bestimmt, und wir nennen ihn daher einen zweifach bestimmten. Noch einfacher ist folgendes Beispiel: ein Gefäss mag bald ganz leer sein, bald beliebige Mengen Wasser (bis zur vollständigen Erfüllung) enthalten können. Der jeweilige

Zustand desselben ist alsdann durch die darin enthaltene Wassermenge vollkommen bestimmt; die Angabe eines Werthes genügt, es ist also hier ein einfach bestimmtes System von Zuständen vorhanden. Unter anderen Umständen mag das Gefäss statt Wasser Kochsalzlösung und diese wieder von variabler Concentration enthalten. Dann werden zur vollständigen Bestimmung des Zustandes jetzt zwei Angaben, die Flüssigkeitsmenge und die Kochsalz-Concentration, erforderlich sein. In diesem Falle ist das System ein zweifach bestimmtes. Wenn endlich auch noch die Temperatur variabel gedacht wird, so wird eine dritte Bestimmung erforderlich sein, und das System ist ein dreifach bestimmtes. Das Wesentliche für diese ganze Betrachtungsweise ist, dass jede Bestimmung als einfache nur dann betrachtet werden darf, wenn von einem bestimmten Werth innerhalb derselben uns nur zwei stetige Veränderungsweisen möglich sind, welche nach der entgegengesetzten Richtung sich vom Ausgangspunkt entfernen, oder, wie man es figürlich, aber verständlicher ausdrücken kann, wenn sich die sämmtlichen Werthe derselben in eine einfache Reihe ordnen lassen. Wie man sieht, ist dies für ein Flüssigkeitsquantum, für die Concentration einer Lösung, für eine Temperatur, der Fall. Es würde dagegen nicht mehr zutreffen, z. B. für den Ort eines Punkts in einer Ebene. Dieser Ort kann auf unzählige verschiedene Weisen stetig verändert werden. Der Ort eines Punkts in einer Ebene erweist sich dagegen als ein zweifach bestimmter, wenn wir uns erinnern, dass derselbe durch die Abstände von zwei willkürlich gewählten Linien (Coordinatenaxen) vollkommen bestimmt wird, und dass eine solche Entfernung in der That eine einfache Bestimmung ist, da sie nur von $-\infty$ bis $+\infty$ sich verändern kann. Nennen wir solche Bestimmungen e i n f a c h e, so können wir jetzt sagen: irgend ein Zustand oder ein Vorgang ist ein so vielfach bestimmter, als einfache Bestimmungen zu seiner vollständigen Charakterisirung erforderlich sind. Ich will hier noch hervorheben, dass, wie sich leicht zeigen lässt, diese Ordnungszahl der Bestimmtheit für irgend einen Vorgang eine ganz feste ist und nicht etwa durch die willkürliche Wahl der Bestimmungsweisen verändert werden kann. Wenn man in dem obigen Beispiel eines schwingenden Punktes statt der Amplitude z. B. die lebendige Kraft wählte, so würde das an der zweifachen Bestimmtheit des Vorganges nichts ändern.

Wenden wir nun dies auf unsern Fall der Lichtreize und der Gesichtsempfindung an, so sehen wir zuerst, dass das objective Licht, welches eine bestimmte Netzhautstelle trifft, ein Vorgang von unendlich vielfacher Bestimmtheit ist. Denn es wäre zu seiner vollständigen Bestimmung die Angabe erforderlich, in welcher Stärke jede beliebige Wellenlänge, vom äussersten Roth bis zum äussersten Violett vorhanden ist. Da die Zahl der möglichen Wellenlängen eine unbegrenzte ist, so sind unbegrenzt viele

Bestimmungen erforderlich. Im Gegensatz hierzu ist der optische Effect eines beliebigen Lichtes durch eine kleine Anzahl von einreihigen Angaben vollkommen bestimmt, nämlich durch Farbe, Sättigung und Intensität. Es ist leicht zu sehen, dass diese alle wirklich einfache Bestimmungen sind. Die Farbe enthält nichts weiter als den Uebergang von Roth durch die spectralen Farben in Violett und durch Purpur zurück in Roth; es ist also eine einfache (und zwar in sich geschlossene) Reihe. Die Sättigung führt vom reinen Weiss bis zu der gesättigten Farbe; da sie durch das Verhältniss, in welchem Weiss und die gesättigte Farbe gemischt sind, angegeben wird, also durch eine einfache Zahl, so erkennt man auf den ersten Blick ihre Eigenschaft als einfache Bestimmung. Die Intensität endlich führt von 0 bis zu beliebig hohen Werthen, ist also, einer einfachen Zahlenreihe entsprechend, ebenfalls einfach.

Nach dem, was ich vorhin über die willkürliche Wahl der Bestimmungsweisen bemerkte, ist es nun ohne Schwierigkeit verständlich, dass wir auch irgend eine andere dreifache Bestimmungsweise für den optischen Effect irgend eines Lichtes in Anwenduug bringen können. Eine solche ist z. B. die Angabe derjenigen Mengen rothen, grünen und violetten Lichtes, welche gemischt denselben optischen Effect geben wie das zu bestimmende Licht. Doch ist diese Bestimmungsweise direct nur auf die aus Roth, Grün und Violett wirklich mischbaren Lichter anwendbar.[1] Es ergibt sich also, dass der optische Effect eines Lichtes dreifach bestimmt ist, während das objective Licht uuendlich vielfach bestimmt ist. Dies ist in der That der einfachste Ausdruck für die im ersten Abschnitt auseinandergesetzten Thatsachen.

Für die Beurtheilung, wie eine solche Beziehung zu Stande kommen kann, lässt sich ohne Schwierigkeit ein sehr einfacher Satz einsehen. Wenn ein Vorgang, welcher $n$fach bestimmt ist, auf irgend einen Apparat einwirkt und in diesem Veränderungen hervorruft, so können diese Veränderungen nie mehr als $n$fach bestimmt sein; vorausgesetzt ist dabei nur, dass keine anderen Einwirkungen auf den Apparat stattfinden, er also, abgesehen von unserem $n$fach bestimmten Vorgange, ein constanter unveränderlicher ist. In der That versteht sich dies ganz von selbst. Die n Angaben, welche die Ursache vollständig bestimmen, müssen auch die Wir-

[1] Es bedarf nur einer leichten Verallgemeinerung, um diese Bestimmungsweise allgemein anwendbar zu machen. Wir bestimmen dann den optischen Effect eines Lichtes M durch die drei Mengen irgend welcher beliebigen Lichter, welche mit M eine Mischungsgleichung überhaupt ergeben. Diese braucht nicht gerade in der Form $M = L_1 + L_2 + L_3$ sich zu ergeben, sondern kann auch z. B. $M + L_1 = L_2 + L_3$ lauten oder $M + L_1 + L_2 = L_3$. Schreibt man die Beziehung in der Form $M = L_1 + L_2 + L_3$, so wird dieser Möglichkeit dadurch Rechnung getragen, dass einer oder zwei der Werthe L negativ werden können. Hieraus ersieht man dann auch die Einfachheit der drei Bestimmungen, indem jede von $-\infty$ bis $+\infty$ gehen kann.

kung vollständig bestimmen, und es ist also hiermit schon ausgesprochen, dass dieselbe durch n Angaben jedenfalls vollkommen bestimmt ist. Während es aber unmöglich ist, dass eine bestimmte Ursache 2 verschiedene Wirkungen, kann es recht wohl vorkommen, dass 2 verschiedene Ursachen (innerhalb eines bestimmten Gebietes) genau dieselbe Wirkung haben. Für den Effect in der Inductionsspirale ist es gleichgiltig, ob ich den Strom in der primären Spirale unterbreche oder diese plötzlich in sehr grosse Entfernung von jener bringe. Es kann daher sehr wohl vorkommen, dass der Effect eines $n$fach bestimmten Vorganges weniger als $n$fach bestimmt ist. Wir können diese beiden Fälle als eine vollständige und als eine unvollständige Umsetzung bezeichnen. Es würde, wie man sieht, die vollständige dadurch charakterisirt sein, dass jeder beliebigen stetigen Veränderung der Ursache auch eine stetige Veränderung der Wirkung entsprechen muss. Bei der unvollständigen dagegen sind stetige Veränderungen der Ursache ohne gleichzeitige Veränderungen des Effects möglich. Die Umsetzung des Lichts in Gesichtsempfindungen ist hiernach als eine im hohen Grade unvollständige zu bezeichnen. Ein gutes Beispiel für unvollständige Umsetzungen ist etwa der Durchgang von Licht durch einen doppelbrechenden Krystall. Während in dem auftreffenden Lichte alle möglichen Polarisationsebenen vertreten sein können, ist das durchgegangene Licht auf 2 zu einander senkrechte Polarisationsebenen reducirt, also (bei bestimmter Wellenlänge) ein nur zweifach bestimmter Vorgang. Die im obigen Sinne vollständige Umsetzung der Sinnesreize in Empfindung ist offenbar die höchste Leistung eines Sinnes-Apparats. Soll aber die Empfindung, als Endeffect, $n$fach bestimmt sein, so muss, wie wir eben sahen, auch der nervöse Vorgang, der sie hervorbringt, ein mindestens $n$fach bestimmter sein.

Wie kann man sich nun überhaupt einen nervösen Vorgang als einen mehrfach bestimmten denken? Diese Frage werden wir nothwendig beantworten müssen, um die nöthige Allgemeinheit für das Folgende zu gewinnen.

Es liegen nun hier wesentlich zwei Möglichkeiten vor. Die eine besteht darin, dass ein einzelner, nicht weiter zerlegbarer Vorgang ein mehrfach bestimmter ist. Wie wir oben sahen, ist z. B. die Schwingung eines materiellen Punkts um eine Gleichgewichtslage längs einer geraden Linie ein zweifach bestimmter Vorgang. Wäre der Punkt im Stande Schwingungen in allen Linien einer Ebene oder in beliebigen Linien auszuführen, so wäre die Ordnungszahl der Bestimmtheit eine noch höhere. Stellt man sich vor, dass die Nervensubstanz fähig ist in Oscillationen einer bestimmten Art versetzt zu werden, so werden wir jedenfalls Periode und Intensität derselben unterscheiden und den nervösen Vorgang als einen mindestens zweifach bestimmten betrachten können. Die Annahme, dass das Element des nervösen

Vorganges einer mehr als einfachen Bestimmung fähig sei und sich in der hierdurch ermöglichten Weise mit der Beschaffenheit der Reize ändere, wollen wir als Qualitäten-Theorie bezeichnen. Neben dieser begegnen wir der Annahme, dass das Element des nervösen Vorganges nur einer Bestimmung fähig sei; die durch diese Bestimmung gegebene Werthreihe bezeichnet man gewöhnlich als die Intensitätsreihe des betreffenden Vorganges, obwohl das nicht gerade nothwendig ist. Die mehrfache Bestimmtheit eines nervösen Vorganges irgend welcher Art wird dann nur dadurch erklärt werden können, dass mehrere von einander ganz unabhängige Elemente nebeneinander vorhanden sind, deren verschiedene (für jedes einzelne nur einfache) Bestimmungen im Ganzen die mehrfache Bestimmtheit des Complexes ergeben. Diese Vorstellung wollen wir als Componenten-Theorie allgemein bezeichnen. „Qualitäten oder Componenten?", dies ist die wichtigste Frage überall da, wo es sich darum handelt, wie die variable Beschaffenheit des Reizes in der variabeln Beschaffenheit der Nervenprocesse zum Ausdruck gelangt. Wir wollen aber der Vollständigkeit halber diesen beiden noch eine dritte Einrichtung hinzufügen, welche zwar streng genommen zu den Componenten gehört, aber ein besonderer Fall derselben ist, und im Effect mit der Qualitäteneinrichtung viel mehr Aehnlichkeit hat. Diese besteht darin, dass bei einer sehr grossen Zahl von Componenten der Empfindungseffect derselben sich so fein abstuft, dass der Unterschied zwischen je zweien oder mehreren unmerklich werden kann. Bezeichnen wir die Annahme einer solchen Einrichtung als Stufen-Theorie, indem die einzelnen, unmerklich in einander übergehenden Componenten Stufen heissen sollen. Der Leser bemerkt leicht, dass ich hier die Helmholtz'sche Theorie der Gehörsempfindung im Auge habe. Die Empfindungen, welche uns die verschiedenen Fasern des Acusticus geben, gehen unmerklich ineinander über und liefern auf diese Weise die scheinbar stetige, in Wirklichkeit aber sich sprungweise ändernde Reihe unserer Tonempfindungen. Einer solchen Theorie zufolge ist die Umsetzung des Schalls in die Tonempfindungen nur scheinbar eine vollständige. Jene aber wären in Wirklichkeit zwar ein sehr vielfach bestimmtes System (wegen der sehr hohen Zahl der Componenten), aber doch kein unendlich vielfaches wie der objective Schall.

Die allgemeine Bedeutung der eingeführten Unterscheidungen ersieht man z. B. daraus, dass bei Reizsystemen wie Licht oder Schall eine unvollständige Umsetzung durch die Componententheorie sehr leicht verständlich wird. Dieselbe gibt uns ohne alles Weitere sofort eine Einrichtung an, welche eben nur einer so und so vielfachen Bestimmung (so viel eben Componenten vorhanden sind) fähig ist. Doch werden wir hierauf später ausführlicher zurückzukommen haben.

Hier will ich nur noch bemerken, dass für das Ohr, wie gesagt, die

Stufentheorie gegenwärtig am wahrscheinlichsten und fast allgemein adoptirt ist, für den Geschmack dagegen eine Componententheorie (mit Annahme von 4 Componenten). Für den Tastsinn ist die Frage noch offen, und für den Geruch sind noch gar keine bestimmten Theorien aufgestellt. Für das uns beschäftigende Sehorgan endlich sind die Young-Helmholtz'sche sowohl als die Hering'sche Theorie Componententheorie aufgestellt, während Wundt ein Qualitätentheorie vertritt.

Auf die Beziehung, welche die Componententheorie im Allgemeinen zu dem Gesetz der specifischen Energien hat, werden wir später einzugehen haben.

Für die Gesichtsempfindung kann, wie sich oben gezeigt hat, die Unvollständigkeit der Umsetzung leicht nachgewiesen, auch die stattfindende Reduction genauer bestimmt werden. Mit Rücksicht auf die zu analysirenden nervösen Vorgänge stellten sich uns soeben als die zwei vorhandenen Möglichkeiten die Componenten und die mehrfache Veränderlichkeit des einzelnen Vorgangs dar. (Es wird kaum noch der Erwähnung bedürfen, dass auch beide Einrichtungen gleichzeitig verwirklicht werden können.) Da wir nun die Erscheinungen, welche erklärt werden sollen, und die überhaupt vorhandenen Erklärungsmöglichkeiten kennen gelernt haben, werden wir die Frage zu stellen haben, welche Methoden überhaupt zur Aufklärung dieses Zusammenhanges zwischen Lichtreiz und Gesichtsempfindung in Anwendung kommen können. Diese Methoden lassen sich in vier Kategorien bringen, welche allerdings sehr ungleich reichhaltig sind.

Die erste und directeste Methode ist diejenige, welche wir als die objective Methode bezeichnen wollen. Sie würde in der unmittelbar experimentellen Untersuchung der nervösen Vorgänge bestehen, wie wir sie etwa am ausgeschnittenen Auge oder an Theilen desselben vornehmen können. Sie umfasst also Alles, was die mikroskopischen, chemischen und elektro-physiologischen Versuche ergeben haben. Die zweite Methode, welche die subjective heissen mag, ist nicht minder direct; sie besteht in der unmittelbaren Selbstbeobachtung, welche auf die Beschaffenheit der Gesichtsempfindungen und ihre Beziehungen unter einander gerichtet ist. Im Gegensatze zu der objectiven Methode, welche sich nur an die zu beobachtenden materiellen Erscheinungen, und zur subjectiven, welche sich nur an die Empfindungen hält, können wir dann als gemischte oder combinirte Methoden diejenigen bezeichnen, welche aus dem Zusammenhang der objectiv und der subjectiv beobachtbaren Erscheinungen Schlüsse ziehen wollen. Hier haben wir als dritte die Betrachtung des normalen (gewöhnlichen) Zusammenhangs zwischen Reizen und Empfindungen nach verschiedenen Gesichtspunkten (Mischungsresultate, Reihen, die uns in dieser oder jener Beziehung zusammengehörig erscheinen, Empfindlichkeiten des Auges in verschiedenen

Beziehungen u. dgl. m.), als vierte aber endlich die ausgiebigste, nämlich die Betrachtung der Abweichungen, welche, unter den verschiedensten Umständen, von dem normalen Zusammenhange eintreten können. Diese letzte umfasst für das Auge eine ganze Anzahl von Erscheinungsreihen, nämlich die Veränderungen der Gesichtsempfindung bei sehr intensivem und bei sehr schwachem Licht, bei kürzester Einwirkungszeit, bei sehr kleinem Gesichtswinkel, die Veränderungen, welche je nach dem physiologischen Wechsel der Zustände des Auges eintreten (Ermüdung oder Umstimmung des Sehorgans), die Abweichungen des Sehens mit den Netzhautperipherien von dem centralen, die Veränderungen der Empfindung bei verschiedener Beleuchtung verschiedener Netzhauttheile (Wechselwirkung der Netzhauttheile, Contrasterscheinungen), die Gesichtsempfindungen, welche bei Santonin-Intoxication auftreten, die angeborene Farbenblindheit, die erworbene (sog. pathologische) Farbenblindheit, endlich die bei hysterischen und hypnotischen Zuständen beobachteten Erscheinungen von Farbenblindheit.

Die hier gegebene Theilung der Methoden ist übrigens, wie sich von selbst versteht, keine auf das Sehorgan beschränkte, sondern eine allgemeine. Bei der Untersuchung jedes Sinnesapparates kommen sie in ganz ähnlicher Weise zur Anwendung, wiewohl je nach Umständen sich bald die eine, bald die andere ausgiebiger erweisen kann.

Der Gang der folgenden Betrachtungen ist nun hierdurch vorgeschrieben, und wir können mit den Ergebnissen der objectiven Methode beginnen.

III. Objective Methode.

Was wissen wir aus objectiven Beobachtungen über die Vorgänge, welche im Gesichtsapparate bei Belichtung dieser oder jener Art, oder beim Wechsel zwischen Licht und Dunkelheit stattfinden?

Wir thun wohl, die Antwort auf diese Frage in zwei Theile zu theilen; einerseits haben Beobachtungen, welche alle ziemlich neuerer Zeit angehören, uns eine gewisse Summe von Kenntnissen über die Vorgänge im Sehorgane selbst direct ergeben; anderseits war man bis dahin ausschliesslich darauf angewiesen, aus Beobachtungen von anderen nervösen Gebilden Analogieschlüsse auf die Vorgänge im Sehorgan zu machen, und man wird sich Erwägungen dieser letzteren Art nicht ganz verschliessen dürfen, mag man sich auch ihnen gegenüber noch so vorsichtig verhalten.

Beginnen wir mit dem letzteren Verfahren, als dem weniger fruchtbaren und weniger sicheren. Es begegnet uns hier vor allem eine Annahme, welche sehr vielfach verbreitet und fast zu einem Dogma geworden ist, dass eine bestimmte (anatomisch einzelne) Nervenfaser nur e i n e s Erregungsvorganges fähig ist. Wenn wir genauer darlegen, was hiermit gemeint ist, so ist das dahin zu specificiren, dass unter Erregungsvorgang ein jeder verstanden werden soll, der im Nerven von Querschnitt zu Querschnitt sich fortpflanzt und eine Wirkung auf seinen Endapparat hervorbringt. Es ist nothwendig, dies hervorzuheben, weil ja Jedermann daneben noch Ernährungsprozesse zugegeben hat, welche von dem Erregungsvorgang jedenfalls verschieden sein müssen. Der Erregungsvorgang soll nur einer intensiven Abstufung fähig sein und somit die Wirkung auf den Endapparat auch nur in e i n e r Weise abstufbar, die man als intensiv bezeichnen könnte. Auf diese Bezeichnung indessen kommt nichts an; wesentlich ist nur, dass der ganze Vorgang als ein „einfach bestimmter“ betrachtet werden soll (S. 14).

Diesen Satz ergänzt man dann (zu noch weiterer Vereinfachung unserer Vorstellungen) gern noch dahin, dass dieser Erregungsvorgang in allen Nerven eines und desselben thierischen Organismus wesentlich derselbe sei.

Aus der Einfachheit des Erregungsvorgangs ergibt sich als nächstliegende Folgerung das Gesetz der specifischen Energien, und zwar in einer noch specielleren Gestaltung, als es von Joh. Müller ausgesprochen wurde. Dieser nämlich wollte damit bloss die Thatsache kennzeichnen, dass die Erregung eines Sinnesnerven, unabhängig von der Art des Reizes, stets eine Empfindung bestimmter Art zur Folge hätte. Dabei liess er es dahingestellt, ob diese Besonderheit der eigenthümlichen Beschaffenheit der Nerven selbst zuzuschreiben sei, vermöge welcher jeder nur in einer ganz bestimmten Art in Erregung versetzt werden könne, oder der Besonderheit der centralen Verbindungen, vermöge welcher derselbe Erregungsvorgang, im Nerven *A* ablaufend, eine andere Empfindung bewirken müsse als im Nerven *B* ablaufend.[1] Die obige Annahme würde sich für die letztere Möglichkeit entscheiden.

Wie man auf den ersten Blick sieht, ist die nothwendige Consequenz dieser Gesetze eine für unsere Frage höchst bedeutungsvolle, nämlich die, dass die Erregung einer einzelnen Faser des Opticus eine Lichtempfindung von ganz bestimmter Farbe und Sättigung ergeben muss, wie dies auch Hermann als nothwendige Folgerung aus dem Princip des unabänderlichen Erfolges hinstellt (Handbuch der Physiologie II. S. 9). „Modificirt kann der Erfolg für eine gegebene Faser nur sein nach Intensität, je nach der Intensität der Erregung, und nach zeitlichem Verlauf, je nach den zeitlichen Verhältnissen des Erregungsvorgangs.“

Es ist gewiss nicht überflüssig, sich einmal darüber klar zu werden, worauf diese wichtigen Sätze eigentlich beruhen. Es kann dies nur zweierlei sein, die Beobachtung am Nerven selbst und die Beobachtung am Endapparat.

Am Nerven selbst findet man als Ausdruck des Erregungsvorgangs die negative Schwankung oder die Actionsströme; wir sind berechtigt, anzunehmen, dass diese in den Nervenstämmen, sensiblen und motorischen gleichermassen, doppelsinnig ablaufen. Elektrische, mechanische, chemische Tetanisirung der Nerven bewirkt das Abnehmen des vom Längsschnitt zum künstlichen Querschnitt abgeleiteten Ruhestroms. Hieraus indessen auf die Unveränderlichkeit des Erregungsvorgangs zu schliessen, scheint noch sehr wenig gerechtfertigt. In der That, wenn wir zur Beobachtung ein Kriterium nehmen, welches nur einer intensiven Abstufung fähig ist, so versteht es sich von selbst, dass man nicht erwarten kann, über qualitative Differenzen Auskunft zu bekommen. So lange wir am Erregungsvorgang der Nerven nichts weiter beobachten können als die Veränderung ihrer elektromotorischen Eigenschaften, so lange ist es freilich selbstverständlich, dass die Beob-

[1] Joh. Müller, *Handbuch der Physiol. des Menschen.* II. 1840. S. 261. (These VII.)

achtung uns nur intensive Abstufungen ergeben kann. Aber hieraus auf den Erregungsvorgang selbst einen Schluss zu ziehen, heisst aus einem Symptom einen ganzen Prozess beurtheilen wollen. Es ist dies etwa ebenso, als wenn man behaupten wollte, die Lichtemission verschiedener Flammen sei ausschliesslich nach der Temperatur derselben vollständig zu beurtheilen. Zwei Flammen gleicher Temperatur können sehr verschiedenes Licht aussenden, wie wir uns durch anderweitige Untersuchung überzeugen können. Zwei Erregungsvorgänge von gleicher elektrischer Erscheinungsweise können möglicherweise in anderen Beziehungen sehr ungleich sein, was wir leider auf andere Weise nicht erhärten können.

Weiter aber bleibt zu berücksichtigen, dass dem zeitlichen Verlauf doch eine etwas grössere Bedeutung zu vindiciren ist, als es auf den ersten Blick scheinen möchte. Bei sehr schnell verlaufenden elektrischen Einzelreizen laufen im Nerven so viel einzelne Actionsströme ab, als er Reize erhält. Dies können wir zwar als eine reine Variirung des zeitlichen Verlaufs des Erregungsvorgangs auffassen. Beachten wir indessen, dass z. B. in der Empfindung so kurze zeitliche Elemente, wie sie dem einzelnen Actionsstrom entsprechen, nicht merkbar werden, so ergibt sich immerhin die Möglichkeit, eine Differenz der Empfindung von dem Rhythmus der Erregungsvorgänge im Nerven abhängig zu machen. Damit hätten wir dann qualitativ verschiedene Empfindungen doch durch dieselbe Nervenfaser hervorgerufen![1]

Es mag hier vorgreifend noch erwähnt werden, dass gerade die Beobachtungen der elektrischen Erscheinungen am Auge das einfache Verhalten keineswegs zeigen, welches im Obigen angenommen wurde, vielmehr die doppelsinnigen Schwankungen die Regel darstellen.

Man kann nach dem Allen nicht behaupten, dass die Thatsachen zur Etablirung des uns beschäftigenden Satzes irgendwie ausreichten.

Nicht wesentlich anders gestaltet sich die Sache, wenn wir zu der Beobachtung an den Endapparaten uns wenden.

Sehen wir nämlich von der Empfindung ab, so haben wir an dem Erfolg im Endapparat, Muskel- und Drüsenthätigkeit, im Allgemeinen wieder dieselbe Beschränktheit der Beobachtung; er lässt uns nur eine intensive Abstufung und einen zeitlichen Verlauf erkennen. Dass wir durch eine Drüse oder einen Muskel etwas über die Qualität der Erregungsvorgänge im Nerven erfahren, ist also von vorne herein ausgeschlossen. Selbst da, wo der Erfolg im Endapparat ein zweifacher sein kann (Gefässverengerung und Gefässerweiterung) ist es unmöglich, die Duplicität des Erregungsvorganges

[1] Ich will keineswegs hier der Anschauung das Wort reden, nach welcher sich die Periode der Schallschwingung im Erregungsvorgange des Acusticus wiederfindet; ich wünsche nur, an Möglichkeiten dieser Art zu erinnern.

im Nerven nachzuweisen. Wir wissen aus den Untersuchungen von Ostroumoff[1], dass in einem gewisssen Stadium der Degeneration eines Jschiadicus die Reizung des peripheren Stumpfes je nach der Art des Reizes Gefässverengerung oder Erweiterung geben kann. Man kann hieraus schliessen, dass verschiedene Erregungsvorgänge, in denselben Nervenfasern ablaufend, verschiedene Erfolge ergeben, aber man kann ebenso gut annehmen (wie es gewöhnlich geschieht), dass derselbe Erregungsvorgang einmal in diesen, das anderemal in anderen Fasern (Vasoconstrictoren und Vasodilalatoren) hervorgerufen werde. Die letztere gegenwärtig bevorzugte Annahme schliesst eigentlich einen sonderbaren circulus vitiosus ein. Eine specifische Verschiedenheit der Nervenfasern zeigt sich in ihrer verschiedenen Erregbarkeit und gleichwohl soll in ihnen derselbe Erregungsvorgang ablaufen? Unmöglich ist das ja sicher nicht; aber die Nothwendigkeit der Annahme bleibt doch auch vor der Hand unnachweisbar. Ganz analog liegt die Sache bei den Empfindungen; Veränderung des Reizes gibt Veränderung des Erfolges. Ob man eine Verschiedenheit des Erregungsvorgangs in einer, oder Erregungsvorgänge in verschiedenen Nervenfasern annehmen will, bleibt unfestgestellt. Ueber die Annahme einer specifischen Verschiedenheit gelangen wir nie hinaus; denn einer solchen bedarf es, um zu erklären, wesshalb die einen Reize auf diese, die anderen auf jene Fasern wirken. Man kann diese nicht etwa ausschliesslich in den Endapparat verlegen, denn für den oben angeführten Fall der Gefässnerven zeigt die directe Erregung (sei es mechanisch, sei es elektrisch), dass auch im weiteren Verlauf weitere verschiedene Erregungsvorgänge oder verschiedene Faserarten angenommen werden müssen.[2]

Man kann nicht umhin, zuzugestehen, dass die Ergebnisse dieser Zusammenstellung so dürftig als nur irgend möglich sind; jede Art von Vorstellung erscheint möglich, keine ausgeschlossen. Gleichartige Fasern mit gleichen Erregungsvorgängen, verschiedene Erregungsvorgänge in derselben Faser, verschiedene Fasern (ungleich erregbar oder mit ungleichen Endapparaten verbunden), mit gleichen oder verschiedenen Erregungsvorgängen: Alles erscheint denkbar, nichts ausgeschlossen oder auch nur durch die bekannten Thatsachen in erheblichem Masse unwahrscheinlich gemacht.

Der nervöse Apparat des Auges selbst wird es daher jetzt sein, an dessen Untersuchung wir uns zu wenden haben. Diese ist wesentlich eine doppelte, sofern sie einmal auf die rein anatomischen Details gerichtet

---

[1] Pflüger's *Archiv für die ges. Phys.* XII. S. 233.

[2] Die interessanten Untersuchungen von Grützner (Pflüger's *Archiv für die ges. Phys.* Bd. XVII) haben in noch grösserem Umfange die ungleiche Erregbarkeit verschiedener Nerven gegen elektrische und thermische Reize gezeigt.

ist und sodahn die bei der Belichtung oder dem Lichtwechsel eintretenden Erscheinungen direct zu beobachten unternimmt.

Die anatomische Untersuchung kann uns selbstverständlich nur in dem Falle etwas Wesentliches lehren, dass die Sehnervenfasern mit verschiedenen Endapparaten ausgerüstet sind, und es gelingt, diese in ihrer Eigenschaft als solche nachzuweisen. Denn die Verschiedenheit der Erregungszustände, in welche eine Faser unter Vermittlung desselben Endapparats versetzt werden kann, entzieht sich den anatomischen Nachweisungen. Es handelt sich also in erster Linie darum, ob es gelingt, Endapparate des Sehnerven (eine oder mehrere Arten) nachzuweisen, welche sich schon anatomisch als solche mit Sicherheit oder wenigstens mit Wahrscheinlichkeit ergeben. Da indessen dies ohne Zuhilfenahme anderer Thatsachen nur in sehr unvollkommener Weise möglich sein würde, so wollen wir hier die vorgreifende Benutzung solcher nicht ganz ausschliessen. Die grosse Zahl sehr verschiedenartiger Elemente, welche sich in der Netzhaut aufgehäuft finden, ergibt uns zunächst die Möglichkeit, sehr verschiedenartige Endapparate anzunehmen und die Schwierigkeit, den Faserverlauf zu verfolgen, macht ein directes Herausfinden der wahren unmöglich. Aus den Versuchen von H. Müller über die Scheinbewegung der Gefässschattenfigur ergibt sich eine Entfernung der lichtempfindlichen Schicht von der Schicht der Blutgefässe von 0,17—0,36 mm. Hiernach ist nur an die äussersten Schichten der Netzhaut zu denken. Bis vor kurzer Zeit galt es daher als ausgemacht, dass nur die Zapfen und Stäbchen in Frage kommen könnten. In neuerer Zeit hat Boll[1], nach ihm Angelucci[2] die Aufmerksamkeit auf die Pigment-Epithelien gelenkt. Es sind also z. Z. wenigstens drei verschiedene Gebilde, an welche wir als durch Licht afficirbar denken müssen, Stäbchen, Zapfen und Pigment-Epithelien. Die Thatsache, dass es mehrere solche Elemente wirklich gibt, wäre nun offenbar von der grössten Bedeutung; es fragt sich also, was sich für Beweise dafür beibringen lassen, jedes dieser Elemente als ein lichtafficirbares zu betrachten.

Für die Stäbchen können wir diesen Nachweis durch die Bleichung des in ihren Aussengliedern enthaltenen Sehpurpurs als geliefert erachten. Wenigstens wird wohl Niemand das Vorhandensein dieses eminent lichtempfindlichen Stoffes dort als ein zufälliges erklären wollen und daran zweifeln, dass die Zersetzung desselben auch weiter durch den Sehnerven sich fortpflanzende Vorgänge zur Folge habe. Fraglich bleibt freilich, ob

---

[1] Boll, *Zur Anatomie und Physiologie der Retina.* du Bois-Reymond's *Archiv für Phys.* 1877. S. 9. Boll, *Thesen und Hypothesen zur Licht- und Farbenempfindung.* ibidem. 1881. S. 1.

[2] Angelucci, *Histologische Untersuchungen über das retinale Pigmentepithel der Wirbelthiere.* ibidem. 1878. S. 353.

diese Vorgänge für die Hervorbringung von Gesichtsempfindungen oder für die Hervorrufung irgend welcher Reflexwirkungen bestimmt sind. Für die Zapfen mag ihre morphologische Aehnlichkeit mit den Stäbchen und vor allem ihre Anhäufung an der Stelle des deutlichsten Sehens sprechen, es würde sogar ihr Vorkommen und das Fehlen der Stäbchen an dieser Stelle genügen, ihnen mit Sicherheit die Lichtempfindlichkeit zuzuschreiben, wenn dieselbe für die Pigmentepithelien sich ausschliessen liesse. Bezüglich dieser machen sich Erwägungen ganz anderer Art geltend. Wirken, sagt man, kann das Licht nur, sofern es aufhört, als solches zu existiren, d. h. sofern es absorbirt wird. Trotz der Annahmen, welche man über die Bewegung des Lichtes in den Stäbchen und Zapfen gemacht hat,[1] bleibt doch so viel zweifellos bestehen, dass nur eine sehr geringe Lichtmenge in ihnen verloren geht; es ist eine nahezu durchsichtige Schicht.[2] Man kann es daher wahrscheinlich finden, dass das Hauptquantum des Lichtes, welches absorbirt wird, auch die erregende Wirkung ausübt. Danach wäre diese im Pigmentepithel zu suchen. Auch das Pigmentepithel zeigt ferner deutlich wahrnehmbare Folgen der Belichtung; es ist das von Boll entdeckte sog. Wandern des Pigments, welches hier eintritt.[3] Es besteht darin, dass bei der Belichtung das Pigment in Ausläufern der Epithelzellen weit nach innen (in der Richtung gegen den Glaskörper) zwischen Stäbchen und Zapfen eindringt. Endlich wird noch die Thatsache angeführt, dass das Pigmentepithel im Centrum der Netzhaut eine feinere Mosaik bildet, aus kleineren Zellen sich zusammensetzt, als in den peripherischen Theilen.[4] Alle diese Thatsachen ergeben wohl mit Nothwendigkeit, dass dem Pigmentepithel noch eine andere Aufgabe zukommt, als die Absorption des überflüssigen (durch die Stäbchen-Zapfenschicht hindurchgegangenen) Lichtes, damit dasselbe nicht diffus im Auge zerstreut wird. Aber eine directe Betheiligung am Sehakte kann man gewiss aus ihnen nicht folgern. Erst dann würden wir auf diese verfallen müssen, wenn wir uns keine andere Funktion der Epithelien vorstellen könnten, welche zu ihren beobachtbaren Leistungen ebenso gut stimmt. Nun wissen wir durch Kühne, das das Pigmentepithel jedenfalls an der Bildung und Herstellung des Sehpurpurs beteiligt ist. Eine ausgebleichte Netzhaut kann wieder purpurreich werden, wenn sie auf der Pigmentschicht

[1] Vgl. Zenker, *Archiv für mikrosk. Anatomie.* III. M. Schultze ibid.

[2] Auch das regelmässig reflectirte Licht kann nicht sehr bedeutend sein, wie aus der geringen Lichtstärke der von Heuse beobachteten Retinal-Spiegelungen hervorgeht und noch weniger das diffus reflectirte.

[3] Boll, *Zur Anatomie und Physiologie der Retina.* du Bois-Reymond's *Archiv für Phys.* 1877. S. 27 ff.

[4] Boll, *Thesen und Hypothesen zur Licht- und Farbenempfindung.* du Bois-Reymond's *Archiv für Phys.* 1881. S. 1.

aufliegt, während die abgehobenen Stellen keinen Sehpurpur wieder erhalten. Nehmen wir hinzu, dass das Pigment in den Epithelzellen so gelagert ist, dass es den innersten (dem Glaskörper zunächst liegenden) Theil der Zelle einnimmt, Protoplasmen und Kerne dagegen nach aussen liegen, so sehen wir, dass das Pigment den letzteren Theil der Epithelzellen vor Lichtzutritt schützt. Es liegt daher sehr nahe, in diesem Theile der Epithelzellen eine Vorrathskammer von lichtempfindlichen Substanzen oder von solchen Körpern, die zu deren Bildung verwendet werden, zu erblicken. Das Pigment hätte dann den einfachen Nutzen, diesen Vorrath vor unnützer Zerstörung zu schützen. Wenn aber die Pigmentzellen die Zufuhr dieses Materials zu den Stäbchen und Zapfen besorgen, so erscheint die Bewegung der Pigmentkörner doch nicht gerade unerklärlich. Was die Feinheit der Mosaik anlangt, so würde zunächst geltend zu machen sein, dass auch die feinste an der Stelle des deutlichsten Sehens vorhandene, noch nicht ausreicht, um die Leistungen unseres räumlichen Unterscheidungsvermögens zu verstehen, dieses vielmehr mit Nothwendigkeit uns auf die Zapfen hinweist. Die variable Feinheit der Mosaik erklärt sich wohl auch ganz gut daraus, dass es central viel wichtiger als peripherwärts ist, jeden Zapfen oder jedes Stäbchen möglichst genau in dem Maasse mit frischem Material zu versorgen, wie es der Verbrauch in demselben erheischt. Dies wird natürlich um so genauer möglich sein, je kleiner die Zahl benachbarter Stäbchen oder Zapfen ist, welche von einer Pigmentzelle versorgt werden.[1]

Nach all dem scheint mir für jetzt weder ein genügender Beweis gegeben, noch auch nur eine grosse Wahrscheinlichkeit dafür vorhanden, dass die Pigmentepithelien als Nerven-End-Apparate aufzufassen seien. Wir werden also wohl, wie bisher, die Zapfen und Stäbchen als solche zu betrachten fortfahren.

Die vollkommenste optische Funktion, diejenige, welche uns die dreifach bestimmten Gesichtsempfindungen liefert, wird sonach von einer Netzhautstelle geliefert, welche sicher nicht 3, sondern höchstens 2, wahrscheinlich aber nur eine Art von Endgebilden enthält. Dies Resultat ist ohne Zweifel von Wichtigkeit, denn es hindert uns, etwa 3 Componenten in 3 (für uns nachweisbar anatomisch verschiedenen) Endapparaten zu suchen. Die Einfachheit der letzteren bleibt vielmehr als der wahrscheinlichere Fall bestehen. Die Möglichkeit freilich bleibt auch noch bestehen, 3 verschiedene Arten von Zapfen anzunehmen, welche nur für uns nicht zu unterscheiden sind (wie es Brücke z. B. vermuthet). Jedenfalls also führt die anatomische

---

[1] Die Breite der Pigmentzellen beträgt beim Menschen nach Kölliker 12—18 μ, die der Zapfen dagegen 4 μ. Ueber die Beziehung der Zapfenzahl zum Unterscheidungsvermögen vgl. Helmholtz, *Phys. Opt.* S. 217 und 841. Claude du Bois-Reymond. Diss. Berlin, 1881.

Untersuchung schliesslich zu dem Endresultat, dass eine Sonderung von Funktionen in verschiedene Apparate überhaupt zweifelhaft erscheint. Es ist daher schon selbstverständlich, dass wir über die etwaige Art einer solchen Sonderung keinerlei Aufschluss erhalten.

Gehen wir daher zu dem zweiten Gebiete der objektiv beobachtbaren Thatsachen über, zu den Veränderungen, welche im Sehorgan durch Belichtung und Lichtwechsel hervorgerufen werden. Sehen wir von dem schon oben erwähnten Wandern der Pigment-Epithelien ab, so sind diese Veränderungen vorläufig an 2 Symptomen kenntlich, nämlich an chemischen Wirkungen, die sich durch Farbenveränderung kundgeben, und an elektrischen Erscheinungen.

Die chemische Wirkung, welche das Licht in der Netzhaut hervorbringt, besteht, so viel uns gegenwärtig bekannt ist, in der Veränderung des Sehpurpurs. Obwohl derselbe nicht der einzige Stoff ist, der durch Licht verändert wird, so ist er doch der einzige, der diese Eigenschaft in so hohem Grade zeigt, dass man nicht wohl daran zweifeln kann, dass dieselbe während des Lebens eine Rolle spielt. Wenn z. B. Kühne findet, dass das dunkelbraune Pigment der Epithelien und das gelbe der Macula lutea in geringem Grade durch Licht zersetzt werden, so wird man dieser geringen, so vielfach vorkommenden Zersetzbarkeit dieser Farbstoffe durch Licht gewiss keine Bedeutung beilegen. Auf der anderen Seite unterliegt es keinem Zweifel, dass, sofern die Wirkung des Lichtes auf unseren nervösen Apparat überhaupt eine chemische ist, noch andere lichtempfindliche Stoffe als der Sehpurpur vorhanden sein müssen. Denn soviel steht fest, dass viele Thiere (die Wirbellosen) sehen, welche überhaupt keinen Sehpurpur besitzen, dass andere, wie z. B. Frösche, zwar unter Umständen, aber keineswegs immer Sehpurpur haben und auch dann noch sehr gut sehen können, wenn sie desselben beraubt sind; drittens endlich, dass der Mensch nicht etwa bloss mit den purpurhaltigen Theilen seiner Netzhaut, sondern mit der purpurfreien Fovea centralis sogar am allerbesten sieht. Es ist nicht nothwendig, hier auf die interessanten Discussionen über die Bedeutung des Sehpurpurs einzugehen; es wird genügen, an die Bemerkungen Brücke's[1] und Kühne's[2] zu erinnern. Beide weisen mit Recht darauf hin, dass wir gar noch nicht zu der Annahme berechtigt sind, dass die chemische Wirkung des Lichtes in den Stäbchen (Bleichung des Sehpurpurs) gerade für die bewussten Empfindungen verwerthet werde. Es könnten dieselben nach Brücke irgend welchen reflektorischen Wirkungen dienen, oder nach Kühne der Sehpurpur als ein dioptrischer Schutzapparat wirksam sein.

---

[1] Brücke, *Ueber einige Consequenzen der Young-Helmholtz'schen Theorie.* Wiener Sitzungsber. 80. Bd. 3. Abth. 1879. S. 47.

[2] Kühne, *Das Sehen ohne Sehpurpur.* Untersuchungen aus dem physiol. Institute der Universität Heidelberg. I. S. 119.

Für die ganze Frage nach der Wirkung des Lichtes auf diejenigen Fasern, welche schliesslich unsere Gesichtsempfindung zu liefern bestimmt sind, ist gleichwohl die Kenntniss des Sehpurpurs nicht gleichgültig. Denn man wird, nachdem man einen derartig lichtempfindlichen Stoff gefunden hat, sehr geneigt sein anzunehmen, dass es auch noch einen oder mehrere andere geben könne, welche ihre Anwesenheit und ihre Zerstörung nicht gerade durch Farbenveränderungen kund geben. Was aber die uns hier speciell beschäftigende Aufgabe anlangt, so sieht man, dass dieselbe bei dem gegenwärtigen Stande der Kenntnisse noch nicht von dieser Seite gefördert wird. Man würde vor Allem zu fragen haben, ob sich mehrere lichtempfindliche Stoffe nachweisen lassen, und sodann für jeden einzelnen festzustellen suchen, in welchem Grade er für Licht verschiedener Wellenlängen empfindlich ist.

Resumirend können wir sagen, dass wir bis jetzt mit Sicherheit nur eine Art lichtempfindlicher und dem Sehen dienender Endapparate kennen, nämlich die Zapfen, von den voraussichtlich vorhandenen Sehstoffen im engern Sinne aber vielleicht gar keinen kennen. Das Ergebniss dieser Klasse objektiver Untersuchungen für unsere Frage ist also ein rein negatives. Leider steht es mit den Resultaten, welche die Untersuchung der elektromotorischen Eigenschaften ergeben hat, nicht anders, und es liegt auch auf der Hand, dass das nicht anders sein kann. Die elektromotorische Kraft, welche wir am Bulbus oder an der Netzhaut oder am Opticus beobachten, kann eine Veränderung in der einen oder anderen Richtung erleiden, zu- oder abnehmen oder die Richtung wechseln. Schon die Untersuchungen Holmgrens[1] haben gezeigt, und es ist durch Kühne und Steiner[2] bestätigt und erweitert worden, dass diese Veränderungen keineswegs einfacher Natur sind. In der ziemlich grossen Mannichfaltigkeit, welche diese Vorgänge je nach der gewählten Thierspecies und je nach dem untersuchten Präpärat zeigen (Opticus, isolirte Netzhaut, Bulbus etc.), erhält sich am constantesten die Erscheinung, dass 2 Schwankungen des Stroms, und zwar gleichsinnig auftreten in dem Augenblick, wo Licht auf die Netzhaut fällt, und in dem, wo das Licht wieder abgeschlossen wird. Ein specielleres Eingehen auf die interessanten Beobachtungen glaube ich mir hier versagen zu müssen; man übersieht von vorne herein, dass für unsere Frage erst dann etwas sich ergeben kann, wenn es gelingt, die verschiedenen Wirkungsweisen des verschiedenfarbigen Lichtes in den elektromotorischen Vorgängen wieder-

[1] Holmgren, *Ueber die Retinaströme.* Upsala Läkareförenings. 1866. 1871. Untersuchungen aus dem physiol. Institute der Universität Heidelberg. III. S. 278.

[2] Kühne und Steiner, *Ueber das elektromotorische Verhalten der Netzhaut.* Untersuchungen aus dem physiol. Institute der Universität Heidelberg. III. S. 327. *Ueber elektrische Vorgänge im Sehorgan.* ibidem. IV. S. 64.

zuerkennen, wovon gegenwärtig kaum die Rede ist. Dann auch wird es Zeit genug sein, die mannichfaltigen Schwierigkeiten der Deutung zu erörtern, welche durch den Antheil der sekretionsähnlichen Processe im Pigmentepithel und dergleichen Complicationen eingeführt werden. Vor der Hand führt keine bestimmte Theorie der Gesichtsempfindungen zu bestimmten Erwartungen über elektromotorische Vorgänge, schon deswegen nicht, weil die negative Schwankung oder die Art von Actionsströmen, wie wir sie am motorischen Nerven kennen, durchaus nicht als Postulat jedwedes Erregungsvorganges zugegeben werden kann.

Wenn ich daher den Bericht auch über diese Seite der objectiven Untersuchungen mit einem rein negativen Resultat abschliesse, so wird vielleicht noch die Bemerkung am Platze sein, dass ich damit selbstverständlich den hohen Werth dieser schönen Untersuchungen in keiner Weise herabzusetzen beabsichtige; es ist ja ein ganz spezieller Zweck, zu welchem wir sie zu verwerthen bemüht waren und zu welchem wir sie vorläufig ungeeignet fanden.

Wir sind mit den Ergebnissen der objektiven Methode zu Ende. Der geringe Betrag derselben wird denjenigen nicht befremden können, der sich deutlich gemacht hat, wie ausserordentlich unvollkommen unsere Vorstellungen von den im Nerven ablaufenden Vorgängen zur Zeit noch sind. In der Geringfügigkeit dieser Ergebnisse, welche auf eine baldige wesentliche Vermehrung unserer Kenntnisse nach dieser Richtung noch keine gegründete Aussicht eröffnet, liegt die wesentliche Rechtfertigung für die Anwendung der nun folgenden Methoden, welche theilweise sehr auf Umwegen an dieselbe Frage herantreten, deren direkte Beantwortung bis jetzt unmöglich ist.

IV. Subjective Methode.

Wir fragen, was aus der Beschaffenheit der Empfindungen selbst bezüglich der Nerven-Vorgänge unmittelbar geschlossen werden kann. Es ist nicht schwer, hierauf von vorne herein die allgemein abschneidende Antwort: „Nichts“ zu geben. Indessen reicht diese Ablehnung der ganzen Methode nicht aus. Dass aus der Beschaffenheit der Empfindungen ein vollkommen sicherer und zwingender Schluss auf die Vorgänge im Nervensystem nicht gemacht werden kann, das würde vermuthlich die grosse Mehrzahl der Physiologen zugeben. Gleichwohl finden wir eine recht häufige Anwendung unserer Methode, zuweilen unter Berufung auf ein „Princip“, welches zwar nicht absolut sicher, aber von vorne herein sehr wahrscheinlich sei, zuweilen unter stillschweigender Zugrundelegung ähnlicher Voraussetzungen.

Ich will im Folgenden versuchen, die hier in Betracht kommenden Principien (denn es sind ihrer mehrere) möglichst präcise zu formuliren; danach wird es dann möglich sein, den Grad von Sicherheit oder Wahrscheinlichkeit zu beurtheilen, welcher einer jeden sich aus ihnen ergebenden Folgerung beigelegt werden muss. Es mag gestattet sein, im Folgenden immer mit dem einfachen Ausdrucke „terminale Vorgänge“ diejenigen letzten Erfolge von Vorgängen in sensibeln Nerven zu bezeichnen, welche als die unmittelbaren materiellen Correlate der Empfindungen anzusehen sind.

Das erste Princip, welches wir hier aufzustellen hätten, können wir dann so formuliren:

Stetige Veränderungen der Empfindung entsprechen stetigen Veränderungen des terminalen Vorganges, oder mit andern Worten, wenn 2 Empfindungen unendlich wenig von einander verschieden sind, so sind auch die ihnen entsprechenden nervösen Vorgänge unendlich wenig von einander verschieden. — Es erscheint als selbstverständlich, dass die Empfindung sich nicht sprungweise ändert, wenn der nervöse Vorgang sich stetig verändert. Dagegen ist es nicht ganz so ohne Weiteres einleuchtend, was hier behauptet wird, dass aus einer stetigen Aenderung der

Empfindungen auch auf eine solche des Nervenprocesses geschlossen werden kann, wobei der Schluss in umgekehrter Richtung geht. Es könnte sogar scheinen, als ob die stufenartige Reihe der Gehörsempfindungen hier einen Widerspruch bildete, insofern hier sprungweise Aenderungen des nervösen Vorganges stetige Empfindungsänderung erzeugten. Indessen ist dies nicht so. Die Empfindung ändert sich bei dem Uebergang des Erregungsvorganges aus einer Faser in die benachbarte streng genommen auch sprungweise und nicht stetig. Die Aenderung ist sehr klein und darum untermerklich, aber doch immer endlich; dies ergiebt sich schon daraus, dass mit einer endlichen Zahl solcher Stufen das ganze Gebiet vom tiefsten bis zum höchsten Tone durchlaufen wird. Man kann daher wohl sagen, dass das Princip bisher ausnahmslos zu Grunde gelegt worden ist. Dass dasselbe von vorne herein grosse Wahrscheinlichkeit besitzt, wird auch schwerlich Jemand in Abrede stellen wollen, und wir können auf eine ausführliche Discussion desselben hier verzichten. Wir wollen es als Princip der Stetigkeit bezeichnen.[1]

Ein zweites Princip ist von Mach[2] als „heuristisches Princip psychophysischer Forschung“ aufgestellt und folgendermaassen formulirt worden: „Jedem Psychischen entspricht ein Physisches und umgekehrt. Gleichen psychischen Prozessen entsprechen gleiche physische und ungleichen ungleiche.“[3] Der wesentliche Schritt, welcher mit dieser Annahme über die erste hinausgemacht wird, besteht darin, dass jeder bestimmten Empfindung ein ganz bestimmter terminaler Process entsprechen muss und kein anderer entsprechen kann. Jeder stetigen Veränderung des terminalen Vorganges muss somit auch eine stetige Veränderung der Empfindung correspondiren.

Unter Benutzung unserer obigen Terminologie (S. 19) könnten wir das Princip auch dahin formuliren, dass die Umsetzung der terminalen

[1] Es ist bei der Formulirung des obigen Princips vorausgesetzt, dass man, wie dies ja auch fast immer geschieht, die merklichen Veränderungen der Empfindung, welche endlichen Veränderungen des Reizes entsprechen, auch als endliche Werthe ansieht. Es darf daher der eben merkliche Unterschied nicht mit einem Differential verwechselt werden, denn ein derartiger endlicher Unterschied enthält ja eine endliche Zahl eben merklicher Unterschiede, dagegen eine unendliche von Differentialen.

[2] Mach, Wiener Sitzungsber. 52. Bd. 1868.

[3] Hering hat dasselbe adoptirt und sogar als conditio sine qua non aller psychophysischen Forschung, wenn sie Früchte tragen soll, bezeichnet, mit der Einschränkung jedoch, „dass hierbei keine Rücksicht darauf genommen ist, dass psychophysische Processe von sehr verschiedener Grösse dieselbe Empfindung geben können, weil es überall nicht auf die absolute Grösse dieser Processe, sondern auf ihr gegenseitiges Verhältniss ankommt“; ein Zusatz, welcher, wie wir gleich sehen werden, das eigentliche Wesen des Princips geradezu aufhebt. (Hering, *Zur Lehre vom Lichtsinne.* 5. Mitthlg. Wiener Sitzungsber. 69. Bd. 3. Abth. 1874.)

Vorgänge in Empfindungen eine vollständige ist, und es kurz als Princip der vollständigen Umsetzung bezeichnen.

Wollte man dies Princip nicht gelten lassen, so gelangte man zu der Annahme, dass im Allgemeinen zwei oder mehrere verschiedene terminale Vorgänge eine und dieselbe Empfindung hervorbringen können, gewisse Differenzen der terminalen Vorgänge also sich in der Empfindung nicht ausprägen.

Für beide Principien wird es nicht gelingen, strenge Beweise beizubringen. Einen hohen Grad innerer Wahrscheinlichkeit wird man ihnen aber wohl nicht absprechen können. Ohne Zugrundelegung des ersten würde sich eine systematische und regelrechte Abhängigkeit der Empfindung von den Reizen überhaupt nicht verstehen lassen. Das zweite kann wohl nicht in ganz demselben Grade als sicher betrachtet werden. Erwägt man indessen unsere gegenwärtige Aufgabe, so wird die Anwendung desselben gleichwohl als berechtigt erscheinen. Denn so lange wir aus der Beschaffenheit der Empfindungen etwas über die terminalen Vorgänge erschliessen wollen, bewegen wir uns immer auf dem Gebiete der Vermuthungen. Die bloss wahrscheinlichen Principien müssen also in Anwendung gebracht werden, wenn man überhaupt weiter kommen will.

Legen wir nun jene beiden Annahmen, das Princip der Stetigkeit und das der vollständigen Umsetzung der terminalen Vorgänge in Empfindungen, zu Grunde, so können wir behaupten, dass die terminalen Vorgänge der Gesichtsempfindungen eine dreifach bestimmte Mannichfaltigkeit bilden. Dies ist leicht einzusehen. Eine dreifach bestimmte Mannichfaltigkeit von Lichtreizen genügte, wie wir sahen, um alle möglichen Gesichtsempfindungen hervorzurufen; sie muss daher nach unseren Principien auch alle möglichen terminalen Vorgänge liefern. Es können somit diese selbst nicht mehr als dreifach bestimmt sein; weniger aber auch nicht, weil sonst schon eine zwei- resp. einfach bestimmte Mannichfaltigkeit von Lichtreizen genügen würde, um alle terminalen Vorgänge, somit auch alle Empfindungen zu liefern.

Es ergibt sich somit aus diesen beiden Principien bereits die sehr wichtige Folgerung der dreifachen Bestimmtheit des terminalen Vorganges. Wir wollen gleich an einem bestimmten Beispiele zeigen, wie bedeutsam diese Forderung und ihre Consequenzen sind. Die einzige Theorie der Gesichtsempfindungen, welche direct die terminalen Vorgänge anzugeben versucht hat, ist die Hering'sche. Dieselbe nimmt drei Sehsubstanzen an und lässt in jeder derselben Dissimilations- und Assimilationsprozesse stattfinden. Diese Vorgänge in den Sehsubstanzen sollen direct die Empfindungen bestimmen. Die erste Sehsubstanz, die schwarzweisse, soll Helligkeit und Dunkelheit unserer Empfindungen bestimmen; und zwar soll die Helligkeit um so grösser sein, je mehr die Dissimilation die Assimilation überwiegt. In der rothgrünen Sehsubstanz soll das Ueberwiegen eines Vorganges dem Roth, das des andern dem Grün entsprechen; Analoges soll für Gelb und Blau stattfinden. Wir wollen die sechs Vorgänge mit den Buchstaben *S* (Schwarz), *W* (Weiss), *R* (Roth), *Gr* (Grün), *G* (Gelb) und *B* (Blau) bezeichnen.

Da wir hier sechs verschiedene Vorgänge haben, so ist klar, dass, wenn man sich diese als unabhängig von einander veränderlich vorstellen will, ein Widerspruch gegen unsere Principien stattfinden wird; die terminalen Vorgänge wären sechsfach bestimmt. Eine Reduction der sechs Variabeln auf eine kleinere Zahl kann dadurch stattfinden, dass ein Abhängigkeitsverhältniss zwischen ihnen besteht; so z. B. wenn je zwei Vorgänge mit Nothwendigkeit immer gleich gross sein müssten, oder je zwei einander ausschlössen, so dass immer nur einer von beiden bestehen könnte. Betrachtet man dagegen die sechs Variabeln als unabhängig von einander, so dass keine Combination von Werthen derselben ausgeschlossen ist (wie es Hering thut), so wird man sich in Einklang mit den Thatsachen und in Widerspruch gegen die obigen Principien setzen müssen, durch die Annahme, dass ganzen Serien von terminalen Vorgängen derselben Empfindung entsprechen, specieller formulirt, dass die Empfindungen nur abhängen von drei Funktionen jener sechs unabhängig Veränderlichen. Hering hat diesen wichtigen Punkt in seiner Theorie niemals mit der wünschenswerthen Deutlichkeit erörtert. Nur die eine Reduction hat er genau präcisirt, welche darin besteht, dass es niemals auf die absoluten Werthe der Vorgänge, sondern lediglich auf ihr Verhältniss unter einander ankomme. Hiernach werden die Empfindungen von den fünf unabhängigen Verhältnissen bestimmt, welche zwischen den sechs Werthen stattfinden. Es sind demnach noch zwei weitere Reductionen erforderlich; bei der Hering'schen Vorstellung bedeuten diese die Erklärung der Thatsache, dass man Roth und Grün, Gelb und Blau nicht gleichzeitig empfinden kann. Zunächst nämlich ist dies durchaus unbegreiflich. Erregt gelbes Licht den Gelbvorgang, blaues den Blauvorgang, so sollte das gemischte Licht, welches beiderlei Strahlen enthält, beide Vorgänge, sowohl Dissimilation als Assimilation, in der gelbblauen Substanz erregen und demgemäss sowohl gelb als blau erscheinen. Statt dessen sieht man weder gelb noch blau. In dem Sinne der Hering'schen Fundamentalannahmen kann dies nur so erklärt werden, dass die Empfindung abhängig gedacht wird, nicht von den Werthen des Dissimilations- und Assimilationsvorgangs in den farbigen Sehsubstanzen, sondern von dem Ueberschuss, um welchen die eine die andere übertrifft. Es handelt sich um die Frage, wesshalb für die Empfindung ein hoher Werth von Roth und Grün sich von einem geringen nicht unterscheidet. Diese würde hierdurch ihre Beantwortung finden, und man hätte sich danach die Empfindung vorzustellen als bestimmt durch die drei unabhängigen Verhältnisse, welche stattfinden zwischen den vier Werthen *S*, *W*, (*R—Gr.*) und (*G—Bl.*). Es ist klar, dass wir hierbei gegen das zweite Princip uns in Widerspruch setzen. Dies möchte ich um so mehr hervorheben, als Hering selbst dieses Princip, wie schon oben erwähnt, als leitendes Princip seiner Untersuchung selbst bezeichnet hat. Indessen hat Hering diese Formulirung seiner Theorie nicht scharf ausgesprochen und nach anderen Stellen seiner Arbeiten scheint es, als ob er sich die Sache wesentlich anders, nämlich die sechs Componenten in der That nicht als unabhängig veränderlich vorstellte. Er sagt nämlich[1]: „Dass wir nun Roth und Grün oder Gelb und Blau nie gleichzeitig in einer Mischfarbe enthalten sehen (wie etwa im Violett das Roth und Blau), hat seinen Grund darin, dass durch sogenanntes farbiges Licht immer nur einer von zwei Gegenfarben zu einem relativ starken Gewichte verholfen werden kann. Denn wenn wir zu einem eben wirkenden farbigen Lichte solches Licht in mässiger Menge beimischen, welches für sich allein die Gegenfarbe erwirken würde, so schwächen wir damit wegen der antagonistischen Wirkungen beider Lichtarten zunächst die Wirkung des ersten Lichtes, mindern also das Gewicht der ersten Farbe ohne die Gegenfarbe zu verstärken und erreichen somit das Gegenteil von dem, was wir beabsichtigten.“

Hier wird die „antagonistische Wirkung“ der beiden Lichtarten eingeführt, ein Ausdruck, dessen Sinn durchaus unklar ist. Zwar, wenn es bloss ein Antagonismus für die Empfindung sein soll, so ist der auf Grund der oben entwickelten Annahmen verständlich, und es hat bei diesen sein Bewenden. Es klingt aber so, als ob ein wirklicher Antagonismus bezüglich der Reizwirkungen bestehen solle, und die ganze folgende Argumentation setzt das, wie mir scheint, voraus. In allem Vorhergehenden ist aber davon nie die Rede gewesen; wir haben nur erfahren, dass das rothe Licht assimilirend, das grüne dissimilirend auf die roth-grüne Substanz wirkt (oder umgekehrt). Dies wäre nun kein Antagonismus, wenn die Wirkungen der beiden Strahlenarten ruhig neben einander ablaufen.[2] Hier dagegen scheint vorausgesetzt zu werden, dass das rothe Licht assimilirend und dissimilations*hemmend*, das grüne umgekehrt dissimilirend und assimilations*hemmend* wirken soll. Man sieht auf den ersten Blick, dass bei diesen Annahmen die erforderliche Reduction der Variabeln

[1] Hering. Zur Lehre vom Lichtsinn. 6. Mittheilung. *Wiener Sitzungsber.* 69 Bd. 3. Abth. 1874.

[2] S. 14 der 6. Mitthlg. (l. c. Bd. 69. 3. Abth. 1874) sagt Hering auch ausdrücklich: Wie in der schwarzweissen Substanz fortwährend gleichzeitig Dissimilation und Assimilation stattfindet, so auch in den beiden anderen Substanzen.

auf andere Weise gewonnen wird. Formuliren wir nämlich präcise, so heisst jetzt die Erklärung so: in den farbigen Sehsubstanzen findet niemals Dissimilation und Assimilation zugleich statt, sondern immer nur eins von beiden; ein Dissimilationsreiz wirkt auf den Assimilationsvorgang hemmend und umgekehrt. Ein bestimmter Reiz kann also eine gewisse Quantität D hervorbringen oder die gleiche Menge A hemmen (je nach Umständen). Unter dieser Annahme wird nun freilich verständlich, wesshalb Roth und Grün nicht gleichzeitig gesehen wird. Wenn zu einem grünen Licht allmählich rothes zugesetzt wird, so wird dieses den jenem entsprechenden Vorgang immer mehr und mehr hemmen, bis schliesslich die rothgrüne Substanz in Ruhe (weder D noch A) sich befindet. Dann wird der dem Roth entsprechende Vorgang beginnen, indem das Roth anfängt zu überwiegen. Es ist nun wohl zu beachten, dass die Vorstellungen von den Reizwirkungen hierbei viel verwickelter geworden sind. Denn die farbigen Sehsubstanzen verhalten sich nun vollständig anders als die schwarzweisse. Und wie soll man sich solche Hemmungswirkungen vorstellen?

Wir sehen aus dem Gesagten deutlich, durch welche Unzuträglichkeiten sich bei der Hering'schen Theorie die Ueberzahl der bestimmenden Componenten straft (wenn dieser Ausdruck gestattet ist). Das zweite Princip wird schon durch die Annahme verletzt, dass die Empfindung von den absoluten Werthen unabhängig und nur von den Verhältnissen sämmtlicher Vorgänge unter einander bestimmt werde. In der That wüsste ich nicht zu sagen, in welcher Weise es irgend wahrscheinlich gemacht werden kann, dass, wenn die sämmtlichen terminalen Prozesse in ihrer Intensität gleichmässig vermehrt werden, die Empfindung dadurch gar nicht tangirt werden solle. Ich kann nicht umhin, dies für eine der wenigst begründeten Vorstellungen zu halten, welche jemals in der Psychophysik aufgetaucht sind. Dazu kommt dann noch weiter für die farbigen Sehsubstanzen, dass nur die Differenz zwischen Dissimilation und Assimilation in Betracht komme. Hiernach ist ersichtlich, wie wenig die Hering'sche Theorie den an ihre eigene Methode zu stellenden Anforderungen entspricht.

Mit Hülfe der beiden ersten und gewiss bestbegründeten Principien gelangen wir vielmehr zu der Schlussfolgerung, dass der terminale Prozess der Gesichtsempfindungen eine dreifach bestimmte Mannigfaltigkeit darstellt.

Die subjective Methode hat aber noch weit Mehr unter weitergehenden Voraussetzungen ergeben. Das nächste hier verwendete Princip können wir so aussprechen: die aufmerksame Selbstbeobachtung genügt zunächst, um zu entscheiden, welche Veränderungen der Empfindungen intensiven und welche qualitativen Veränderungen der terminalen Vorgänge entsprechen. Ich halte dieses Princip für äusserst bedenklich, ja sogar für entschieden unrichtig.

Fragen wir zunächst, was doch vor Allem beantwortet werden müsste, ob wir in den Empfindungen selbst überhaupt mit voller Sicherheit intensive von qualitativen Veränderungen unterscheiden. Trotz der, wie es scheint, sehr grossen Verbreitung dieser Annahme, muss ich ihr doch entschiedene Bedenken entgegensetzen. Zwar sind uns diese Unterscheidungen überall da geläufig und sicher, wo wir einen einfachen deutlichen Zusammenhang mit den objectiven, als Reize dienenden Vorgängen haben, namentlich im Gebiet der Gehörsempfindungen. Die Empfindungsveränderung, welche der immer grösser werdenden Entfernung oder der immer mehr sich abschwächenden Bewegung des schallgebenden Körpers entspricht, nennen wir eine intensive. Fingiren wir aber einmal, es wäre jede Möglichkeit der Belehrung über die objectiven Ursachen verschiedenster Gehörsempfindung ausgeschlossen. Würden wir auch dann diese Unterscheidung an den Empfindungen machen? Mit andern Worten, ist nicht die ganze Unterscheidung etwas, was wir erfahrungsmässig an den Gehörsreizen kennen gelernt und dann auf die Empfindungen übertragen haben? Und fingiren wir nun gar, es wäre das Verhältniss von Reizen und Empfindungen so, dass die intensive Veränderung des Schalles eben jener Empfindungsabstufung correspondirt, welche wir jetzt als qualitative betrachten und umgekehrt: würden wir auch dann dieselben so auffassen oder nicht vielmehr umgekehrt? Wer diese Frage im Sinne des oben aufgestellten Princips beantwortet, wird vor Allem darauf hinweisen, dass die intensive Abstufung nach der einen Seite zu dem schmerzerregenden Maximum, nach der andern aber zu dem durch die Abwesenheit von Empfindungen charakterisirten *0*-Punkt führt und hieran stets eindeutig kenntlich sei. Aber auch die höchsten Töne können schmerzerregend wirken, und was den *0*-Punkt betrifft, so ist das eben die Frage, ob es einen Zustand gibt, welcher o h n e W e i t e r e s als Abwesenheit jeder Empfindung betrachtet werden muss, und ob man diese auf den Stillstand der terminalen Vorgänge zu beziehen habe. Der Schein dieses Verhaltens besteht wieder bei den Gehörsempfindungen, aber bezüglich der Gesichtsempfindungen sehen wir ja gerade einen langen unerquicklichen Streit darüber geführt, ob das „Schwarz" eine wirkliche Empfindung sei oder als die Abwesenheit jeglicher Gesichtsempfindung angesehen werden müsse. Wenn man auch sagen kann, die Sache liege beim Schwarz nur desswegen verwickelter, weil man nicht ohne Weiteres (wie beim Gehör) eine wirkliche Ruhe der terminalen Vorgänge herstellen können wegen der beständig vorhandenen inneren Reize, so geht doch aus dem Sachverhalt so viel mit voller Sicherheit hervor, dass die Deutung der Gesichtsempfindungen nach dieser Seite hin durchaus zweifelhaft ist. Wir brauchen uns daher hier nicht auf den Nachweis einzulassen, dass jene Vorstellungen der Intensität und Qualität (als Gegensätze) auf die Empfindungen gar keine directe Anwendung finden, oder wenn sie es thäten, nicht auf die terminalen Vorgänge übertragen werden können. Es genügt uns, auf die thatsächliche Resultatlosigkeit der Methode hinzuweisen. Was aus der Natur der Empfindungen ohne Weiteres deutlich hervorgehen soll, das muss doch wenigstens so beschaffen sein, dass dem aufmerksamen und vorgebildeten Selbstbeobachter die Thatsache von selbst einleuchtet. Nun vergleiche man, was z. B. Hering und was Fick über die Reihe der Empfindungen vom hellsten Weiss bis zum tiefsten Schwarz sagt.

Bei Hering[1] lesen wir: „Verfolgen wir diese Uebergänge vom Schwarzen nach dem Weissen hin, so sehen wir, wie die Empfindung Schritt für Schritt ihre Qualität ändert, wie das Schwarz allmählich in Grau und dieses in Weiss übergeht; wir sehen, wie die Empfindung des Schwarzen mehr und mehr beeinträchtigt, verunreinigt und verdrängt wird durch das mehr und mehr sich vordrängende Weiss, oder wie, wenn wir vom Weiss zum Schwarz zurückgehen, umgekehrt das Weiss mehr und mehr verunreinigt oder verdrängt wird durch das immer stärker hervortretende Schwarz. Wenn nun Einer sagen wollte, dass unter solchen Verhältnissen die Empfindung auf der einen Seite, nämlich im tiefsten Schwarz, gleich Null sei, und dass ihre Intensität nach der andern Seite hin wachse und endlich im reinsten Weiss ihr Maximum habe, so könnte ein anderer mit demselben Recht sagen, dass die Empfindung im reinsten Weiss gleich Null sei und im tiefsten Schwarz ihre höchste Intensität erreiche. Denn während der eine so verfährt, als ob das Schwarz gar nicht vorhanden wäre, verfährt der andere ebenso mit dem Weiss und eines wäre so richtig oder so falsch wie das andere . . . . . Da man also mit demselben Rechte von einer Intensität des Schwarzen oder Dunkelen, wie von einer Intensität des Weissen oder Hellen sprechen kann, so muss man entweder den Ausdruck Intensität ganz fallen lassen und sagen, dass in der beschriebenen Empfindungsreihe die Empfindung Schritt für Schritt ihre Qualität ändere, und muss die ganze Skala der Empfindungen zwischen Weiss und Schwarz in derselben Weisse auffassen, wie die Farbenskala, welche von einer gesättigten Farbe, z. B. dem Roth, zu einer anderen, z. B. dem Gelb führt, oder man muss in der schwarzweissen Empfindungsreihe zwei Intensitäts-Skalen annehmen, deren eine dem Weissen oder Hellen, die andere dem Schwarzen oder Dunkelen entspricht."

Im Gegensatz hierzu drückt sich Fick[2] folgendermaassen aus: Jede Theorie der Farbenempfindung muss . . . offenbar von gewissen Thatsachen

[1] Zur Lehre vom Lichtsinne. 4. Mitthlg. S. 3. *Wiener Sitzungsber.* 69. Bd. 3. Abth. 1874.

[2] *Handbuch der Physiol.*, herausg. von Hermann. Bd. III. S. 205.

der inneren Anschauung ausgehen, die von jedem mit normalem Gesichtssinne begabten Menschen ohne Weiteres anerkannt werden. Schon dies trifft nun, wenigstens für mich, bei Hering's Theorie nicht zu. Er behauptet nämlich, die Veränderung des Empfindens von Weiss durch Grau zu Schwarz — wie es also beispielsweise bei allmählicher Abminderung der Beleuchtung eines betrachteten weissen Papierblattes bis zu Null — sei eine qualitative Aenderung analog derjenigen, welche eintritt, wenn ich eine Fläche an dem Auge vorübergehen lasse, deren Theile mit verschiedenen, allmählich in einander übergehenden Farbentönen gemalt sind. Ich kann dies nicht zugeben. Ich finde in meinem Bewusstsein nur eine quantitative Aenderung einer und derselben Empfindung, wenn ich die Beleuchtung eines weissen Papierblattes im Gesichtsfelde allmählich vermindere, bis es zuletzt schwarz erscheint, oder auf sonst eine Art alle Schattirungen des Grau bis zum Schwarz auf einander folgen lasse. Ich finde diesen Vorgang durchaus demjenigen analog, wo ein bestimmter Klang mit abnehmender Intensität gehört wird, bis er zuletzt in vollständiger Stille verschwindet."

Auch ohne die allgemeine principielle Begründung lässt sich aus diesem Gegensatz (dem sich leicht ähnliche anreihen liessen) der Schluss ziehen, dass auf diesem Wege überhaupt die Frage gar nicht beantwortet werden könne. Wie mir scheint, hat es gar keinen Sinn, zu fragen, ob das Schwarz eine besondere Empfindung oder Empfindungslosigkeit sei. Wie uns „zu Muthe ist", wenn wir an einer Stelle unseres Gesichtsfeldes schwarz sehen, das wissen wir ja; ob man das so oder so nennen will, ist ganz gleichgiltig. Die Frage gewinnt einen bestimmten Sinn erst, sobald man auf die terminalen Vorgänge recurrirt. Thun wir das, fragen wir also, ob einem bestimmten Empfindungs-Zustande ein wirklicher Nullpunkt, eine absolute Ruhe der terminalen Vorgänge entspricht, so hat die Frage einen bestimmten Sinn, aber man wird nicht mehr wagen dürfen, sie aus der Beschaffenheit der Empfindung ohne Weiteres zu beantworten. Und ebenso verhält es sich mit der anderen Frage, ob irgend einer Empfindungsreihe eine qualitative oder eine intensive Veränderungsreihe der terminalen Vorgänge entspricht.

Was speciell die Frage anlangt, ob der Abwesenheit der Reize ein Nullpunkt oder Ruhepunkt der terminalen Vorgänge entspricht, so können wir sie für das Gehör mit einiger Wahrscheinlichkeit bejahend beantworten, für den Gesichtssinn aber haben wir keinen Anhaltskunkt der Beurtheilung, denn als selbstverständlich lässt es sich keineswegs betrachten. Hieran wird durch die Erwägung, dass die Empfindung des Schwarz von dem Mangel aller Empfindung noch sehr verschieden sei, nichts geändert. Helmholtz sagt in dieser Beziehung sehr richtig: „Das Schwarz ist eine wirkliche Empfindung, wenn es auch durch Abwesenheit alles Lichtes hervorgebracht wird. Wir unterscheiden die Empfindung des Schwarz deutlich von dem Mangel aller Empfindung. Ein Theil unseres Gesichtsfeldes, von welchem kein Licht in unser Auge fällt, erscheint uns schwarz, aber die Objecte hinter unserem Rücken, von denen auch kein Licht in unsere Augen fällt, mögen sie nun dunkel oder hell sein, erscheinen uns nicht schwarz, sondern für sie mangelt alle Empfindung.“ Dies ist unzweifelhaft richtig. Dass aber die terminalen Vorgänge nicht durch ihren 0-Werth dem Schwarz und durch von 0 verschiedene Werthe den anderen Gesichtsempfindungen entsprechen, kann hieraus nicht gefolgert werden. Auch die Empfindung der Stille für denjenigen, der Gehör besitzt, ist gewiss verschieden von dem Zustande eines Wesens, welches überhaupt niemals gehört hat. Und wenn wir uns vorstellen, dass das ganze Sehen gewiss nicht bloss durch jene terminalen Vorgänge gegeben ist, sondern auch durch sich darum schliessende (welche der Localisation dienen etc.), so werden wir auch begreiflich finden, dass ein etwaiger 0-Punkt jener Vorgänge nicht mit dem einfachen Mangel des Gesichtsapparates überhaupt (sei es im Ganzen, sei es für Theile des Gesichtsfeldes) identisch ist.

Wie dem auch sein mag, es erscheint jedenfalls sehr misslich, über den 0-Punkt von Vorgängen zu diskutiren, über deren nähere Beschaffenheit wir noch gar nichts wissen. Wie, wenn es sich gar nicht um Vorgänge handelte, sondern um Zustände, sagen wir, um ein rohes Beispiel zu nehmen, um die Lagerung eines Atoms, da würde sich vielleicht von einem 0-Punkt gar nicht reden lassen? Und wie, wenn die terminalen Vorgänge so wären, dass bei ihnen von einer intensiven im Gegensatz zu einer qualitativen Veränderung gar nicht gesprochen werden könnte? Im Ganzen also ergiebt sich, wie ich glaube, unweigerlich folgendes: Was wir in der Empfindung qualitative oder intensive Reihen nennen wollen, ist willkürlich, ein blosser Streit um Worte. Bezüglich der terminalen Vorgänge lässt sich aus den Empfindungen unmittelbar weder ein Nullpunkt, noch die qualitative oder intensive Natur irgend welcher Reihen mit Sicherheit erschliessen.

Mit diesem negativen Resultate abschliessend, gelangen wir zu einem ferneren Versuche, welcher darauf ausgeht, gleich die Elemente der terminalen Vorgänge durch die subjective Analyse der Empfindungen zu gewinnen. Das Princip dieses Versuches ist von Mach (l. c.) so ausgedrückt worden: Wenn ein psychischer Vorgang sich auf rein psychologischem Wege in eine Mehrheit von Qualitäten *a b c* auflösen lässt, so entsprechen diesen eine ebenso grosse Zahl von physischen Prozessen *α β γ*.

Wenn wir nicht umhin können, dieses Princip (wir können es Princip der subjectven Analyse nennen), von vorn herein als sehr wahrscheinlich richtig anzuerkennen, so müssen wir um so sorgfältiger und vorsichtiger bei der Anwendung desselben auf die Gesichtsempfindungen zu Werke gehen. Führen wir uns zunächst das Verhalten in möglichst typischer Form vor, so wäre es etwa gegeben, wenn wir gleichzeitig hören und sehen; wir unterscheiden dann mit Leichtigkeit die beiden, ganz verschiedenen Elemente in unserer Empfindung und schliessen hiernach, wohl mit Recht, auf gesonderte terminale Vorgänge, welche ihnen zu Grunde liegen. Etwas anders liegt die Sache schon bei der Analyse zusammengesetzter Klänge, insofern wenigstens, als diese Analyse nicht von Jedem ohne Hülfsmittel ausgeführt wird, sondern nur dem Geübten und selbst dem nicht in vollem Maasse gelingt. Indessen ist hierin kein Widerspruch zu erblicken, denn unser Princip ist durchaus nicht umkehrbar, fordert durchaus nicht, dass Alles, was aus physischen Elementen sich zusammensetzt, psychologisch analysirbar sein müsse. Diese Behauptung wird man überhaupt nicht aufstellen wollen, wenn man sich erinnert, dass die wirkliche Ausführung einer solchen psychologischen Analyse an Bedingungen gebunden ist, welche auch fehlen können (hinreichende Uebung z. B.), wie uns dies ja die Thatsachen im Gebiete der Akustik lehren. Geben wir also zu, dass die wirkliche Ausführung einer solchen psychologischen Analyse, mag sie auch durch Hülfsmittel unterstützt, durch Uebung erworben werden, mit überwiegender Wahrscheinlichkeil für eine ähnliche Vielfachheit der terminalen Vorgänge spricht.

Es muss nun zunächst aufs Entschiedenste bestritten werden, dass die Gesichtsempfindungen eine Analyse dieser Art gestatten. In den sogen. Uebergangsfarben behaupten freilich Viele die „Hauptfarben“ zu sehen, im Orange sowohl Roth als Gelb, im Violett und Purpur Roth und Blau etc.; wie ich glaube mit Unrecht; aber hier steht Behauptung gegen Behauptung und keine lässt eine andere als subjective Gewissheit zu. Wohl aber lässt sich auf einige Quellen der Täuschung und auf Verwechselungen hinweisen, die hier unterzulaufen pflegen. Ganz abgesehen davon, ob Roth und Gelb für unsere Empfindung unmittelbar eine principale Bedeutung haben oder nicht, haben sie jedenfalls eine solche gegenwärtig durch die Sprache. Fordert man also Jemand auf, sich „Orange“ vorzustellen, so stellt er sich gewiss eine zwischen Roth und Gelb gelegene Farbe vor und kann zu der Meinung gelangen, er setze sie aus Roth und Gelb zusammen. So soll man also nicht verfahren, wenn man sich hierüber ein Urtheil bilden will. Nicht an der durch die Einbildungskraft reproducirten, sondern an der wirklichen Empfindung soll man die Probe machen. Man nehme eine gleichmässig orangegefärbte Fläche und probire, das Roth und das Gelb herauszusehen, so wie man aus einem Accord seine einzelnen Töne heraushört. Ich für meinen Theil finde das vollkommen unmöglich, die Empfindung bleibt für mich eine vollkommen einfache, von einer Zerlegung ist keine Rede. Wie uns etwa zu Muthe sein müsste, wenn wir wirkliche Mischempfindungen hätten, davon können wir uns, wie mir scheint, durch den Wettstreit der Sehfelder belehren lassen. Belichten wir identische Partien beider Netzhäute mit verschieden farbigem Licht, so tritt diese merkwürdige Erscheinung auf; gerade sie lehrt uns am deutlichsten, wie das gleichzeitige Bestehen zweier Empfindungen an derselben Stelle des Gesichtsfeldes unmöglich ist; es herrscht die eine oder die andere, oft wechselnd. Wenn wirklich manche eine binoculare Farbenmischung erhalten, so ist für diese der Vergleich nicht zutreffend; aber auch diese müssen doch sehen, wie beim Verschmelzen jetzt ein neues entsteht, welches weder die eine noch die andere ursprüngliche Farbe enthält.

Obwohl die hier vertheidigte Behauptung ihrer Natur nach keinen Beweis zulässt als den der Selbstbeobachtung, zunächst somit auch nur individuelle Giltigkeit besitzt, so wird man sich doch nicht leicht entschliessen, an individuelle Unterschiede hierin zu glauben. Dass man im Grün Gelb und Blau erkennen könne, wie selbst Goethe und Brewster meinten, glaubt wohl Niemand mehr und die Thatsache dieser Irrthümer wird uns nur zeigen, wie leicht in dieser Hinsicht Selbsttäuschung ist. Für mich hat kaum irgend etwas die Nichtanalysirbarkeit der Gesichtsempfindungen so deutlich documentirt als die Ausdrücke, in welchen der consequente Verfechter der subjectiven Analyse, Hering, diese behauptet.

Obwohl nämlich seine Folgerungen nur bei einer wirklichen Analyse bestehen könnten, so beschränkt er sich doch meistens auf die Behauptung, dass eine gemischte Empfindung mit gewissen anderen eine Verwandtschaft habe, an sie erinnere u. dgl. Dies ist das Wesentliche! Eine Verwandtschaft zu gewissen Vorstellungen haben, welche uns besonders deutlich in Erinnerung sind, oder uns an sie erinnern, heisst noch lange nicht sich aus ihnen zusammensetzen. Wenn wir in die Töne eines rein gestimmten Instruments hinein plötzlich einen Ton vernehmen, welcher zwischen *c* und *cis* liegt, so erinnert er uns auch an diese beiden, in der Skala vorhandenen, aber er setzt sich in der Empfindung nicht aus ihnen zusammen. Wir werden also die Zerlegbarkeit der Gesichtsempfindungen in Abrede stellen müssen, statt dessen aber eine neue Frage aufwerfen, nämlich ob es wahr sei, dass jede uns an gewisse, als Haupttypen zu betrachtende, erinnere, dass diese sich naturgemäss aus der ganzen Fülle der Gesichtsempfindungen herausheben, als besonders wohl charakterisirte, als besonders leicht und deutlich im Gedächtniss festzuhaltende.

Hier sind nun, wie mir scheint, zwei wesentlich verschiedene Auffassungen möglich, und es scheint mir unausführbar, zwischen ihnen gegenwärtig eine sichere Entscheidung zu treffen. Die eine Auffassung wird behaupten, dass sich der natürlichen, unbefangenen Beobachtung unserer Empfindungen sofort Weiss und Schwarz, Roth, Gelb, Grün und Blau (die alten schon von Leonardo da Vinci aufgestellten) als Hauptfarben geltend machen, hierbei erscheinen weiter Grün und Roth, Gelb und Blau in der Weise als Gegensätze, dass eine Farbe immer nur zu der einen von beiden neigen kann. Für beide Paare gibt es einen deutlich charakterisirten Indifferenzpunkt, welcher der reinen Farblosigkeit entspricht. Helligkeit und Dunkelheit erscheinen als die entgegengesetzten Bestimmungen einer jeden Farbenempfindung und, wenn jene beiden Farbenpaare im Indifferenzpunkte sind, als reines Weiss und Schwarz. Ich will vorausschicken, dass ich diese soeben skizzirte Vorstellung für richtig zu halten sehr geneigt bin; um so mehr aber halte ich mich verpflichtet, von den zahlreichen Einwendungen, welche gegen sie gemacht werden können, nichts unberücksichtigt zu lassen.

Der wesentlichste Einwurf richtet sich gegen die Behauptung, dass jene einfachen Typen von selbst in der Empfindung hervorträten; es sei allerdings richtig, dass dieselben in der Sprache sowohl als in der Vorstellung jedenfalls sehr vieler Menschen diesen hervorragenden Platz behaupten; indessen lasse sich ganz wohl verstehen, dass dieses Verhältniss sich auch ohne eine solche ursprünglich bevorzugte Stellung bestimmter Empfindungen herstellen könne. Versuchen wir, wie es hiermit aussieht. Stellen wir uns demzufolge die Gesichtsempfindungen als eine Mannigfaltigkeit von Zuständen dar, die stetig veränderlich in einander übergehen, ohne dass irgend welche ursprünglich feste Punkte, sozusagen als Gruppirungscentren, vorhanden wären: so fragt sich, ob nicht doch von selbst solche Gruppirungsmittelpunkte werden entstehen können. Man erwäge nun Folgendes: bei der sprachlichen Bezeichnung der Farben handelt es sich wesentlich darum, uns selbst und Andern eine nicht gesehene Farbe in die Vorstellung zu rufen, und es ist anderseits erforderlich, dass wir eine gesehene Farbe sofort benennen können. Beides verlangt eine gewisse Deutlichkeit des Erinnerungsbildes, welches wir von den verschiedenen benannten Farben mit uns führen. Von vorn herein ist nun zweifellos, dass diese Anforderung nicht mehr erfüllt sein wird, wenn die Farbenbezeichnungen über eine gewisse Zahl hinaus vermehrt werden. Man stelle sich nur vor, dass wir etwa 100 oder 1000 oder noch mehr Farbenbezeichnungen besässen, so würde in den meisten Fällen die einzelne gesehene Farbe nicht richtig bezeichnet werden können. Die Präcision des Erinnerungsvermögens wird also, dies ist zunächst einmal klar, eine Grenze geben für die Anzahl erforderlicher Farbenbezeichnungen. Dass diese Grenze sehr niedrig liegt, scheint mir ziemlich gewiss; werden doch auch jetzt noch, wo die Bezeichnungen Orange und Violett so ziemlich eingebürgert sind, diese vielfach vermieden; und wie oft hört man selbst von gebildeten Leuten namentlich das Violette Blau, das Orange dagegen bald Gelb bald Roth nennen. Wenn man dies zugibt, so sieht man, dass die Sprache gar nicht anders verfahren konnte, als eine gewisse kleine Zahl von Hauptbezeichnungen zu etabliren. Diese mussten einerseits in der Empfindung weit genug von einander unterschieden sein, um nie verwechselt zu werden, andererseits auch nahe genug, um den ganzen Uebergang zwischen ihnen leicht in der Phantasie ergänzen und so jede gesehene Farbe an irgend einer Stelle zwischen sie einreihen zu können. Die Zahl von Bezeichnungen, welche hierbei entstehen mussten, hängt dann nur ab von den psychischen Vermögen im Gebiete des Gesichtssinnes, von dem Unterscheidungs- und Erinnerungsvermögen. Dass die vorhandenen sogen. Hauptfarbenbezeichnungen diesen Anforderungen in der That genügen, ist leicht ersichtlich; dass eine geringere Zahl nicht genügen würde, sieht man auch leicht; denn für das etwa eliminirte Gelb würde in der Bezeichnung eines Roth-Grün kein Ersatz gegeben sein, sofern ja dieser Uebergang auch durch Blau oder durch Weiss hindurch ebenso direct erfolgen kann. Dass eine grössere Zahl auch nicht zulässig sein würde, versuchten wir oben schon wahrscheinlich zu machen. Dass nun die von der Sprache so etablirten Punkte allmählich eine hervorragende Bedeutung zu gewinnen scheinen, ist auch nicht weiter zu verwundern. Lernt doch jeder als Kind diese Farben zuerst kennen und prägt sie seinem Gedächtniss am festesten ein. Welche Punkte aber so herausgegriffen werden, scheint zunächst vom Zufall abzuhängen. Doch auch in dieser Beziehung lässt sich wohl noch Manches vorbringen. Zunächst sind von allen nicht selbst leuchtenden Körpern die weissen bei weitem die hellsten; man braucht somit nur Helligkeit und Dunkelheit als eine sich naturgemäss aussondernde Qualitätsbestimmung der Empfindungen zu betrachten, um sofort zu begreifen, dass das Weiss eine Principalstellung einnimmt, ohne dass ursprünglich bezüglich der Farbigkeit ein Indifferenzpunkt sich von selbst herausgehoben hätte. Wenn Jemand hier einwenden wollte, es seien denn doch die hellsten Körper gar nicht immer weiss, sondern spielten sehr häufig in die verschiedenen Farben hinein, so würden wir mit Recht erwidern, auch unsere Vorstellung vom Weiss sei durchaus nicht so bestimmt, sondern recht schwankend. Wie klein oder gross die Sicherheit ist, mit der man im absolut dunkelen Gesichtsfelde (ohne Vergleichsfelder) ein reines Weiss herzustellen im Stande ist, darüber sind bis jetzt keine genauen Versuche angestellt worden. Wenige vorläufige Versuche haben mir gezeigt, dass diese Sicherheit (Ermüdungserscheinungen ausgeschlossen), eine recht geringe ist; noch geringer ist sie beim Grau, wie man sich am Farbenkreisel leicht überzeugen kann.

Bezüglich der Hauptfarben liegt die Sache kaum anders. Der Nachweis, dass die Fixirung derselben in der Natur unserer Empfindungen mit Nothwendigkeit begründet sei, wird sich mit voller Schärfe nicht führen lassen. Zwar glaube ich nicht, dass die Wahl derselben durch die zufällige Beschaffenheit der uns umgebenden Körper beeinflusst wird; gerade das Grün z. B. führt uns ja die Pflanzenwelt in so mannigfachen Abstufungen vor, dass dadurch die Vorstellung eines bestimmten „Normalgrün“ gewiss nicht entstehen kann.

Mit mehr Recht aber könnte man darauf hinweisen, dass die Vorstellung von diesen Hauptfarben ebenfalls gar nicht die Schärfe besitzt, welche man erwarten könnte, wenn sie ursprünglich gegeben wären. Ich für meinen Theil muss gestehen, dass ich mit dem Ausdruck eines „reinen Grün“ keine so deutliche Vorstellung verbinden kann, dass ich dasselbe im Spektralapparat mit auch nur annähernder Genauigkeit einzustellen im Stande wäre; es erscheint mir vielmehr durchaus willkürlich, ob ich es etwas weiter nach rechts oder nach links nehmen soll. Ebenso ist es mit dem Gelb, schon die Bezeichnungen goldgelb, strohgelb zeigen, dass für genauere Bestimmungen die Vorstellung vom Gelb nicht hinreichend scharf ist. Am meisten gilt das vom Roth; wie lange war man gewohnt, das äusserste Roth des Spektrum als „reines Roth“ gelten zu lassen, und nun hören wir z. B. von Hering, dasselbe sei gelblich.[1]

Im Ganzen würde die vorgetragene Anschauung sich dahin resumiren lassen, dass das Entstehen scheinbar fundamentaler Gesichtsempfindungen in einer bestimmten Zahl sich auch aus einer ursprünglich ganz gleichmässig qualitativen veränderlichen Mannigfaltigkeit verständlich machen lasse. Die Zahl derselben hänge alsdann von den psychischen Vermögen (Erinnerungs- und Unterscheidungs-Vermögen), die genauere Bestimmung des gewählten Punktes von relativ zufälligen Umständen ab.

Ich bin nicht der Meinung, dass diese Auffassung sich widerlegen lasse; aber ich gestehe, dass sie mich auch nicht vollkommen befriedigt. Zunächst muss es doch wohl auffallen, dass die Zahl von Bestimmungen, welche in der Sprache getroffen wird, mit der Zahl der wirklich erforderlichen genau zusammentrifft. Dreifach bestimmt müssen wir uns wahrscheinlich die terminalen Vorgänge denken, wie wir oben sehen. Hier nun finden wir die dreifache Bestimmung für die Empfindung ebenfalls unmittelbar gewonnen. Jede Empfindung ordnet sich zunächst, kann man sagen, irgendwo in die Reihe, welche vom tiefsten Dunkel zur äussersten

---

[1] Hering selbst benützt (was gewiss beachtenswerth ist) zur genauen Bestimmung der Grundfarben eine indirekte Methode, nämlich die Veränderungen, welche die Farben bei grosser Lichtstärke erleiden. (Zur Erklärung der Farbenblindheit etc.) Dies sollte im Sinne seiner Vorstellung nicht erforderlich sein.

Helligkeit führt, ferner in die, welche durch allmähliche Abschwächungen und Wiederverstärkungen der Farbe vom Gelb zum Blau und vom Roth zum Grün führt. Die letzteren beiden zeichnen sich dadurch aus, dass sie einen mehr oder weniger scharf charakterisirten Indifferenzpunkt besitzen; ist dieser für die beiden Farbenreihen eingehalten, so ist die Empfindung farblos, und heisst je nach der Helligkeit weiss oder grau.

Mir scheint die Sicherheit, mit welcher man (auch ohne Kenntniss der Mischungsgesetze) immer wieder auf diese Eintheilung zurückgekommen ist (trotz vielfacher auch abweichender Meinungen) doch zu bestätigen, dass auch unser gegenwärtiges, sie heraushebendes Urtheil nicht bloss auf der Ueberlieferung der Sprache beruht, sondern tiefer begründet ist. Mag auch die Bestimmtheit in der Auffassung der Principalfarben keine grosse sein, doch wird sich Jeder sträuben, etwa Orange ein Gelbgrün, ein Blaugrün und Purpur als solche anzunehmen. Doch, wie gesagt, dies sind sehr schwankende Ergebnisse, die keinen erheblichen Grad von Sicherheit gewähren. So viel aber muss vor Allem festgehalten werden: was uns in dem System der Empfindungen sich heraussondert, sind vielleicht gewisse ausgezeichnete Punkte einer Mannigfaltigkeit, ganz sicher aber nicht Elemente, aus welchen sich die Gesichtsempfindungen in ähnlicher Weise aufbauten wie die Gehörsempfindungen aus den ihrigen.

Fragen wir nun, was uns diese Ueberlegungen für unsere Vorstellung von den terminalen Vorgängen leisten. Der leitende Gesichtspunkt wird hier ein möglichst enger Anschluss zwischen Empfindungen und terminalen Vorgängen sein; wir werden also von der Annahme ausgehen müssen, dass wir es mit einer dreifach bestimmten Mannigfaltigkeit zu thun haben. Nach den Erörterungen der Einleitung fragen wir weiter, ob wir diese in drei Componenten oder in einer mehrfachen qualitativen Veränderung zu suchen haben. Hier geht nun aus dem Gesagten hervor, dass die letztere Annahme entschieden wahrscheinlicher ist. Es ist nämlich nicht recht einzusehen, wenn die terminalen Vorgänge dreicomponentig wären, weshalb wir nicht im Stande sein sollten, die drei Componenten herauszusehen, durch eine wirkliche psychologische Analyse in jeder Gesichtsempfindung ihre Bestandtheile zu erkennen, was wir doch nicht sind. Dieser Einwurf richtet sich gegen jede Componenten-Theorie der terminalen Vorgänge. So gut wir in einem Accord einzelne Töne heraushören, so gut sollten wir doch auch in der Gesichtsempfindung ihre Elemente erkennen, wenn sie deren in ähnlicher Weise besässe. Freilich kann man sagen, eine jede solche Analyse müsse erlernt werden, und die Bedingungen für das Erlernen seien beim Gehör viel günstiger, als beim Gesicht. Auch beim Gehör analysiren wir mühelos, so zusagen von selbst, nur das, was verschiedenen objectiven Vorgängen entspricht und demzufolge sich auch so voneinander sondert, dass die verschiedenen Elemente in wechselnde Combinationen sich einstellen, wie z. B. die verschiedenen Töne eines Instrumentes. Dafür muss man aber auch wieder bedenken, dass es sich im Ohr um mehrere Tausende von Elementen, im Auge um nur drei handelt. Und warum lernen nicht wenigstens diejenigen die Elemente erkennen, welche sich mit Lichtmischungsversuchen vielfach beschäftigt haben und somit hinreichende Uebung besitzen sollten? Nach Allem scheint mir als die nächste Schlussfolgerung hinzustellen: die terminalen Vorgänge sind höchst wahrscheinlich keine Combination von drei von einander unabhängigen Vorgängen, sondern ein einfacher Vorgang, welcher in dreifacher Weise bestimmbar ist. Aber wir dürfen nicht vergessen, dass wir diesen Satz schon mit geringerer Zuversicht aussprechen müssen, als die früheren (S. 35), weil die entgegengesetzte Annahme zwar weniger wahrscheinlich, aber doch auch möglich ist.

Versuchen wir nun vorsichtig, noch einige Schritte weiter zu gehen. Die Farbenbestimmung schien uns eine zweifache, einmal der Roth-Grün-Reihe, das andere Mal der Gelb-Blau-Reihe angehörig; beiden ist gemeinsam, dass sie zwischen zwei polaren Gegensätzen sich durch einen einigermaassen scharf markirten Indifferenzpunkt hineinstrecken. Beide werden wir uns also am naturgemässesten als Bestimmungsweisen denken, welche zwar einfach abstufbar sind, aber einen bestimmten 0-Punkt oder Indifferenzpunkt haben, also ein + und — oder ein Vor- und Rückwärts besitzen. Es erscheinen dann Roth und Grün, Gelb und Blau als wirklich entgegengesetzte Bestimmungen, die sich naturgemäss ausschliessen und ihre Unverträglichkeit in der Empfindung wird begreiflich. Sollen wir uns Helligkeit und Dunkelheit als eine dritte Bestimmung gleicher Art denken? Das scheint mir nicht so annehmbar. In dem Uebergang von Schwarz zu Weiss charakterisirt sich, wie ich glaube, ein Indifferenzpunkt nicht in gleicher Weise, wie die Farblosigkeit in der Reihe Roth-Grün oder Gelb-Blau. Wenigstens kann ich keinen darin finden, und dass er existire, ist auch selbst von Hering eigentlich nicht in dem Sinne behauptet worden, dass er sich unserer Empfindung unmittelbar charakterisirt darstelle, sondern nur in dem, dass er physiologisch definirbar (als Gleichheit von Assimilation und Dissimilation) existiren müsse. Weiter nun werden wir vor allen Dingen zufolge des zweiten Princips die Hering'sche Annahme zurückweisen, dass es eine zweifache Bestimmungsweise sei, durch welche die Schwarz-Weiss-Reihe hervorgebracht werde. Denn die Empfindungsreihe ist eben eine einfache. Eine einfach abstufbare Reihe, welche keinen Indifferenzwunkt hat, kann aber schliesslich nur von einem Ausgangs- oder Nullpunkt nach einer Seite hin sich entfernen und so gelangen wir dann für die Reihe der Helligkeiten wegen des Mangels eines Indifferenzpunktes schliesslich zu der Annahme eines intensiv abstufbaren Vorganges, der von 0 bis zu dem Maximal-Werthe führen kann.

Diese Vorstellung wird durch die Thatsache begünstigt, dass die Dunkelheit die Farbenbestimmung immer mehr auszuschliessen scheint, eine Thatsache, die freilich in dieser Formulirung zwar nicht als unbestritten, aber doch als wahrscheinlich hingestellt werden kann. Mir erscheint es wenigstens als die naturgemässeste Deutung des Verhaltens unserer Empfindungen, zu sagen, dass das tiefste Dunkel eo ipso eine einfache Bestimmung, nämlich schwarz sei und keine farbigen Bestimmungen mehr zulasse. Und im Gegensatz hierzu würde ich für die grösste Helligkeit die Möglichkeit der Farbenbestimmungen postuliren. Diese, wie ich glaube, bei der unbefangensten Betrachtung sich ergebende Vorstellung würde zu der Annahme, dass das Schwarz einem 0-Punkt entspräche, bei welchem also die qualitativen Bestimmungen noch nicht hervortreten können, sehr gut passen. Indessen verkenne ich keineswegs, dass manche Bedenken hiergegen werden geltend gemacht werden. Es erscheint hierbei nur als eine zufällige Eigenschaft des peripheren Sinnesapparates, dass bei den höchsten Helligkeitsgraden wiederum Alles ins Farblose übergeht, nicht dagegen wie beim Schwarz in der Natur der terminalen Processe selbst begründet. Meiner Vorstellung nach dürfte sich dies auch in der That so verhalten.

Sollte aber Jemand geneigter sein, mit Hering Schwarz und Weiss als einander entgegesetzte Bestimmungen, ähnlich wie Roth und Grün, zu betrachten, so müsste er auch einen in der Empfindung wohlcharakterisirten Indifferenzpunkt (ein mittleres Grau) zwischen beiden behaupten. Er würde dann die Hell-Dunkel-Bestimmung als eine dritte gleichartige hinzuzufügen haben. Die Entfernung eines Punktes von der Gleichgewichtslage parallel drei Coordinaten-Axen würde hierfür ein gutes Beispiel sein. Die andere Vorstellungsweise (eine intensive und zwei qualitative Bestimmungen) würde sich durch die Rotation eines Körpers um eine bestimmte Axe combinirt mit Verschiebungen desselben (mit sich selbst parallel) in einer Ebene illustriren lassen.

Nach Allem, was oben gesagt wurde, wird man nicht glauben, dass ich dem Resultat aller dieser auf der subjectiven Methode beruhenden Erörterungen grosses Gewicht beilege. Es ist ja zur Genüge hervorgehoben worden, dass es immer nur Vermuthungen sind, auf welche wir uns stützen. Es erschien mir aber nicht ohne Werth und für unseren gegenwärtigen Zweck geradezu nothwendig, in der Zergliederung der Möglichkeiten und Wahrscheinlichkeiten so weit, als eben thunlich zu gehen. Wesentlich kam es mir hier darauf an, zu zeigen, wie eine solche Untersuchung geführt werden soll. Den gewonnenen, rein begrifflich formulirten Ergebnissen eine handgreiflichere Gestalt zu geben, habe ich absichtlich unterlassen. Wie mir scheint, würde das keinen Nutzen haben, da uns gar zu sehr die Basis hierfür fehlt. Wissen wir ja doch gar nicht einmal in der allgemeinsten Weise, nach welchem Schema wir uns solche terminalen Vorgänge deuten sollen, ob als Lageveränderungen oder als Schwingungen eines Atoms, oder eines Systems von Atomen, oder eines Gebildes von der Grössenordnung mikroskopischer Objecte, oder als chemische Vorgänge, als Wärme- oder Elektricitäts-Strömungen etc. Der Grad von Sicherheit aber, welcher den einzelnen gewonnenen Sätzen zukommen mag, ist, wie ich glaube, genügend gekennzeichnet worden. Als das relativ sicherste Ergebniss fanden wir die dreifache Bestimmtheit der terminalen Vorgänge, und auch hier möchte ich zum Schluss noch vor einer Ueberschätzung seiner Tragweite warnen. Ein Vorgang, der für sich betrachtet mehr als dreifach bestimmt erscheint, kann auf die dreifache Bestimmtheit reducirt werden, wenn er ausschliesslich durch eine nur dreifach bestimmte Ursache hervorgerufen wird. So könnte man sich z. B. denken, dass das gleichzeitige Empfinden von Roth und Grün nicht an sich unmöglich (nicht durch die centralen Einrichtungen ausgeschlossen), sondern nur durch die Beschränktheit des peripheren Sinnesapparates nicht hervorgebracht würde. — Indessen wollen wir uns nicht zu weit in die Diskussion von Möglichkeiten einlassen. Das Obige wird für die Würdigung der subjectiven Methode genügen. Nur das ist noch hinzuzufügen, dass, wenn dieselbe schon für die terminalen Vorgänge auf so unüberwindliche Schwierigkeiten stösst, sie selbstverständlich noch weit weniger im Stande ist, uns über etwaige periphere, von jenen verschiedene Vorgänge oder Einrichtungen irgendwie aufzuklären.

V. Der normale Zusammenhang zwischen Licht und Gesichtsempfindung.

Die Betrachtung des normalen Zusammenhanges zwischen Licht und Gesichts-Empfindung führt uns wieder auf die nur dreifache Bestimmtheit der Gesichts-Empfindung als Haupt-Thatsache zurück. Stellen wir die Frage allgemein, wie wohl diese Abhängigkeit zu Stande kommen mag, so wird man ohne Bedenken antworten, dass wohl jedenfalls eine Einrichtung in irgend einem Theile des Sinnesapparates vorhanden ist, vermöge deren der Zustand desselben nicht mehr als drei von einander unabhängige Modifikations-Reihen zu durchlaufen im Stande ist. Sucht man für eine solche Einrichtung sich ein handgreifliches Beispiel zu machen, so wird man immer auf drei neben einander bestehende Componenten leichter verfallen, als auf einen dreifach qualitativ stetig veränderlichen Vorgang. Lassen wir indessen die Diskussion dieser Möglichkeiten für später. Es ist für jetzt klar, dass nur eine Componenten-Theorie aus der genaueren Betrachtung des normalen Zusammenhanges noch einen weiteren Nutzen erwarten darf, nämlich eine genaue oder annähernde Bestimmung der von ihr vorausgesetzten Componenten. Wir wollen also im Folgenden von der Voraussetzung ausgehen, dass es eine Anzahl Componenten des optischen Vorganges gebe, und wollen sehen, was sich aus der Betrachtung des normalen Zusammenhanges über sie ermitteln lässt. Es zeigt sich dabei zunächst, dass etwas Genaueres über die Componenten auf Grund der Mischungsresultate nur dann festgestellt werden kann, wenn wir in diesen Componenten eben die Veranlassung der Mischungsresultate sehen, d. h. wenn wir drei Componenten annehmen und die zu beobachtende Thatsache, dass die Veränderung der Gesichtsempfindung in voller Allgemeinheit durch die Veränderung von drei Lichtern hergestellt werden kann, uns dadurch erklären, dass die Erregungszustände in diesen drei Componenten die Gesichtsempfindung bestimmen. Ueberhaupt haben wir hierin die einfachste Art, uns die Gesetze der Mischung überhaupt zu erklären. Sie ergeben sich nämlich ganz ohne Weiteres aus der Annahme, dass die Erregungszustände einer jeden Componente, wenn sie für zwei bestimmte Lichterpaare gleich sind, auch für deren Summen gleich sind.

Ist also z. B. für irgend eine Componente ein Licht A einem andern, A', äquivalent, ebenso ein Licht B einem andern, B' (wir schreiben dies einfach $A=A'$ und $B=B'$), so lässt sich erwarten, dass auch $A+B=A'+B'$. Hieraus folgt dann ohne Weiteres der Fundamentalsatz, dass gleichaussehende Farben gemischt gleichaussehende Mischungen geben.[1]

Die Erfolge der Lichtmischung.

Man begegnet sehr vielfach der Vorstellung, dass aus den Resultaten der Mischung allein gewisse wichtige Thatsachen abgeleitet werden könnten und in der Regel gehen diese davon aus, dass eine Farbe, die aus 2 anderen gemischt werden könne, als abgeleitete, eine solche dagegen, welche durch Mischung von anderen nicht oder wenigstens nicht in voller Sättigung erhalten werden kann, als fundamentale betrachtet wird. Für Thomas Young war dies das Criterium, als er seine 3 Fundamentalen, Roth, Grün und Violett, aufstellte. Maxwell leitete gleichfalls aus Mischungsresultaten seine 3 Fundamentalen, Roth, Grün und Blau, ab; doch wissen wir jetzt, wie oben (S. 9) angeführt wurde, dass Maxwell hierbei von einer unrichtigen Voraussetzung ausging, nämlich, dass Violett in spectraler Sättigung aus Roth und Blau mischbar sei. Donders[2] sucht das Criterium ebenfalls hierin und entscheidet sich dafür, Roth, Grün und Violett als fundamentale Farben zu betrachten. Nun ist aber ganz sicher mit dem Ausdruck der Fundamentalen etwas mehr gemeint, als bloss die Thatsache der Unmischbarkeit. Auch wenn es sich so verhielte, wie man lange Zeit glaubte, dass überhaupt für keine Spectralfarbe durch Mischung ein Aequivalent von gleicher Sättigung gewonnen werden könnte, so würde man daraus nicht ableiten wollen, dass alle Farben fundamentale wären. Donders definirt demgemäss die Fundamentalen auch als solche, die in der Peripherie einfachen Processen entsprechen. Es kommt daher die Frage

[1] In dieser Annahme ist die gleich zu besprechende Ausdehnung der Farbentafel über ihren den wirklichen Farben entsprechenden Theil begründet. Ich will gleich hier bemerken, dass jede Componententheorie (auch die Hering'sche z. B.) den obengenannten Satz (gleichaussehende Farben gemischt geben gleichaussehende Mischungen) nur durch die gleiche Annahme erklären kann, dass wenn für irgend eine Componente $A=A'$ und $B=B'$, auch $A+B=A'+B'$. Es folgt hieraus, dass, wenn $A=A'$, auch $nA=nA'$ für die betreffende Componente sein muss, ein Satz, den wir später brauchen werden.

[2] Donders giebt in seiner Arbeit Ueber Farbensysteme (*Archiv für Ophthalmologie* XXVII; *Archives Néerlandaises* XVI.) zwei Bestimmungen für die „Fundamentalen.“ Nous avons appelé couleurs fondamentales celles qui représentent des processus simples à la périphérie (p. 169). Nous avons appelé fondamentales les couleurs qui ne peuvent résulter des autres, mais qui sont nécessaires pour les former (p. 201). Beide Bestimmungen kommen, wie wir sehen werden, nicht nothwendig auf dasselbe heraus.

nach den Fundamentalen überein mit der soeben von uns aufgestellten nach den Componenten. Was lässt sich nun aus den Resultaten der Mischungs-Versuche über dieselben schliessen? Diese Frage ist ohne grosse Schwierigkeit zu beantworten, wenn wir die Farbentafel unsern Erörterungen zu Grunde legen.

Wir haben die Farbentafel bisher benutzt, um alle Gesichtsempfindungen darzustellen, welche wir durch irgend welche Mischungen von Licht hervorbringen können. Wir können nun aber ihren Gebrauch in einer sehr nützlichen Weise erweitern, sie nämlich in ganz gleicher Weise auch benutzen zur Darstellung solcher Empfindungen, welche wir uns (nach der Natur der physiologischen Vorgänge) wohl als möglich denken können, die aber für das Auge in gewöhnlichem Zustande nicht durch irgend welche Lichtwirkungen zu erhalten sind.

So können wir z. B. das Auge mit irgend einer Farbe des Spectrums (etwa Roth) ermüden und finden dann, dass ihm die complementäre (Cyanblau) gesättigter als bei unermüdetem Auge erscheint. Diese gesättigte Empfindung ist also eine solche, welche für das unermüdete Auge durch kein Licht zu erhalten ist. Sein Ort auf der Farbentafel würde von Weiss noch weiter entfernt sein als das spectrale Cyanblau. Wir können demnach denjenigen Theil der Farbentafel, welcher wirklichen Lichtern entspricht (denjenigen welchen wir bisher allein betrachtet hatten), als einen Theil der ganzen ansehen und ihn, unter dem Namen etwa des reellen Theiles der Farbentafel, von allem unterscheiden, was ausserhalb seiner geschlossenen Begrenzungslinie liegt. Giebt es nun 3 einfache Vorgänge, durch deren gemeinsames Zusammenwirken unsere Gesichts-Empfindungen hervorgebracht werden, so haben auch diese auf der gesammten Farbentafel ihren Ort, wenngleich sie ausserhalb des reellen Theiles derselben liegen mögen. Wir können demnach jetzt die Farbentafel in der veränderten Bedeutung auffassen, dass jeder Punkt derselben einem bestimmten Verhältniss der Erregungsvorgänge in jenen Componenten entspricht. Dann erscheint die Abgrenzung des reellen Theils derselben als ein nur zufällig (wegen der besonderen Wirkungsweise des objectiven Lichtes) herausgegriffener, aber nicht in der Beschaffenheit des Organs selbst begründeter. Die Farbentafel in dieser Erweiterung ist also nunmehr begrenzt durch die Verbindungslinien der Orte der einzelnen Componenten. (Ueber die rechnende Bestimmung solcher Componenten im Vergleich zu objectiven Lichtern vgl. den Anh. 1 am Schlusse der Arbeit.) Mann kann diese Componenten auch als fingirte (imaginäre) Farben betrachten. Aus solchen 3 Farben würden sich somit alle überhaupt (physiologisch) möglichen Gesichts-Empfindungen combiniren. Stellen wir uns nun vor, dass R, Gr, V (Fig. 6) der reelle Theil der Farbentafel sei, so können wir für die Lage der Componenten nur bestimmen, dass das von ihren Verbindungslinien eingeschlossene Flächenstück die Fläche *R*, *Gr*, *V* in sich enthalten muss.

Ein solches Dreieck kann also vorerst noch sehr verschiedene Gestalt und Lage haben. Aus der Krümmung der Grenze in der Gegend des Grün folgt schon, dass zum Mindesten die eine der Componenten ausserhalb des Farbendreiecks gelegen sein muss, wir sie also für gewöhnlich nicht rein zur Beobachtung bekommen können. Die andern beiden können in den Ecken *R* und *V* gelegen sein, aber Nichts hindert uns anzunehmen, dass auch sie ausserhalb des Farbendreiecks liegen.

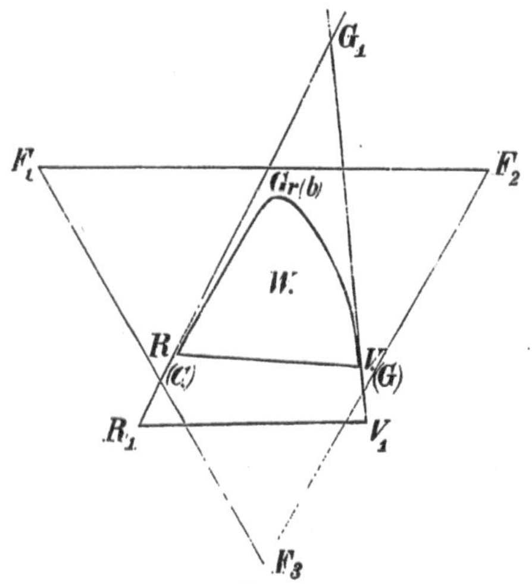

Fig. 6.
Mögliche Lage der Componenten zum reellen Theil der Farbentafel. R_1 G_1 V_1 Roth-, Grün und Violett-Componenten. F_1 F_2 F_3 Gelb-, Blau- und Purpur-Componenten.

Wir sehen also, dass die Lage der Fundamentalen in der Tafel zunächst trotz genauer Kenntniss aller Mischungs-Ergebnisse ganz in suspenso bleibt. Ueber ihre Bezeichnung lässt sich nur soviel feststellen, dass wir sie nach derjenigen gesättigten Farbe nennen würden, welche ihre Verbindungslinie mit Weiss schneiden würde. Denken wir uns die Lage der Componenten in der Tafel fixiert, so ist damit zugleich die Abhängigkeit gegeben, welche die Erregung derselben von der Wellenlänge des einwirkenden Lichtes zeigen müsste. Legen wir die Fundamentalen auf R_1, G_1, V_1 (Fig. 6), so erhalten diese Erregbarkeitscurven die gewöhnliche Form, in welcher sie Helmholtz gezeichnet hat (Fig. 7).

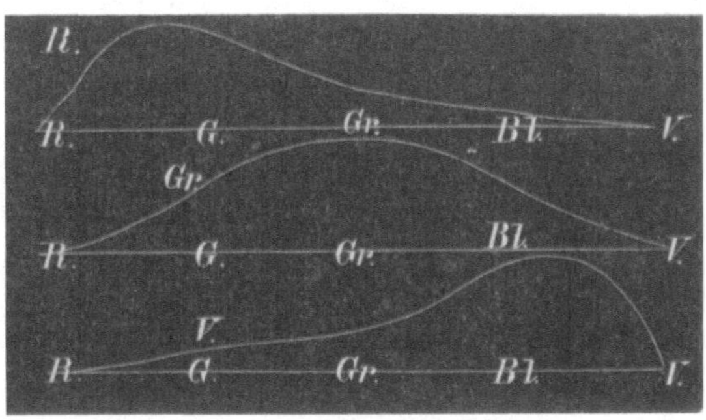

Fig. 7.
Die Erregbarkeitscurven für Roth-, Grün- und Violett empfindende Fasern nach Helmholtz.

Legt man die drei Fundamentalen z. B. nach F_1, F_2, F_3 in Fig. 6, so würden die Erregbarkeits-Curven die Gestalt von Fig. 8 annehmen. Man könnte hier die Componenten als Gelb, Blau, Purpur bezeichnen. Man erhält dann für die Purpurcomponente eine Erregbarkeitskurve mit einem Minimum in Grün und zwei Maximis in Roth und Violett, wie sie die punktirte Linie in Fig. 8 darstellt.

Hierbei zeigt sich nun, dass die Wahl von Roth, Grün und Violett in der That eine gewisse grössere Einfachheit voraus hat. Denn bei diesen kommt keine Erregbarkeitskurve mit zwei Maximis vor. Noch strenger zeigt diesen Vorzug eine Ueberlegung, bei welcher wir nicht auf die absoluten Werthe, sondern nur auf die Verhältnisse der Wirkungen Rücksicht nehmen, welche ein Licht bestimmter Wellenlänge auf die verschiedenen Componenten ausübt. Ziehen wir in der Farbentafel von dem Punkte einer Componente Linien an die dem Spectrum entsprechende Linie *R*, *Gr.*, *V*, und lassen diese Linie als Radius Vector dem ganzen Verlauf des Spectrums folgen, so stellt uns die Veränderung der Drehung, welche sie hierbei macht, die Veränderung des Verhältnisses der zwei andern Componenten dar. In der That sieht man, dass z. B. in Fig. 6 die von F_1 aus an die Spectralcurve gezogene Linie sich von Roth bis Grün in einer, von Grün bis Violett in der entgegengesetzten Richtung drehen würde, und man sieht auch gleich, dass das Verhältniss von F_2 zu F_3 sich von Roth bis Grün zu Gunsten von F_2, von Grün bis Violett aber zu Gunsten von F_3 ändert. Nun kann man sagen, dass von vorne herein eine gewisse Wahrscheinlichkeit dafür spricht, dass bei beständiger Zunahme oder Abnahme der Wellenlänge das Verhältniss zweier Componente sich constant in einer Richtung ändert. Stellt man die Forderung, die Componenten so zu wählen, dass dies der Fall ist, so kommt dies also darauf hinaus, dass der an der Linie *R*, *Gr*, *V* gezogene Radius Vector beim Durchlaufen derselben seine Richtung nicht ändert, oder mit andern Worten, dass von den Orten der Componenten an die Linie *R*, *Gr*, *V* keine Tangente möglich ist. Diese Bedingung wird, wie man leicht sieht, dann und nur dann erfüllt, wenn alle drei Componenten in den von den Linien *Gr*, *R* und *Gr*, *V* und dem von ihren rückwärtigen Verlängerungen eingeschlossenen Feldern (beide sind in Fig. 9 schraffirt) gelegen sind. In diesem Falle aber müssen sie nothwendig mit Roth, Grün und Violett annähernd richtig zu bezeichnen sein. Die Wahl dieser drei als Componenten ergiebt sich also als nothwendige Folgerung aus der Annahme, dass das Verhältniss je zweier Componenten, als Funktion der Wellenlänge be-

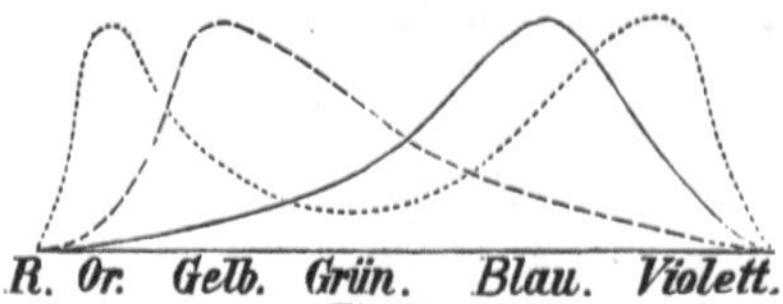

Fig. 8.
Die Erregbarkeitscurven für drei Componenten Gelb, Blau, Purpur.

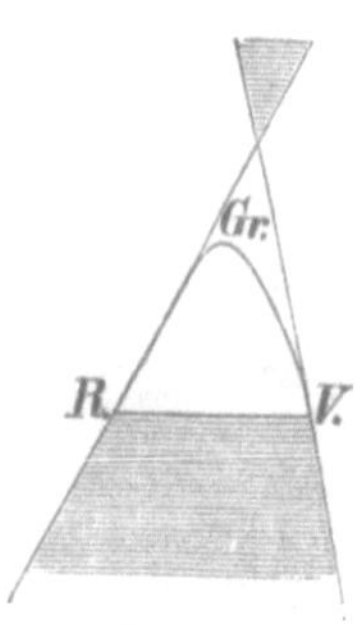

Fig. 9.
Erklärung im Text.

trachtet, sich beim Durchlaufen des Spectrums constant in einem Sinne ändert. Und zwar würde hierbei das Verhältniss $\frac{\text{Grün}}{\text{Roth}}$ und $\frac{\text{Violett}}{\text{Grün}}$, um so mehr also auch $\frac{\text{Violett}}{\text{Roth}}$ mit abnehmender Wellenlänge stetig wachsen.

Erwägt man nun die Bedeutung unserer Bedingung, so lässt sich wohl nicht verkennen, dass ihre thatsächliche Erfüllung einen gewissen, aber doch einen bescheidenen Grad von innerer Wahrscheinlichkeit besitzt. Wenn mit abnehmender Wellenlänge die Componente II gegenüber I zu überwiegen anfängt, so lässt sich freilich vermuthen, dass dies bei weiterer Abnahme der Wellenlänge sich dauernd weiter in demselben Sinne ändern werde. Aber man muss bedenken, dass das in keiner Weise als sichergestellt betrachtet werden kann. Die ganze Abhängigkeit der Erregung von der Wellenlänge kann man überhaupt nur in Analogie bringen mit den Erscheinungen der Absorption; denn es handelt sich ja bei jener wohl jedenfalls auch nur um die chemische Wirkung absorbirten Lichts. Nun ist es bekannt, dass viele chemisch einfache Körper die Lichtstrahlen in einer sehr verwickelten Abhängigkeit von der Wellenlänge absorbiren, so dass im Verlauf des Spectrums der Absorptionscoefficient mehrere Maxima zeigen kann. Es kann daher jedenfalls nicht zugegeben werden, dass die Annahme ähnlicher Abhängigkeiten für die Erregungswirkung unzulässig sei. Wenn man sich die Lage der Fundamentalen zum Farbendreieck z. B. so denkt wie F_1, F_2, F_3, wo eine Gelb, eine Blau und eine Purpur heissen könnte, so wird der Quotient $\frac{F_2}{F_1}$ von R bis Gr und von Gr bis V weiter wachsen, dagegen $\frac{F_3}{F_2}$ von R bis Gr zu- und von da bis Violett abnehmen.

Ueber die Lage der Fundamentalen lässt sich daher mit Sicherheit nur das sagen, was aus der Forderung resultirt, dass die wirkliche Farbentafel in dem von ihnen gebildeten Dreieck eingeschlossen liegt. Hiernach wird, wenn eine Componente fixirt ist, der Raum ausgeschlossen, welcher zwischen den zwei Tangenten liegt, welche man von diesen an das Farbendreieck construirt. Es bleibt somit bei Bestimmung von einer nur noch ein beschränkter Spielraum für die beiden andern. Wird dann die zweite noch fixirt, so bleibt nach demselben Princip für die dritte nur noch ein Feld, dessen Begrenzungs-Linien gegen den reellen Theil der Farbentafel zu convergiren, so dass die Farbe der dritten dann ziemlich bestimmt ist, wie das in dem schraffirten Felde in Fig. 10 ersichtlich ist.

Man wird vielleicht noch versucht sein vom teleologischen Standpunkte einzuwenden, dass es eine sehr ungenügende Ausnutzung der gesammten möglichen Gesichtsempfindungen wäre, wenn von dem ganzen Dreieck F_1 F_2 F_3 nur ein so kleiner Theil wie das reelle Farbendreieck zur wirklichen Anwendung käme. Obwohl ich zugeben will, dass die Vorstellung einer annähernden Deckung beider Felder von vorne herein mehr Ansprechendes hat, möchte ich doch davor warnen, hierauf zu viel Gewicht zu legen. Das Auge hat seine Aufgabe in einer immer gleichen Weise erfüllt, wenn es für die sämmtlichen Wellenlängen verschiedene Verhältnisse seiner Componenten hervorbringt. Wenn das erreicht wird, ohne jemals eine Componente ganz für sich allein zur Erscheinung zu bringen, so könnte das recht wohl eine sachliche Nothwendigkeit sein (dass wir z. B. die reinen Grüncomponenten nicht kennen, geht schon aus der Krümmung des Farbendreiecks hervor), oder es könnte sogar für das Erkennen der Unterschiede von Vortheil sein. In der Vorstellung von Hering würde eine solche „Verschwendung“, wenn man es so nennen will, am meisten gegeben sein, da wir die Empfindungen, welche den farbigen Sehsubstanzen zugehören, ohne Zumischung der schwarzweissen überhaupt gar nicht kennen.

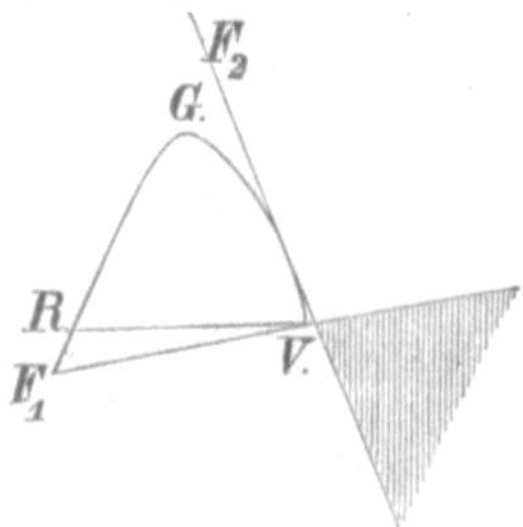

Fig. 10.
Das schraffirte Feld umfasst die möglichen Lagen der dritten Componente, wenn die Lage von F_1 und F_2 zum reellen Theil der Farbentafel, R G V, gegeben ist.

Es ist aus dem Vorhergehenden ersichtlich, dass die Mischungsresultate als solche uns durchaus keinen sicheren Aufschluss über die Fundamentalen oder Componenten geben. Es ist unrichtig so zu argumentiren, wie es wohl geschehen ist: Aus Violett und Grün kann Blau gemischt werden, folglich ist Violett und nicht Blau als Fundamentale zu betrachten; umgekehrt aus der Mischbarkeit von Violett aus Blau und Roth das Blau als Fundamentale ableiten zu wollen, ist ebenso unzulässig. Beides trifft nur zu, unter der gar nicht gerechtfertigten Voraussetzung, dass die Fundamentalen im Spectrum vorhanden sein müssten.

Auch aus der von Donders (a. a. O.) geltend gemachten Thatsache, dass sich an den Enden des Spectrums nur die Helligkeit, nicht aber die Farbe ändere, kann nicht mit Sicherheit geschlossen werden, dass hier eine Componente allein erregt werde. Denn es hat keine besondere Schwierigkeit sich vorzustellen, dass dort die Erregungswirkungen auf die einzelnen Componenten relativ dieselben bleiben, die Erregbarkeitskurven gradlinig gegen den Nullpunkt convergiren.

Die gegenseitigen Beziehungen der Farben.

Aus der ganzen Fülle von Gesichtsempfindungen, deren wir fähig sind, hebt die Sprache gewisse einzelne besonders heraus. Die gewöhnliche Bezeichnungsweise stellt ferner ganze Reihen als zusammengehörig hin, indem dieselben als verschiedene Schattirungen, Nuancen etc. derselben

Farbe gelten. Hellblau und Dunkelblau, Hellgrün und Dunkelgrün, scheinen uns zusammenzugehören. Es wird von Wichtigkeit sein, festzustellen, welche Veränderungen des objectiven Lichtes diesen durch unsere Bezeichnungsweise gemeinten Empfindungsreihen correspondiren.

Orientiren wir uns zuerst einmal darüber, was überhaupt benannt werden soll. Wir müssen hierbei vor Allem davon ausgehen, dass die Sprache uns in erster Linie nicht zur Charakterisirung unserer Empfindungen, sondern zur Charakterisirung der Gegenstände dient. Demgemäss kommt es nicht auf die Menge unserer Gesichtsempfindungen überhaupt an, sondern nur auf die Menge derjenigen, welche uns bei einer bestimmten Beleuchtung alle möglichen Gegenstände geben würde.[1]

Wir wollen nun versuchen, uns einen Ueberschlag über die Anzahl von Körpern zu machen, welche bei einer bestimmten Beleuchtung uns lauter eben noch von einander merklich verschiedene Gesichtsempfindungen geben. Wir wollen, um hier eine ungefähre Taxation ausführen (selbstverständlich handelt es sich nur um ganz rohe Annäherungen), von der gewöhnlichen Art der Bestimmung der Gesichtsempfindungen ausgehen, und uns jede Farbe hergestellt denken durch Weiss und ein einfaches Licht oder Purpur. Dann sind drei Bestimmungen erforderlich, nämlich:

1) Die Wellenlänge des einfachen Lichts (oder das Verhältniss von Roth zu Violett im Purpur).

2) Das Verhältniss des einfachen Lichts zum weissen oder die Sättigung der Farbe.

3) Die Gesammt-Intensität.

Es ist diese Betrachtungsweise immer noch die vortheilhafteste, weil wir nach Maassgabe derselben eine Reihe von Bestimmungen für die Unterschiedsempfindlichkeiten besitzen.

Zunächst für den Farbenton können wir uns an die letzten Bestimmungen von Dobrowolski halten (Arch. f. Ophth. XVIII, 1). Dieser findet die eben merkliche Veränderung der Wellenlänge

bei $B = \frac{1}{115}$,
bei $C = \frac{1}{170}$,
zwischen C und $D = \frac{1}{331}$,
bei $D = \frac{1}{772}$,
zwischen D und $E = \frac{1}{246}$,
bei $E = \frac{1}{340}$,

[1] Wenn wir von den selbstleuchtenden und fluorescirenden Gegenständen absehen, hängt das Licht, welches irgend ein Körper diffus reflectirt, von der Beleuchtung in sehr einfacher Weise ab; von dem Licht jeder Wellenlänge wird die Einheit der Oberfläche einen gewissen Werth diffus reflectirt aussenden, welcher der Intensität der Beleuchtung mit dieser selben Wellenlänge direkt proportional ist.

zwischen E und $F = \frac{1}{616}$,
bei $F = \frac{1}{740}$,
bei $G = \frac{1}{272}$,
zwischen G und $H = \frac{1}{146}$.

Interpoliren wir hiernach, so erhalten wir

zwischen B und C 6 Stufen,
zwischen C und D 36,
D bis $D \frac{1}{2} E$ 29,
$D \frac{1}{2} E$ bis E 17,
E bis $E \frac{1}{2} F$ 19,
$E \frac{1}{2} F$ bis F 28,
von F bis G 61,
von G bis H 12,

in Summa 208.

Wenn wir diese noch um die Purpurtöne zu ergänzen hätten, so würde 230 nicht zu viel gerechnet sein. Donders[1] giebt an, bis auf 100 gekommen zu sein. Wie mir scheint, stimmt dies sehr gut überein, wenn man bedenkt, dass Donders sich die eben unterscheidbaren Töne mit Oelfarben wirklich herzustellen versuchte, wobei gewiss grössere Unterschiede gemacht werden müssen, als die kleinsten, welche Dobrowolski bei seiner Einrichtung des Spectralapparates wahrnehmen konnte. Um nun zweitens die Menge der Sättigungsstufen zu taxiren, besitzen wir nur sehr ungefähre Anhaltspunkte in Versuchen von Aubert (Physiol. d. Netzhaut S. 139, Phys. Optik S. 532) und von Woinow (Arch. f. Ophth. XVI). Aubert fand, dass auf weissem Grunde ein farbiger Kranz bei einer Breite des farbigen Sectors von 2—3° erkannt wird; wir werden hiernach (da bei mässig hellem Grau sogar noch geringere Mengen ausreichen), reichlich 100 Stufen der Sättigung annehmen dürfen. Diese dürfen wir indessen, wie schon Donders hervorhebt, nicht mit der Zahl der unterscheidbaren Töne einfach multipliciren, denn bei der Sättigung = 0 sind gar keine Töne mehr zu unterscheiden, bei voller Sättigung jene 230, wir könnten also im Durchschnitt etwa die Hälfte, 115 annehmen, und würden so auf 11500 Farben kommen. An diesen würde nun weiter die Helligkeit variabel sein. Hier ist zu berücksichtigen, dass das hellste Weiss etwa 57 Mal so hell sein soll als das dunkelste schwarze Papier, welches man erhalten kann. Da die Unterschiedsempfindlichkeit bei den geringen Helligkeiten sehr klein ist, so könnten wir hiernach sie für die schwarz-weisse Reihe im Durchschnitt nur etwa $= \frac{1}{50}$ setzen; wir würden dann für die Zahl der unterscheidbaren Hellig-

[1] A. a. O.

keiten zwischen Schwarz und Weiss eine Zahl x bekommen, die durch die Gleichung $(\frac{51}{50})^x = 57$ charakterisirt ist und sich $x = 204$ ergiebt.

Mit 204 dürfen wir die obige Zahl 11500 aber wieder nicht multipliciren. Erstens haben die Farben nicht die Helligkeit des Weiss; vielmehr erreichen sie nur etwa $^1/_3$ davon, da das Grau, welches man aus Pigmenten auf den rotirenden Scheiben mischt, etwa $^1/_3$ von der Helligkeit des Weiss erreicht. Die Unterschiedsempfindlichkeit für die Helligkeit der Farben dürfen wir hier für Farben etwa ebenso gross annehmen, wie für farbloses Licht, da sie für Blau nach Dobrowolski grösser, für Grün etwa gleich und für Roth kleiner ist; wir würden dann für die gesättigten Farben etwa 149 Stufen erhalten. Danach würde die vorhin gefundene Zahl 11500 jedoch immer noch nicht mit 150—200 multiplicirt werden dürfen. Denn die sämmtlichen Farben geringster Helligkeit laufen wieder gegen eine Spitze, das Schwarz, aus, in welchem sämmtliche Unterschiede der Farbe und der Sättigung aufhören. Hält man sich an die geometrische Analogie, so würde man über der Fläche, welche die sämmtlichen Farben grösster Helligkeit enthält, nicht ein Prisma, sondern einen Kegel von jener Höhe zu construiren haben, also etwa den dritten Theil jenes Produktes als wahren Werth nehmen müssen. Danach käme man auf ca. 5—600,000. Es lässt sich somit wohl soviel mit Sicherheit sagen, dass die „vielen Millionen“, von denen Aubert spricht, erst dann zur Wahrheit werden, wenn wir über die gewöhnlichen Helligkeiten, in denen wir Körperfarben sehen, sehr weit hinausgehen. Andererseits glaube ich, dass Donders wohl zu niedrig taxirt, wenn er nur auf 5000 kommt. Die interessante Angabe Herschels, dass die Mosaikarbeiter des Vatikans 30,000 verschiedene Farben unterschieden hätten, zeigt uns etwa den 16. Theil unserer Zahl. Da die ebenmerklichen Unterschiede in drei Richtungen Statt finden, so würden hierbei 2—3 ($\sqrt[3]{16}$) ebenmerkliche Unterschiedsstufen zwischen je zwei benachbarten Farben gelegen haben.

Die Benennungen der Farben halten, wie bekannt, mit dieser Fülle von unterscheidbaren Stufen nicht entfernt Schritt. Wenn wir als echte Farbenbenennungen nur diejenigen bezeichnen, welche uns keine Beziehung mehr auf bestimmte Gegenstände zeigen, so bleiben im Deutschen nur Roth, Gelb, Grün, Blau, Weiss, Schwarz, Grau und Braun. Dieses zwar umfassende aber sehr dürftige System ist nun überall ergänzt durch die Nennung der bestimmten Gegenstände, welche die zu bezeichnende Farbe haben und welche sich mehr oder weniger deutlich in dem Namen verrathen. So sprechen wir von Orange und Violett, von Rosa, Chamois, und ergänzen ferner durch Zusammensetzungen der Farbennamen untereinander und mit Hell und Dunkel.

Die Bezeichnungsweise der Farben, wenn sie in der letzteren Art geschieht, scheint sich in dem, was sie zusammenfasst, der von uns getroffenen Theilung anzuschliessen. Denn wir sprechen einmal von den dort erwähnten Hauptfarben, sodann von den Uebergängen derselben in einander, von Sättigungs- und Helligkeits-Abstufungen. Hierbei machen sich nun aber einige sehr merkwürdige Erscheinungen geltend. Es scheint zunächst, dass mit dem Wechsel des Farbentons die Vergleichung von Helligkeit und Sättigung sehr erschwert wird. Wenn wir z. B. gefragt würden, ob ein bestimmtes Orange als Uebergang eines bestimmten Roth in ein bestimmtes Gelb aufzufassen sei, oder ob es davon durch Helligkeit oder Sättigung abwiche, so würden wir diese Frage nur bei sehr starken Abweichungen richtig beantworten können. Wir können also das Gleichbleiben von Helligkeit und Sättigung durch eine Veränderung des Farbentons nur sehr schlecht verfolgen. Viel präciser glauben wir das Gleichbleiben des Farbentons durch Veränderungen der Helligkeit und der Sättigung verfolgen zu können. Merkwürdiger Weise treten aber hier ganz bestimmte Täuschungen ein. Was wir für die Uebergänge einer bestimmten Farbe zu Weiss halten, sind in der That nicht diese Uebergänge, und diejenigen Farben, welche wirklich durch Vermischung unserer Ausgangsfarbe mit Weiss entstehen, erscheinen uns im Allgemeinen nicht bloss die Sättigung verändert zu haben. Brücke[1] hat diese Thatsache zuerst beschrieben; in neuerer Zeit ist sie von Rood[2] untersucht worden. Brücke giebt an, dass Gelb durch Zumischung von Weiss röthlicher, Blau ebenfalls röthlicher werde, also als Violett erscheine. Nach Rood, mit dessen Resultaten meine eigenen Versuche übereinstimmen, werden alle Farben so verändert, als würde ihnen Violett zugemischt. Es erscheint das mit Weiss gemischte Roth Purpur, das mit Weiss gemischte Blau Violett, das mit Weiss gemischte Gelb röthlich etc. Brücke hat versucht, für die ganze Erscheinung eine Erklärung zu geben; das Tageslicht, welches wir sehen, ist, dieser zufolge, in der That nicht weiss, sondern röthlich, und zwar deswegen, weil durch die Sklera und Chorioidea diffuses Licht (röthlich gefärbt wegen der Blutgefässe) an die Netzhaut dringt. Wenn ich indessen die Consequenz dieser Annahme ziehe, so scheint sie mir gerade das entgegengesetzte von der zu erklärenden Thatsache zu ergeben. Halten wir ein röthliches Licht für Weiss, so wird wirkliches Weiss uns bläulich grün erscheinen müssen; und Farben mit diesem vermischt müssten nicht röthlich zu werden, sondern im Gegentheil an Roth einzubüssen scheinen. Wenn man, wie Brücke thut, einfach darauf recurrirt, dass bei Zumischung weissen Lichtes auch das Quantum

---

[1] *Wiener Sitzungsber.* Bd. 51, II.
[2] Silliman's *Journal.* Aug. 1880.

durch die Chorioidea durchgegangenen röthlichen Lichtes sich steigere, so würde zunächst darauf hinzuweisen sein, dass von derjenigen Fläche, deren Farbe wir fixirend beurtheilen wollen, kein Licht zu ihrem eigenen Netzhautbilde auf jenem Umwege dringt; weiter aber auch darauf, dass wir ja eine solche röthlichere Farbe als das wirkliche Tageslicht weiss nennen, also doch gerade die Mischung mit einer solchen als reine Sättigungsveränderung betrachten sollten. Ich glaube daher, dass das ganze Princip der Erklärung ein verfehltes ist. Was das Tageslicht sei (ob weiss, ob röthlich), ist ganz gleichgültig, die zu erklärende Thatsache besteht darin, dass als Uebergang zwischen zwei Lichtern, z. B. Gelb und Weiss, also als Sättigungsabstufungen des Gelb nicht eine Reihe erscheint, welche diesen Uebergang wirklich darstellt, sondern eine in bestimmter Weise davon abweichende. Wollte man sagen, als Sättigungsabstufungen würde die Abtönung der Farben gegen ein (aus unbekannten Gründen ausgezeichnetes) Normalweiss betrachtet, gegen welches das weisse Tageslicht röthlich (beziehungsw. violett) wäre, so wäre diese Erklärung logisch richtig; aber sie kann nicht mehr das durch die Chorioidea dringende Licht als Erklärungsmoment heranziehen. Berechtigte Erklärungsversuche bieten sich, wie ich glaube, mehrere, ohne dass es gegenwärtig gelingen könnte, einen von ihnen besonders wahrscheinlich zu machen. Man kann bei dieser und bei jeder ähnlichen Erscheinung eine psychologische und eine physiologische Erklärung versuchen.

Die psychologische Erklärung würde davon ausgehen, dass wir durch irgend eine Erfahrung lernen, welche Farben wir als Sättigungsstufen einer bestimmten Farbe zu betrachten haben; die auf diese Weise von uns als zusammengehörig kennen gelernte Reihe könnte von der wirklichen Sättigungsreihe, wie wir sie durch Mischung herstellen, in bestimmter Weise sich entfernen. Indessen dürfte es seine Schwierigkeiten haben, eine solche empirisch erlernbare Reihe von Sättigungsgraden, wie sie für die Helligkeitsreihe z. B. existirt, als wirklich bestehend nachzuweisen. Das Einzige, woran man denken könnte, wäre die allmähliche Sättigungsabnahme der Farben durch die Ermüdung. Doch würde sich hiergegen mit Recht geltend machen lassen, dass starke Ermüdungen des Auges mit einer Farbe, welche zu erheblicher Sättigungsabnahme führen könnten, doch bei der gewöhnlichen Art unseres Sehens selten eintreten. Ein Gesichtsfeld, welches ganz überwiegend eine Farbe zeigt, umgiebt uns ja sehr selten, am wenigsten ein gelbes oder blaues. Wir haben also keine Gelegenheit hier solche Sättigungsabnahmen durch Ermüdung zu constatiren.

Wenn man versuchen will die betreffende Erscheinung physiologisch zu erklären, so müsste man mit speciellen Hypothesen über die Farbenempfindung schon anfangen, d. h. man müsste eine Theorie der Farbenempfindungen noch weiter specialisiren, als es bis jetzt geschehen ist.

Man müsste dieselbe nicht blos qualitativ sondern quantitativ bestimmen. In der Helmholtz'schen Theorie ist die Farbenempfindung von dem Verhältniss der Erregungsvorgänge in den drei Componenten abhängig. Setzt man die Maasse dieser Erregungsvorgänge in der Weise fest, dass alle dem Lichtreiz proportional wachsen, so braucht für die empfundene Farbe doch nicht dieses Verhältniss selbst direct massgebend zu sein, sondern irgend ein davon abhängiger Vorgang; und die Eigenthümlichkeit dieses Funktionalverhältnisses könnte die Veranlassung der fraglichen Erscheinung sein. Ich bin nicht gesonnen eine solche Hypothese hier ausdrücklich auszuführen; aber es scheint mir nothwendig, die ganze Möglichkeit derselben im Auge zu behalten. Von der Dreicomponententheorie ausgehend, sind wir durchaus nicht ausschliesslich darauf angewiesen, die Farbentöne durch die Quotienten $\frac{R}{V}$, $\frac{R}{Gr}$ und $\frac{Gr}{V}$ bestimmen zu lassen; sie könnten ebensowohl z. B. bestimmt werden durch $\alpha \log \frac{R}{V}$ und $\beta \log \frac{R}{Gr}$. Es scheint verfrüht, solche Hypothesen zu machen, so lange wir keine sonstigen Anhaltspunkte für die Vorstellungen über die centralen Umsetzungen jener Componenten haben. Aber es war nothwendig daran zu erinnern, dass hier noch eine grosse Fülle von Möglichkeiten vorhanden sind.

In ähnlicher Weise, wie es sich hier darum handelt, den gleichen Farbenton durch verschiedene Abstufungen der Sättigung zu verfolgen, kann die Aufgabe gestellt werden, den gleichen Grad von Helligkeit durch verschiedene Farben festzuhalten, mag nun eine Aenderung des Farbentons oder der Sättigung stattfinden. Die erste Frage ist, ob eine solche Aufgabe einen Sinn hat, ob wir ein bestimmtes, psychologisch gegründetes Urtheil darüber haben, ob zwei verschiedene Farben an Helligkeit gleich oder ungleich sind. Thatsache ist nun, dass man hierüber ein gewisses, aber sehr unsicheres Urtheil wirklich besitzt. Unter Umständen wird Jedermann darüber klar sein, dass etwa ein gewisses Roth dunkler sei als ein bestimmtes Grün. Doch aber haftet diesen Vergleichungen eine merkwürdige Unsicherheit an, sobald es sich um genauere Bestimmungen handelt. Dieser Umstand ist in seiner theoretischen Bedeutung vielleicht nie genügend gewürdigt worden. Er genügt allein schon, um die Zusammensetzung der Gesichtsempfindung aus verschiedenen, deutlich von einander trennbaren Elementen, deren eines „die Helligkeit" wäre, ich will nicht sagen zu widerlegen, aber doch sehr unwahrscheinlich zu machen. Kann man diese Unsicherheit der Vergleichung aus dem Nebenherbestehen einer anderen Empfindung verständlich machen? Noch merkwürdiger aber ist eine andere, ebenfalls lang bekannte, aber für die vorliegenden Fragen kaum beachtete Thatsache. Die scheinbare Helligkeit jedes Lichtes wächst mit der Vermehrung seiner (objectiven) Intensität. Die Art dieses Wachsthums wollen wir als die Helligkeitsfunktion der verschiedenen Lichter bezeichnen. Die Thatsache nun, um die es sich handelt, ist die Verschiedenheit der Helligkeits-Funktionen für verschiedene Lichter.

Helmholtz beschreibt diese Thatsache folgendermassen: (Phys. Opt. S. 317.) „Wenn ein rothes und blaues Papier bei Tageslicht gleich hell aussehen, so erscheint bei Einbruch der Nacht das blaue heller, das rothe oft ganz zchwarz. Ebenso findet man, dass in Gemäldegallerien bei sinkendem Abend (einen trüben Himmel und fehlende Abenddämmerung vorausgesetzt) die rothen Farben zuerst schwinden, die blauen am längsten sichtbar bleiben. Und in der dunkelsten Nacht, wenn alle anderen Farben fehlen, sieht man noch das Blau des Himmels. Noch auffallender habe ich diese Erscheinungen gefunden, wenn man prismatische Farben benutzt. Wenn man den im vorigen Paragraphen beschriebenen Apparat zur Mischung von Spektralfarben benutzt und vor das Feld, welches mit den beiden Farben beleuchtet ist, ein senkrechtes Stäbchen hält, so wirft dieses zwei verschiedene farbige Schatten. Da nämlich die beiden farbigen Lichter in verschiedener Richtung auf das erleuchtete Feld fallen, so entwirft jedes den betreffenden Schatten in verschiedener Richtung. Wäre also z. B. Violett und Gelb gemischt, so würden wir einen Schatten haben, der nicht vom Violett, wohl aber vom Gelb beleuchtet ist, und also gelb erscheint, einen anderen, der nicht vom Gelb, wohl aber vom Violett beleuchtet ist, und violett erscheint, während der Grund weiss oder weisslich wäre. Macht man nun den Spalt des Schirms breiter, welcher das Violett durchlässt, so wird das Violett, also auch der violette Schatten lichtstärker und man kann durch eine passende Regulirung der beiden Spalten leicht bewirken, dass der violette Schatten dem Auge ebenso hell erscheint, wie der gelbe. Wenn man nun den einfachen Spalt des ersten Schirms, durch welchen das vom Heliostaten reflectirte Licht zum Prisma tritt, erweitert oder verengert, so verstärkt oder schwächt man die ganze Lichtmasse, die in den Apparat tritt und zwar alle ihre einzelnen farbigen Lichter in gleichem Verhältnisse, so auch in gleichem Verhältnisse das Licht des gelben und violetten Schattens. Dabei ergibt sich, dass schon bei einer geringen Verstärkung des Lichts das Gelb stärker, bei einer geringen Schwächung das Gelb schwächer als das Violett erscheint."

Dieselbe Erscheinung ist wiederholt beschrieben worden[1] und jüngst

[1] Purkinje, *Zur Physiologie der Sinne* II. S. 109. Dove, Poggendorff's *Ann.* 85. Macé et Nicati, Sur le phénomène de Purkinje *Journal de Physique* 1882. S. 33. Da M. und N. die scheinbareu Helligkeiten gar nicht durch direkte Vergleiche, sondern durch die Sehschärfe ermittelten, so kann auf dieselben hier kein Gewicht gelegt werden. Obgleich es ja möglich ist, dass die Sehschärfe gerade der scheinbaren Helligkeit parallel geht, so kann man das doch nicht so genau im Voraus wissen, und sicher kann man es nicht

von Macé und Nicati als Phénomène de Purkinje bezeichnet worden. Sie darf übrigens mit der Erkennbarkeit der Farben als solchen bei Abschwächung der Beleuchtungen nicht verwechselt werden.

Diese Erscheinungen setzen, um erklärt zu werden, voraus, dass entweder die scheinbare Helligkeit nicht dem Erregungsvorgange oder dieser nicht dem Reize ohne Weiteres allgemein proportional gesetzt werden könne. Die von Helmholtz gegebene Deutung nimmt das erstere an; die ganze Differenz ist übrigens von sehr geringer Bedeutung, so lange über Wesen und Messung des Erregungsvorganges nichts weiter bekannt ist. Auf eine ernste Schwierigkeit stösst hier nur diejenige Vorstellung, welche die scheinbare Helligkeit aller Farben auf die Betheiligung eines und desselben Erregungsvorgangs zurückführt. Das ist ein wichtiger Einwurf gegen die Hering'sche Theorie. Bei dieser ist es allerdings vollkommen unbegreiflich, wie die Erscheinung der wechselnden Helligkeitsverhältnisse zu Stande kommen soll. Die Helligkeit wird bestimmt durch den Dissimilationsreiz, welchen irgend ein Licht auf die schwarzweisse Substanz ausübt. Ist dieser für ein bestimmtes rothes und ein bestimmtes blaues Licht gleich, so ist nicht wohl einzusehen, wie er ungleich werden soll, sobald beide verzehnfacht oder verhundertfacht werden. Dieser Widerspruch wird um so bedeutender, als wir vorhin gezeigt haben, dass auch die Hering'sche Theorie, um die Fundamentalgesetze der Farbenmischung zu erklären, annehmen muss, dass, wenn für irgend eine Componente A und B gleich wirksam sind, auch $100\,A$ und $100\,B$ gleich wirksam sind. Es bleibt daher wohl kaum etwas anderes übrig, als zuzugestehen, dass gleiche Zustände in der schwarzweissen Sehsubstanz als sehr ungleiche Helligkeiten empfunden werden können.

Wir sahen, dass die Farbenreihen, welche uns als Uebergänge einer gesättigten Farbe zu Weiss (als Sättigungsreihen) erscheinen, nicht genau denjenigen Reihen entsprechen, welche durch Mischungen hervorgebracht werden. Eine ähnliche Frage lässt sich für die Helligkeits- oder Intensitätsreihen aufwerfen. Es liegt aber bis jetzt kein genügendes experimentelles Material zur Beantwortung derselben vor. Es ist bis jetzt nur bekannt, dass bei minimalen und maximalen Lichtstärken alle Farben an Sättigung einzubüssen scheinen, was ja von ganz anderen Umständen abhängt (s. u. S. 89 ff.). Daneben fragt sich, ob bei mittleren Lichtstärken

---

durch ihre sehr einfache Argumentation nachgewiesen erachten . . . . . „L'acuité visuelle diminue avec l'intensité de l'éclairage. L'acuité visuelle dépend donc essentiellement de l'intensité de l'éclairage c'est à dire plus exactement de la quantité de lumière perçue par l'oeil, on encore de l'intensité de la sensation lumineuse.“ (A. a. O. 1882. S. 35.)

das, was uns als die hellere oder dunklere Schattirung einer Farbe erscheint, wirklich die Intensitätsvermehrung oder Verminderung eines Lichtes constanter Zusammensetzung ist. Sehr merkwürdig ist hierbei jedenfalls die constante Verwechselung von Sättigungs- und Helligkeitsunterschieden. „Heller“ ist uns im Gegensatz zu einem bestimmten Blau z. B. sowohl das weisslichere, weniger gesättigte, als das lichtstärkere. Ich glaube, dass sich die Thatsache aus der factischen Beschaffenheit der farbigen Körper recht wohl erklären lässt. Wie schon oben erwähnt sind die weissen Körper die lichtstärksten, welche wir kennen. Als zusammengehörige Farbenreihen kennen wir in weit grösserer Zahl und Ausdehnung solche, welche durch fortgesetzte Vermischung eines Pigments mit Weiss entstehen, als solche, die etwa das gleiche farbige Licht mit verschiedener Intensität lieferten. Wir bezeichnen daher gewöhnlich als Helligkeitsreihe eine solche, bei der sowohl Sättigung als Lichtstärke in der durch die Natur der Körper bedingten, sich stets ähnlich wiederholenden Weise ändert.

Ausserdem aber scheinen bei Vergleichung zweier verschieden intensiver Lichter derselben Zusammensetzung auch noch constante Täuschungen über den Farbenton vorzukommen. In dieser Hinsicht gibt Bohn[1] an, dass lichtschwaches Gelb neben hellem Gelb grünlich erscheint, lichtschwaches Blau neben hellem violett.

Eben dahin gehört eine Erscheinung, die mir oft sehr auffallend war, dass im Orange und Goldgelb Unterschiede des Farbentons sehr leicht als Sättigungsunterschiede aufgefasst werden, so dass der gelbere Ton weniger und der röthere mehr gesättigt erscheint.

Ueberblicken wir, was uns das Studium der Farbenbennungen oder derjenigen Reihen, welche durch die Namen als zusammengehörig sich erweisen, ergeben hat, so bleibt als wesentliches und gesichertes Resultat doch nur die Existenz der kleinen Zahl von Hauptfarben bestehen. Wie weit dieselben uns über die Beschaffenheit unseres Sinnes-Apparates etwas lehren können, wurde schon oben erörtert. Aus den hier besprochenen merkwürdigen constanten Täuschungen, welche beim Verfolgen einer Farbe durch Sättigungs- oder durch Helligkeitsstufen, oder beim Vergleich der scheinbaren Helligkeiten auftreten, lässt sich, wie wir sehen, nach dieser Richtung keine Bereicherung unserer Vorstellungen gewinnen.

Die Unterscheidungsvermögen.

Unsere Betrachtung des normalen Zusammenhangs zwischen Licht und Gesichtsempfindungen ist noch nicht beendigt. Es bietet sich nämlich ausser der bloss vergleichenden Zusammenhaltung des Verschiedenen noch

[1] Photometr. Unters. Poggendorff's *Annalen*. 1873. Ergänzgsbd. VI. S. 386.

die Aufsuchung der Grenzen, bei welchen eine Unterscheidung stattfinden kann. Die Feinheit des Unterscheidungsvermögens kann nach sehr verschiedenen Richtungen hin in Frage kommen. Einmal kann die Frage gestellt werden, welche Unterschiede zwei objective Lichter zeigen müssen, um noch eben unterschieden zu werden (wobei Unterschiede der Intensität, des Farbentons und der Sättigung einzeln zu untersuchen sind). Zweitens kann nach der zeitlichen und räumlichen Unterscheidungsfähigkeit des Gesichtsorganes und nach der Abhängigkeit derselben von den benutzten Lichtern gefragt werden. J. J. Müller[1] hat zuerst die Behauptung aufgestellt, das bei intermittirender Beleuchtung eine gleichmässige Empfindung schon bei dem relativ langsamsten Lichtwechsel eintreten muss, wenn das Licht mit einer „Grundfarbe“ übereinkommt, d. h. in unserem Sinne, wenn es ausschliesslich eine Componente erregt. Die Voraussetzungen, von welchen J. J. Müller hierbei ausging, waren freilich sehr unrichtige. Gleichwohl würde die Auffindung erheblicher Differenzen je nach Anwendung verschiedener Farben unzweifelhaft von grossem Interesse sein. Ganz analog ist die Frage nach den Grenzen der räumlichen Unterscheidung, je nach der Beschaffenheit der zu unterscheidenden Lichter, ein Gegenstand, welchem in jüngster Zeit Brücke seine Aufmerksamkeit zugewandt hat.

Wenden wir uns zunächst zu der Betrachtung derjenigen Unterscheidungs-Vermögen, welche auf die Unterschiede zweier Lichter gerichtet sind. Es ist vortheilhaft, gleich hier diejenige Zergliederung der Untersuchuug und der Fragestellung einzuführen, welche im Ganzen nothwendig ist, obgleich Einiges davon erst bei anderen Gelegenheiten zur genaueren Besprechung kommen kann.

Zunächst kann die Frage gestellt werden, welche Intensität irgend ein Licht besitzen muss, um überhaupt gesehen (von der Abwesenheit des Lichtes unterschieden) zu werden. Wir wollen dies als die absolute Schwellen-Empfindlichkeit bezeichnen. Es kann dieselbe für Licht jeder beliebigen Wellenlänge bestimmt werden. Von dieser absoluten Schwellen-Empfindlichkeit müssen wir zunächst eine andere trennen, die als specifische Schwellen-Empfindlichkeit bezeichnet werden mag. Es handelt sich bei dieser um die Intensität, welche das Licht haben muss, um in seiner Farbe richtig erkannt zu werden. Die Betrachtung der Schwellen-Empfindlichkeit wird uns hier nicht zu beschäftigen haben, da die hierbei in Anwendung kommenden minimalen Lichtstärken gerade Abweichungen von der gewöhnlichen Art des Farben-Empfindens zur Folge haben, welche daher gesondert besprochen werden sollen (S. 82). Von

[1] *Archiv für Ophthalmologie.* XV, S. 257.

den Schwellen-Empfindlichkeiten trennen wir die Unterschieds-Empfindlichkeiten.[1] Speciell bei den Lichtreizen können nun die Unterschiede im Wesentlichen dreierlei sein, nämlich Unterschiede in der Intensität, dem Farbenton oder der Sättigung des objectiven Lichtes (es könnten aber auch die Unterschiede nach diesen drei Richtungen in irgend einer willkürlichen Weise combinirt werden). Endlich will ich gleich hier noch eine Art der Fragestellung erwähnen, welche uns zwar auch hier nicht beschäftigt, aher zweckmässig hier formulirt wird. Schon oben sahen wir, dass wir zwei verschiedenfarbige Lichter in Bezug auf ihre Helligkeit vergleichen können. Die Frage lautete dort: Wie stark müssen zwei verschiedenfarbige Lichter sein, um gleich hell zu erscheinen? Analoge Fragen lassen sich für eine Vergleichung der verschiedenen Theile der Netzhaut stellen, und zwar nicht bloss für die Helligkeit, sondern auch für die Farbe. In welchem Verhältniss der Intensität müssen ein direct und ein indirect gesehenes Licht stehen, damit sie gleich hell, in welchem Verhältniss der Farbensättigung, damit sie gleichfarbig erscheinen? Da es sich hierbei nicht um die kleinsten erkennbaren Unterschiede, sondern um die Gewinnung gewisser Verhältnisse handelt, so möchte ich die Bezeichnung dee Empfindlichkeit hier ganz vermeiden und will hier z. B. von der Helligkeits-Funktion[2] verschiedener Lichter sprechen. So verglichen wir oben die Helligkeits-Funktion verschiedener Lichter. In gleichem Sinne kann man die Helligkeits-Funktion desselben Lichtes auf Centrum und Peripherie, oder die Farben-Funktion eines bestimmten Lichtes auf Centrum und Peripherie vergleichen.[3]

Hier haben wir es also vorläufig nur mit den Unterschieds-Empfindlichkeiten zu thun.

Von diesen wollen wir zunächst die Unterschiedsempfindlichkeit für Intensitätsdifferenzen des Lichtes besprechen. Die Thatsachen, welche hier für uns in Frage kommen, sind durch ziemlich viele Beobachtungen hinreichend genau constatirt.

---

[1] Die Theilung mag nicht als eine streng logische erscheinen, sofern es ja auch bei den Schwellen um die Unterscheidung irgend eines Werthes vom 0-Werth der äusseren Reize sich handelt. Thatsächlich indessen ist die Schwellen-Empfindlichkeit nicht ein besonderer Fall der Unterschieds-Empfindlichkeit. Die letztere wird vielmehr bestimmt für mittlere Intensitätsgrade; bei sehr geringer Intensität nimmt sie in der Regel sehr bedeutend ab. In der gewöhnlichen Bestimmungsweise sind also Schwellen-Empfindlichkeit und Unterschieds-Empfindlichkeit eher zwei Extreme, die allerdings ohne scharfe Grenze in einander übergehen.

[2] Die Beziehung, welche wir von vorn herein zwischen Unterschiedsempfindlichkeit und Helligkeitsfunktion vermuthen könnten, besteht, wie wir später sehen werden (S. 75), thatsächlich durchaus nicht.

[3] Vgl. über die hier eingeführte Bezeichnung den Anhang II am Schlusse.

Für weisses Licht zunächst ist die grösste Unterschieds-Empfindlichkeit nach Aubert = $\frac{1}{186}$, nach Helmholtz = $\frac{1}{167}$; dieselbe ist bei einer gewissen Beleuchtung am grössten, und nimmt sowohl bei Vermehrung wie bei Verminderung derselben ab. Ausserdem ist auch die Grösse der verglichenen Felder von Bedeutung. Die Empfindlichkeit für Helligkeits-Unterschiede der farbigen Lichter ist zuerst von Lamanski, dann von Dobrowolski bestimmt worden. Trotz der starken Abhängigkeiten von den angewandten Lichtintensitäten zeigt sich in den Resultaten auf's Deutlichste die sehr viel geringere Unterschieds-Empfindlichkeit für rothes Licht als für blaues. Dobrowolski (*Arch. f. Ophth.* XVIII, 1) findet für sich das Unterscheidungsvermögen bei einem Licht von der Fraunhofer'schen Linie

A $\frac{1}{14}$,
B $\frac{1}{20}$,
C $\frac{1}{25}$,
zwischen C und D $\frac{1}{33}$,
D $\frac{1}{46}$,
zwischen D und 5 $\frac{1}{59}$,
zwischen 5 und 6 $\frac{1}{67}$,
F $\frac{1}{132}$,
zwischen F und G $\frac{1}{268}$,
Violett zwischen G und H $\frac{1}{268}$,
H $\frac{1}{67}$.

Aehnliche Resultate erhielten auch mehrere andere Beobachter. Dobrowolski hat später diese Versuche noch wiederholt und mit übereinstimmenden Resultaten. Es ist namentlich hierbei ausgeschlossen, dass die Differenzen der absoluten Helligkeit die Unterschiede herbeigeführt hätten. Denn speciell für Roth fanden sich beim Wechsel der absoluten Intensität nur sehr geringfügige Veränderungen der Unterschieds-Empfindlichkeit, und es kann daher nicht daran gezweifelt werden, dass diese in der That viel geringer als für weisses Licht ist.

Diese einfach und leicht zu constatirende (und vielmal constatirte) Thatsache scheint mir für die Theorie der Gesichtsempfindungen von gar nicht zu unterschätzender Bedeutung zu sein. Wenn Erregungsvorgänge in mehreren verschiedenen Componenten bestehen, so können zwei verschiedene Zustände sich bezüglich jeder dieser Componenten unterscheiden. Was erforderlich ist, damit sie im Ganzen als verschieden erkannt werden können, das lässt sich von vorne herein gar nicht angeben, am wenigsten, wenn wir noch die Umsetzuug dieser Componenten in andere Vorgänge als möglich in Betracht nehmen. Es wäre z. B. denkbar, dass immer bezüglich einer Componente ein eben merklicher Unterschied bestehen müsste und untermerkliche in den anderen gleichgültig wären; es könnte aber auch sein, dass die Unterschiede der einzelnen Componenten zum Erfolge der Wahrnehmung des Unterschiedes sich sozusagen unterstützten. Auch erscheint es sehr denkbar, dass die Grenze der Unterscheidbarkeit gar nicht in den am meisten peripher gelegenen Componenten bestimmt wird, sondern in einer mehr centralwärts gelegenen Zone, wo die Vorgänge ganz andere sind. Aus dieser Erwägung lässt sich somit folgern, dass auf Grund einer Dreicomponententheorie, nach welcher jedes Licht schon im peripheren Endapparat verschiedene Vorgänge, je nach seiner Wellenlänge hervorruft, sich keinerlei bestimmte Folgerung bezüglich der Unterschiedsempfindlichkeiten ergeben. Die factisch beobachteten Verhältnisse sind daher auch mit der Theorie sehr wohl vereinbar, wenngleich sie nicht als Consequenzen derselben sich darstellen lassen. — Anders verhält es sich dagegen mit einer Theorie, welche die verschiedenen objectiven Lichter alle auf dieselbe Componente einwirken lässt und deren Zustände zugleich als endgiltige Correlate der Empfindungen auffasst. Nehmen wir z. B. mit Hering an, dass jegliches Licht als Dissimilationsreiz auf die schwarzweisse Substanz wirkt, so werden wir die Unterscheidung zwischen verschiedenen Intensitäten eines jeden Lichtes in diesem Theile des Sehorganes suchen müssen. Ein bestimmtes rothes Licht würde sich von einem weniger intensiven rothen nicht durch seine Röthe, sondern durch seine grössere Helligkeit unterscheiden, d. h. nach Hering durch den stärkeren Dissimilationsvorgang in der schwarzweissen Sehsubstanz. Da wir nun nach Hering in diesem Processe auch schon die letzten Endglieder der ganzen psychophysischen Vorgangs haben, so ist nicht einzusehen, weshalb hier bei den Reizen einer Art eine soviel geringere Unterschiedsempfindlichkeit statt finden soll, als bei Reizen anderer Art; man müsste vielmehr hiernach mit Sicherheit erwarten, unter allen Umständen die gleiche Unterschiedsempfindlichkeit für Intensitäten zu finden. Selbst die Möglichkeit, dass der Dissimilationsreiz nicht proportional den objectiven Lichtintensitäten wachse, sondern etwa beim Roth viel langsamer, und beim Blau viel schneller, ist dadurch ausgeschlossen, dass der Wechsel der relativen Helligkeiten bei verschiedener absoluter Intensität nicht in dem hiernach zu erwartenden, sondern, wie oben (S. 63) erwähnt, gerade im entgegengesetzten Sinne eintreten. Ein Roth und Blau, welche bei schwacher Beleuchtung etwa gleich hell erscheinen, thun dies bei starker nicht mehr; aber nicht das Blau kommt bei der Verstärkung ins Uebergewicht, sondern das Roth. Somit wird sich Hering zu der Annahme genöthigt sehen, dass die Unterschiedsempfindlichkeit der schwarzweissen Substanz durch die begleitenden Zustände der farbigen Sehsubstanzen wesentlich bestimmt wird, eine Annahme, die jedenfalls zu den wenig erfreulichen Consequenzen der Theorie gehört.

Was die sonstigen Unterschiedsempfindlichkeiten anlangt, so mag hier der Vollständigkeit halber erwähnt werden, was darüber bekannt ist, obwohl für unseren Hauptzweck keine bemerkenswerthen Folgerungen sich hieraus ergeben. Ueber die Unterschiedsempfindlichkeit für Farbentöne besitzen wir als beste Angabe die letzten Bestimmungen von Dobrowolski.[1] Es ist nach ihm eine Veränderung des Farbentones eben merklich, wenn sich die Wellenlänge ändert

bei B um $\frac{1}{115}$,
bei C um $\frac{1}{170}$,
zwischen C und D um $\frac{1}{331}$,
bei D um $\frac{1}{772}$,
zwischen D und E um $\frac{1}{246}$,
bei E um $\frac{1}{340}$,
zwischen E und F um $\frac{1}{616}$,
bei F um $\frac{1}{740}$,
bei G um $\frac{1}{272}$,
zwischen G und H um $\frac{1}{146}$

ihres Werthes. Es ist bemerkenswerth, dass hiernach zwei Stellen im Spectrum existiren, in denen der Farbenton schon bei der kleinsten Veränderung der Wellenlänge sich verändert, nämlich das reine Gelb und das Blaugrün. In der That sieht man auch im Spectrum ohne Weiteres, dass die Farbe sich an diesen beiden Stellen am schnellsten ändert.

Bezüglich der Unterschiedsempfindlichkeiten für Sättigung der Farben liegen keine irgendwie ausreichenden Untersuchungen vor. Aus den oben angeführten Untersuchungen wissen wir, dass bei rotirender Scheibe ein farbiger Sektor auf weissem Grunde erkannt wird, wenn seine Breite 2—3° beträgt. Wir finden darüber bei Aubert (Phys. Optik. S. 532) folgende Angaben:

„Die Grenze für die Empfindlichkeit des Auges gegen Farbennüancen habe ich zuerst zu bestimmen gesucht, indem ich farbige Sectoren auf weissen oder dunkelgrauen Scheiben, oder weisse Sectorabschnitte auf farbigen Scheiben anbrachte und bestimmte, bei welcher Menge der beigemischten Farbe oder des beigemischten Weiss ein Unterschied eben noch wahrgenommen werden konnte (Physiologie der Netzhaut. 1865, S. 138—150). Ich habe mich dazu der rotirenden Masson-Maxwell'schen Scheibe bedient (s. Fig. 50 B § 25), und gefunden: 1) dass auf einer weissen Scheibe ein farbiger Sector (Roth, Orange, Gelb, Grün, Blau) immer erkannt wird, wenn derselbe 3° beträgt, in der Mehrzahl der Fälle sogar, wenn er 2° beträgt (s. Physiologie der Netzhaut, Tabelle XXI, S. 139); die Unterschiedsempfindlichkeit würde demnach $\frac{1}{120}$ bis $\frac{1}{180}$ betragen; 2) dass auf einer

[1] Sie sind correkter als die früheren, weil bei ihnen die gleichzeitigen Veränderungen der Helligkeit ausgeschlossen waren. *Archiv für Ophth.* XVIII, 1.

dunkelgrauen (schwarzen Papier-) Scheibe ein Sector von 1° immer einen deutlichen farbigen Kranz bildet (Roth, Orange und Blau), ohne dass damit die Grenze für die Erkennbarkeit erreicht worden war; 3) dass ein farbiger Sectorabschnitt dieser Pigmente als farbiger Kranz erschien, wenn für 1° Orange dem Schwarz des Grundes 105° Weiss, für 1° Roth 38° Weiss, für 1° Blau 29° Weiss zugesetzt, damit also der Grund der Scheibe bedeutend heller gemacht wurde; 4) dass ein Kranz von verschiedener Nüance noch erkannt werden kann, wenn der Kranz aus 106° Orange und 254° Schwarz, der Grund der Scheibe aus 105° Orange und 255° Schwarz zusammengesetzt ist, ferner bei 61° Roth und 299° Schwarz für den Kranz und 60° Roth, 300° Schwarz für den Grund — bei 60° Blau und 294° Schwarz und 65° Blau und 295° Schwarz für den Grund der Scheibe. — Woinow (*A. f. O.* 1870. XVI, 1 S. 256) hat diese Versuche auf Helmholtz' Anregung und unter seiner Leitung wiederholt, und im Wesentlichen meine Erfahrungen bestätigt, ohne, wie es scheint, dieselben gekannt zu haben. Auf einer schwarzen Scheibe genügte für sein Roth ein Sector von 48', für Orange 42', für Blau 54'. — auf einer weissen Scheibe musste der Sector von Roth 3° 11', von Orange 2° 57', von Blau 2° 32'. betragen, auf einer hellgrauen Scheibe etwas weniger, auf einer dunkelgrauen Scheibe Roth etwas mehr, Orange und Blau noch weniger." —

Recht befriedigend sind diese Resultate nicht. Man würde doch z. B. zu wissen wünschen, wie die Zahl überhaupt erkennbarer Sättigungsstufen (von der Farblosigkeit bis zur objectiv reinen Farbe) bei den verschiedenen Farben sich verhält; ferner, wie die Erkennung von Sättigungsdifferenzen mit der absoluten Intensität der Lichter sich ändert. Auf diese und ähnliche Fragen können wir aus dem bisher bekannten Versuchsmaterial keine Antwort geben.

Was die zeitliche Unterscheidungsfähigkeit anlangt, so ist bekannt, dass Lichtreize, welche in periodischem Wechsel eine bestimmte Netzhautstelle treffen, nicht mehr als intermittirende, sondern als constante erscheinen, sobald die Periode des Lichtwechsels hinreichend kurz geworden ist. Die Art des Lichtwechsels kann nun eine sehr verschiedene sein, entweder nur die Intermission irgend eines Lichtes (Wechsel mit Schwarz) oder auch der Wechsel zweier Lichter von verschiedener Helligkeit, Sättigung oder Farbenton. Wir wissen, dass beim Wechsel verschiedener Lichtarten sowohl, als bei dem Intermittiren eines einzelnen Lichtes die erforderliche Geschwindigkeit des Wechsels sehr abhängig ist von der absoluten Helligkeit (von der Stärke der Beleuchtung z. B., in der man dieselbe rotirende Scheibe beobachtet).

Helmholtz fand im Lichte des Vollmonds schon zehn Wiederholungen in der Sekunde genügend, um alles Flimmern aufhören zu lassen, bei stärkstem Lampenlicht erst 24; **Brücke** fand bei diffusem Tageslicht 35, **Aubert** 49—53 erforderlich. In den Versuchen von **Plateau** und **Emsmann** finden sich vergleichende Angaben für weisses und für farbiges Licht, wobei aber jedes Licht mit Schwarz wechselt. Es war hierbei die nothwendige Dauer einer Periode

	Plateau	Emsmann
Weiss	0,191	0,25
Gelb	0,199	0,27
Roth	0,232	0,24
Blau	0,295	0,22—0,29.

Wie ich glaube, wird sich hier für die Deutung ganz dieselbe Schwiekeit geltend machen, welcher wir gleich auch bei der Sehschärfe begegnen werden. Diese liegt in der Abhängigkeit von der absoluten Helligkeit, und an unserer Unkenntniss darüber, wovon die Unterscheidungsmöglichkeit abhängt.

Wir müssen uns doch denken, dass zunächst in Folge einer gewissen Trägheit des ganzen Erregungsvorganges der periodische Wechsel desselben immer kleiner wird, je schneller die Intermissionen folgen, etwa so, wie es Fig. 11 zeigt. Wenn wir kein Flimmern mehr bemerken, ist der Unterschied zwischen den oberen und unteren Spitzen unmerklich geworden. Wie klein aber dieser Unterschied sein muss, um unmerklich zu werden, das können wir durchaus nicht nach der sonst zu beobachtenden Unterschiedsempfindlichkeit bemessen. Vielmehr werden hier (bei dem schnellen Wechsel) schon viel grössere Unterschiede unmerklich. Wir können uns hiervon ein ungefähres Bild mit Hilfe der Versuche von Exner[1] über die Schnelligkeit des Ansteigens der Erregungsvorgänge machen.

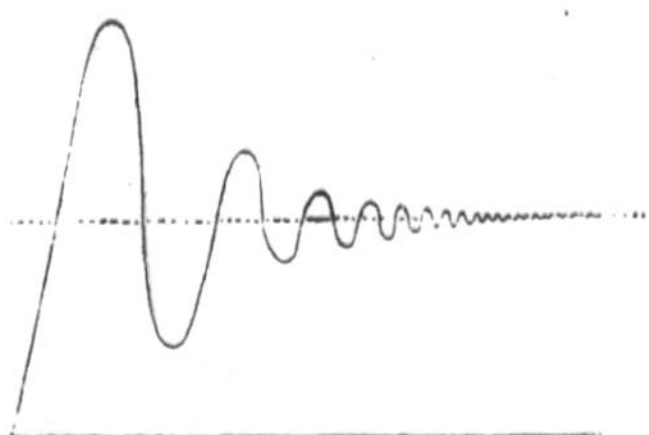

Fig. 11.
Das Verhalten des Erregungsvorganges bei abnehmender Periode des Lichtwechsels.

Da bei einem Wechsel von gleich breiten weissen und schwarzen Sectoren die Helligkeit des gesehenen Lichtes etwa die halbe des Weiss ist, so können wir aus den Versuchen von **Exner** annähernd bestimmen, um wie viel während einer bestimmten Zeit der Einwirkung die gesehene Helligkeit ansteigt und in der gleichen Zeit des Lichtmangels wieder absinkt. **Exner** findet, dass die Intensität $= \frac{5}{10}$ ist nach Einwirkungszeit 0,049 Sekunde, $= \frac{6}{10}$ nach Einwirkungszeit 0,058 Sekunde. Danach würde hier in

[1] **Exner**, Ueber die zu einer Gesichtswahrnehmung nöthige Zeit. *Wiener Sitzungsberichte* 58. Bd. 1868, 2. Abth. S. 620.

0,009, also ca. $\frac{1}{100}$ Sekunde, schon ein Wechsel um $\frac{1}{8}$ der ganzen Intensität stattfinden. Man ersieht hieraus, wie weit die Empfindlichkeit für Unterschiede bei dem schnellen Lichtwechsel hinter der sonst zu erreichenden zurückbleibt.

Auf die Trägheit des bei jeder Lichtart in's Spiel kommenden peripheren Apparates wird man daher aus diesen Versuchen keinen directen Schluss ziehen dürfen, eher aus den später zu erwähnenden von Kunkel über die Geschwindigkeit des Ansteigens des Erregungsvorgangs bei Reizung mit verschiedenfarbigem Licht (vgl. S. 86). Dagegen ist schon hier zu constatiren, was von grosser Bedeutung ist, dass die Trägheit des Apparates, welchem das Verschmelzen der Eindrücke zuzuschreiben ist, mit grosser Wahrscheinlichkeit in der äussersten Peripherie zu suchen ist. Diesen Schluss hat schon Exner[1], und wie ich glaube mit vollem Rechte, gezogen. Er zeigt nämlich, dass bei einem Zeitintervall von $^1/_{60}$ Sek. zwei Lichtempfindungen noch deutlich als zwei empfunden werden, wenn sie durch direkte elektrische Reizung des Auges (oder des Opticus?) hervorgerufen werden. Erst bei einem Intervall von $^1/_{24}$ Sek. trat bei Lichtreizung dasselbe Unterscheidungsvermögen auf, obgleich die Reizung hier eine erheblich stärkere war. Es folgt hieraus unzweifelhaft, dass bei Lichtreizung in einem Intervall von $^1/_{60}$ Sek. die Unterscheidung nicht wegen der Nachwirkung in den Opticus-Fasern unmöglich wird, sondern wegen Nachwirkung in den Endapparaten.

Was die räumlichen Verhältnisse anbelangt, so kommt es hier nicht darauf an, ob Veränderungen der Gesichtsempfindungen durch Variirung der gereizten Netzhautfläche hervorgebracht werden können. Diese Fragen sind vielmehr später theils bei Besprechung des indirekten Sehens, theils bei der Erörterung der Gesichtsempfindungen bei kleinsten beleuchteten Flächen zu erwähnen. Es handelt sich hier vielmehr um den Einfluss, den die Farbe des Lichts auf die räumliche Unterscheidung, auf die Sehschärfe ausübt. Die Sehschärfe kann, wie man ja leicht sieht, auf sehr verschiedene Weise bestimmt werden; der gewöhnliche Modus, wonach schwarze Objecte auf weissem Grunde zur Bestimmung verwendet werden, ist nur ein specieller Fall. Es wird von vorne herein interessant erscheinen, farbiges Licht auf schwarzem Grunde zu vergleichen, sodann die Sehschärfe zu bestimmen, welche für blosse Farbenunterschiede bei gleicher Helligkeit gefunden wird, also z. B. Blau auf Grün, Gelb auf Blau u. dgl., wo die Helligkeit beider Farben gleich sein sollte.

Das thatsächliche Material dieses Gebiets ist nicht so reichhaltig, als

---

[1] Exner, Experimentelle Untersuchung der einfachsten psychischen Prozesse, 3. u. 4. Abh. Pflüger's *Archiv* u. s. w. XI, S. 403, S. 581.

man wünschen könnte. Zunächst zeigt sich merkwürdiger Weise schon bei Anwendung von weissem Lichte die Sehschärfe in erheblichem Grade von der Intensität abhängig. Posch[1] hat diese Abhängigkeit in einer dankenswerthen Untersuchung bestimmt. Er findet hierbei zwar nicht genau, aber annähernd eine logarithmische Abhängigkeit, d. h. die Sehschärfe nimmt proportional dem Logarithmus der Beleuchtungs-Intensität zu.

Bestimmungen über Sehschärfe bei farbiger Beleuchtung sind von Macé und Nicati[2] gemacht worden. Sie setzen die Sehschärfe für denjenigen Punkt des Spectrums, welcher die grösste ergiebt, = 1000 und finden sie sodann für C = 111, für D = 768, für F = 42, für G = 0,2 Die Versuche von Maxé und Nicati lehren indessen nicht das, worauf es hier wesentlich ankommen würde; denn sie waren darauf gerichtet, die Helligkeit der verschiedenen Theile des Spectrums zu ermitteln. Hier dagegen würde es sich fragen, ob die Sehschärfe bei verschiedenfarbiger Beleuchtung von gleicher Helligkeit dieselbe ist (was Macé und Nicati als selbstverständlich anzunehmen scheinen), oder ob die maximal zu erreichende Sehschärfe bei jeder Art von Beleuchtung dieselbe ist.

Brücke[3] hat Versuche anderer Art mitgetheilt. Er versuchte, ob dieselbe Sehschärfe erhalten wird, wenn der zu unterscheidende Lichtwechsel ein Wechsel von Hell und Dunkel ist, und wenn er ein blosser Farbenwechsel ist. Er fand hierbei, dass in letzterem Fall eine kleinere Sehschärfe erhalten wird, und zwar etwa nur $^2/_3$ von der für Hell-Dunkel Statt findenden. —

Endlich hat in letzter Zeit Engelmann[4] angegeben, dass für mikroskopische Untersuchungen die Beobachtung im grünen Lichte vor der im weissen erheblich vorzuziehen sei; weniger gut sei die im blauen Lichte, und am schlechtesten die im rothen Lichte.

Die theoretische Deutung dieser und aller ähnlichen Erscheinungen scheint mir auf die allergrössten Schwierigkeiten zu stossen, sodass ich die Hoffnung Brücke's hierdurch für die Theorie der Gesichtsempfindungen etwas wesentliches zu gewinnen, nicht theilen kann.

Die Bedingung für die räumliche Unterscheidung kann am zweckmässigsten etwa folgendermaassen formulirt werden. Sehen wir einstweilen von der Bilderzeugung ganz ab und halten uns nur an die Belichtung der Netzhaut, so wird im einfachsten Falle die Intensität der Beleuchtung, wenn wir sie längs einer geraden Linie verfolgen, eine periodisch wechselnde

---

[1] *Archiv für Augen- und Ohren-Heilkunde* V.

[2] *Comptes Rendus* etç. 89, 90, 91.

[3] Ueber einige Consequenzen der Young-Helmholtz'schen Theorie. *Wiener Sitzungsberichte.* 80. Bd. 3. Abth.

[4] Pflüger's *Archiv* u. s. w. XXIII, S. 507 Anm.

sein. Die Länge dieser Periode mag λ sein; wir können also die Belichtung ausdrücken etwa durch die Reihe $h = \Sigma A_n \cos 2n\pi\frac{l}{\lambda} + H$, wo H die mittlere Helligkeit wäre. Nehmen wir zunächst an, dass die ganze Linie gleichmässig von gleichbreiten lichtpercipirenden Elementen erfüllt sei, deren Länge δ ist. Das Licht, welches jedes Element erhält, ist dann $= \int_0^\delta hdl$ Dieses Integral hat zunächst einen periodisch wechselnden Werth, so lange δ sehr klein gegen λ, die Periode des Lichtwechsels sehr gross gegen die Breite der percipirenden Elemente ist. Die kleinste wahrnehmbare Periode kann jedenfalls nicht kleiner sein als diejenige, die mit der Distanz der Elemente übereinstimmt. Das schliesst nicht ein, dass bei kleineren die Fläche schon ganz gleichmässig erscheinen müsste. Denken wir uns nun verschiedenartige percipierende Elemente *a* und *b* über die Fläche verbreitet, so ist es möglich, dass bei einem Wechsel der Beleuchtung, der für die Elemente *a* einen Unterschied der Erregung bedingt, eine andere Sehschärfe erzielt wird als bei einem solchen Wechsel, der für die Elemente *a* indifferent ist und nur für *b* eine Erregungsdifferenz ergiebt; es könnte dies eintreten, wenn die Elemente *a* dichter oder weniger dicht ständen als *b*. In diesem Sinne ist es also richtig calculirt, wenn Brücke den Vergleich zwischen der Sehschärfe bei Hell-Dunkel und der für Farbenwechsel zu ziehen versucht. Nun wissen wir aber, dass die Sehschärfe auch für Hell-Dunkel sehr wesentlich von der absoluten Helligkeit abhängt; dies kann nur darauf zurückgeführt werden, dass nur bei günstigsten Verhältnissen ein Erkennen schon stattfindet, wenn die Periode des Bildes mit der der percipirenden Mosaik zusammenfällt, bei geringerer Beleuchtung aber erst dann, wenn sie die letztere erheblich übertrifft. Wenn daher auch für Farbenunterscheidung eine geringere Sehschärfe erzielt wird, so darf daraus gewiss nicht gefolgert werden, dass die Elemente der Helligkeitsempfindung dichter ständen, als die der Farbenempfindung. So gut geringe absolute Helligkeit die räumliche Unterscheidung erschwert, so gut kann es auch die Beschränkung der Erregungsdifferenz auf Farbenunterschiede thun.

Wollte man diese Schwierigkeit ignoriren, so würde aus dem Brücke'schen Resultate der Schluss zu ziehen sein, dass diejenigen Elemente, für deren Erregungszustand Hell und Dunkel einen Unterschied bewirkt, dichter stehen als diejenigen, für welche die Verschiedenfarbigkeit des Lichts einen Unterschied macht. Wie aber das Resultat mit Brücke's eigner Annahme in Einklang zu bringen ist, dass die drei Arten von Zapfen bezw. für Roth, Grün und Violett am meisten erregbar seien, also mit den Componenten der Helmholtz'schen Theorie übereinstimmen, das vermag ich nicht einzusehen. In der That würde doch der Wechsel Gelb-Blau z. B. für alle drei Zapfen einen Sprung darstellen, gerade so gut wie der Wechsel Hell-Dunkel; also ist gar nicht einzusehn, weshalb hier die Sehschärfe eine geringere sein sollte. Jede Annahme über räumliche Sonderung der einzelnen Elemente, welche der Mannigfaltigkeit der Gesichtsempfindungen dienen, mag man sich nun lichtempfindliche und farbenempfindliche gesondert denken, oder mag man sie als Roth-, Grün- und Violett-Componenten sich vorstellen: jede solche Annahme führt auf Widersprüche ganz anderer Art. Es müsste nämlich danach ein sehr kleines Object, wenn wir das Auge ein wenig bewegen, je nach der Stelle der Netzhaut, auf der es sich gerade abbildet, bald farblos, bald so oder so gefärbt erscheinen. Vollends müsste bei der Betrachtung einer Fläche, welche etwa helle Linien (oder helle Punkte) auf dunkelm Grunde zeigt, die mannigfaltigsten Farbenerscheinungen eintreten. Hiervon ist aber noch niemals etwas beobachtet worden und es tritt auch in der That nicht ein; hiernach lässt sich schon sagen, dass an eine räumliche Sonderung der Elemente in diesem Sinne höchst wahrscheinlich nicht zu denken ist. Wie ist nun aber die von Brücke beobachtete Thatsache zu erklären? Wir wollen hier vorgreifend erwähnen, dass kleinste Objecte (bei mässigen Helligkeitsgraden) farblos erscheinen; und zwar sind die Gesichtswinkel, welche zum Erkennen der Farbe nöthig sind, häufig mehrere Minuten gross. Es liegt daher jedenfalls sehr nahe anzunehmen, dass diese Erscheinung mit der geringeren Sehschärfe für Farbenwechsel innig zusammenhängt. Es sind ja sehr ähnliche Umstände, unter denen in beiden Versuchsweisen sich das Farben-Erkennen befindet. Wie weit es möglich ist, diese Thatsachen zu erklären, werden wir später sehen. Hier genügt uns also das Resultat, dass die Verhältnisse räumlicher Unterscheidungsfähigkeit uns keineswegs zu der Annahme von verschiedenen, räumlich auseinanderfallenden Endapparaten des Sehnerven veranlassen.

VI. Die Abweichungen vom normalen Zusammenhange zwischen Licht und Gesichtsempfindungen.

Von dem normalen gewöhnlichen Zusammenhang, welcher zwischen Licht- und Gesichtsempfindungen besteht, finden unter den verschiedensten Verhältnissen Abweichungen statt. Dieselben beruhen theils darauf, dass der Lichtreiz sich in irgend einer Weise von der Beschaffenheit, welche wir als die gewöhnliche bezeichneten, entfernt, sei es durch zu grosse oder zu geringe Intensität, durch zu kurze Dauer oder Beschränkung auf einen sehr kleinen Gesichtswinkel, theils darauf, dass der Zustand der getroffenen Netzhautstelle (Stelle des deutlichsten Sehens) ein in physiologischer Weise variabler ist (Ermüdung oder Umstimmung des Sehorgans), theils darauf, dass andere Stellen der Netzhaut als das Centrum getroffen werden, theils endlich darauf, dass bei bestimmten Individuen pathologischer Weise solche Abweichungen (angeboren oder durch Krankheit erworben) bestehen. Den Abweichungen vom normalen Zusammenhange wären etwa noch die individuellen Verschiedenheiten desselben, welche sich zwischen verschiedenen Personen zeigen, ohne dass sich sagen liesse, welcher der normale, welcher der abnorme ist, als Uebergang vom vorigen Abschnitt vorauszuschicken. Es lässt sich von vorne herein erwarten, dass diese ganze Reihe von Untersuchungen sich für die Analyse der optischen Vorgänge am fruchtbarsten erweisen wird. Ueberall können wir ja aus Störungen eines Organes und den dabei entstehenden Funktionsstörungen einen Schluss auf die Funktion desselben machen; überall werden wir nach allgemeiner, auf die Arten von Störungen, denen ein verwickelter Erfolg überhaupt unterliegt, gewisse Vermuthungen über die Art und Weise, wie er zu Stande gebracht wird, gründen können.

Die individuellen Verschiedenheiten des normalen Zusammenhanges

bestehen, wie seit langer Zeit bekannt ist, darin, dass für zwei Individuen oder die beiden Augen derselben Person die Mischungsgleichungen im Allgemeinen zwar, aber durchaus nicht genau, gleich ausfallen. Von zwei objectiv verschiedenen Lichtern, welche für ein Auge gleich sind, muss also eines verändert werden, damit sie einem andern Auge gleich erscheinen, wenig in der Regel, wenn beide Augen demselben Beobachter, recht beträchtlich unter Umständen, wenn sie verschiedenen Beobachtern angehören.

Den genauen Vergleich, worin diese Verschiedenheiten bestehen, zeigen z. B. die Curven der Fig. 12[1], welche die Complementärfarben für zwei verschiedene Beobachter darstellen. Man entnimmt der Figur unmittelbar das Resultat, dass ein Farbenpaar für beide Beobachter die Eigenschaft besitzt, complementär zu sein. Dies ist angegeben durch den Punkt, in welchem die beiden Curven sich schneiden. Es ist ein bestimmtes Gelb und ein bestimmtes Blau. Geht man von hier zu einem brechbareren Paare über, so muss die Differenz der Wellenlänge für den Beobachter *A* kleiner als für den Beobachter *B* sein, geht man umgekehrt zu einem weniger brechbaren Paare über, so muss die Differenz der Wellenlänge für den Beobachter *A* grösser sein als für *B*. Analoge Unterschiede zeigen sich jedesmal, wenn aus zwei einfachen Farben eine Mischung gewonnen werden soll, welche einer anderen einfachen Farbe gleich aussieht. Die in den folgenden Tabellen niedergelegten Resultate zeigen, dass z. B. eine bestimmte Mischung von Roth und Grün oder von Grün und Violett jedesmal von dem einen Beobachter mit einer weniger brechbaren Farbe identificirt wird, als von dem anderen.

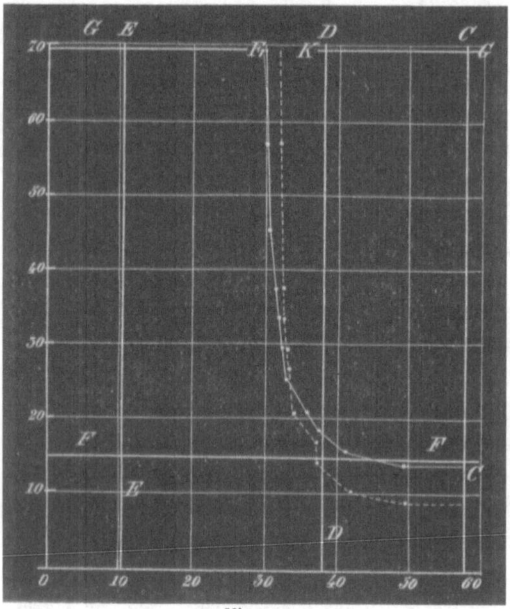

Fig. 12.
Die Complementärfarben für zwei verschiedene Beobachter.

[1] v. Frey und v. Kries, Über die Mischung von Spectralfarben. du Bois Reymond's *Archiv für Physiologie* 1881.

Tabelle I. Mischung der linken Spectralhälfte.

C. *b.*	(Beobachter Kries.)	(Beobachter Frey.)
1·0 + 0·1 =	0·2 (21·6) + 0·1 *W.*	= 0·2 (23·4) + 0·3 *W.*
1·0 + 0·2 =	0·2 (26·1) + 0·6 „	= 0·2 (28·8) + 0·2 „
1·0 + 0·4 =	0·3 (32·6) + 0·8 „	= 0·3 (34·5) + 0·2 „
1·0 + 0·6 =	0·4 (35·8) + 0·9 „	= 0·4 (37·7) + 0·3 „
1·0 + 0·8 +	0·4 (39·4) + 0·9 „	= 0·5 (40·8) + 0·3 „
1·0 + 1·0 +	0·5 (42·4) + 1·2 „	= 0·6 (43·6) + 0·0 „
0·8 + 1·0 =	0·5 (44·3) + 0·6 „	= 0·6 (44·7) + 0·3 „
0·6 + 1·0 =	0·5 (48·0) + 0·8 „	= 0·6 (48·7) + 0·3 „
0·4 + 1·0 =	0·6 (52·3) + 0·8 „	= 0·6 (52·6) + 0·2 „
0·2 + 1·0 =	0·7 (57·6) + 0·3 „	= 0·7 (56·2) + 0·0 „

Tabelle II. Mischung der rechten Spectralhälfte.

b. *G.*	(Beobachter Kries.)	(Beobachter Frey.)
0·1 + 4·0 =	1·4 (39·3) + 0·3 *W.*	= 1·1 (47·6) + 0·5 *W.*
0·2 + 4·0 =	1·5 (32·1) + 0·5 „	= 1·1 (40·6) + 0·7 „
0·4 + 4·0 =	1·8 (25·0) + 0·9 „	= 1·4 (22·8) + 1·1 „
0·6 + 4·0 =	2·2 (20·4) + 1·1 „	= 1·6 (27·4) + 1·5 „
0·8 + 4·0 =	2·3 (17·9) + 1·4 „	= 1·8 (23·5) + 1·9 „
1·0 + 4·0 =	2·7 (17·5) + 1·3 „	= 2·1 (21·7) + 2·1 „
1·0 + 3·0 =	2·1 (14·9) + 1·5 „	= 1·6 (18·0) + 2·0 „
1·0 + 2·0 =	1·6 (10·5) + 1·3 „	= 1·4 (14·3) + 1·8 „
1·0 + 1·0 =	1·2 (6·6) + 0·9 „	= 1·2 (8·4) + 1·0 „
1·0 + 0·5 =		= 0·9 (4·2) + 0·7 „

Die erste Tabelle giebt an, mit welcher Menge welchen Lichtes für jeden Beobachter gewisse Mischungen aus Roth (Linie *C*) und Grün (Linie *b*) gleich erschienen; die zweite giebt ebenso die Resultate der Mischungen von Grün (*b*) und Violett (*G*). Die rechten Seiten der Gleichungen enthalten immer eine gesättigte Farbe und Weiss; die letztere ist durch *W* bezeichnet, die erstere durch die eingeklammerte Zahl. Die Bedeutung dieser Zahlen, auf welche es hier wesentlich ankommt, ist die, dass in der ersten Tabelle (10·8) der *C*-Linie, (29·8) der *D*-Linie, (64·1) den *b*-Linien entspricht. In der zweiten Tabelle entspricht 0·6 den *b*-Linien, (18·5) *F* und (71·1) *G*.

Man sieht also durch die Tabellen, wie mit der Veränderung des Verhältnisses in welchem *C* und *b* gemischt werden, die Farbe der Mischung sich ändert. So ist 1·0 *C* + 0·1 *b* = einer Farbe (21·6), dagegen 0·2 *C* + 1·0 *b* = einer Farbe (57·6). Jedesmal ist nun aber für Frey eine bestimmte Mischung einer brechbareren Farbe gleich als für Kries, besonders deutlich in der rechten Spectralhälfte. Ganz Aehnliches hat auch

Lord Rayleigh (Nature 1881) beobachtet, dass nämlich verschiedene Beobachter Roth und Grün in sehr verschiedenem Verhältniss mischen mussten, um eine Mischung zu erhalten, die einem gewissen homogenen Gelb gleich erschien.

Obwohl demnach die Systeme der beiden normalsichtigen Beobachter im Wesentlichen übereinstimmen (beide dreicomponentig sind), so zeigen sie im Zusammenhange mit dem objectiven Lichte eine gewisse Verschiebung gegeneinander, der vergleichbar, welche entsteht, wenn körperliche Gegenstände von etwas verschiedenen Standpunkten aus angesehen werden. Die ganze Sache erklärt sich (wie a. a. O. gezeigt wird), am einfachsten durch die Annahme eines absorbirenden Mediums, welches die Strahlen verschiedener Wellenlänge in ungleichem Maasse schwächt, und in den verschiedenen Augen in ungleichem Betrage vorhanden ist.

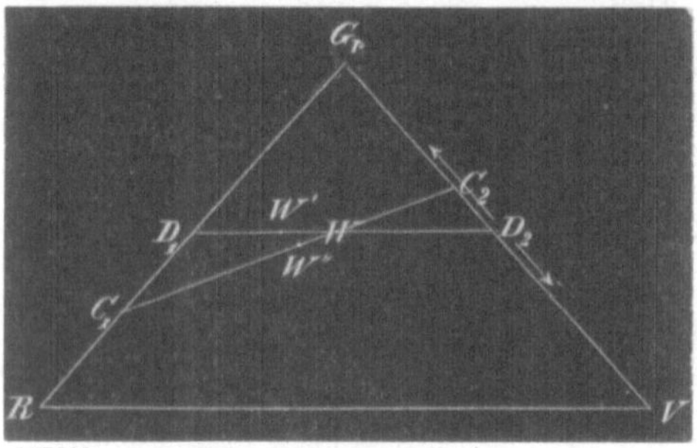

Fig. 13.
Die Veränderungen der Complementärfarben durch ein absorbirendes Mittel.

In der That könnten wir durch ein farbiges Glas (wenn es nur von allen Strahlen wenigstens etwas durchlässt) genau dieselben Veränderungen der Mischungsgleichungen hervorbringen. Stellen wir uns vor, zwei Augen wären zunächst ganz gleich beschaffen, so dass alle Mischungsgleichungen für beide übereinstimmten. Fig. 13 mag die für diese Augen richtig construirte Farbentafel sein. Wenn nun vor das eine Auge ein derartiges absorbirendes Mittel gebracht wird, so werden durch dasselbe alle Strahlen eine gewisse Schwächung erfahren. Wird hierbei z. B. das Roth im Verhältniss $1:a$, das Grün im Verhältniss $1:b$ geschwächt, so wird ein Gelb bestimmter Wellenlänge, welches ursprünglich einer Roth-Grünmischung im Verhältniss Roth : Grün $= 1:x$ gleich aussah, nunmehr einer Roth-Grünmischung im Verhältniss $\frac{1}{a}:\frac{x}{b}$ oder $1:x\frac{a}{b}$ gleich aussehen.[1] Es erklärt sich also sehr einfach, warum nach Hinzufügung des farbigen Mediums für jede Mischung das Verhältniss der beiden Bestandtheile in einer bestimmten Richtung verändert sein muss. Nicht minder einfach erklärt sich die Veränderung der Complementärfarben. Denkt man sich das (gemischte) Weiss des Tageslichtes durch das absorbirende Medium in der Weise ver-

[1] In welchen Verhältniss das betreffende Gelb selbst geschwächt wird, ist hierbei ganz gleichgiltig.

ändert, dass die im Ganzen resultirende Farbe (z. B. ein etwas gelbliches Weiss) auf der Farbentafel in W' liege, während das ursprüngliche reine Weiss in W wäre (Fig. 13), so sieht man leicht, dass dieses W' in der Verbindungslinie eines ursprünglich complementären Farbenpaares liegt, welches demgemäss seine Eigenschaft als solches bewahrt haben wird. Jedes andere Farbenpaar hat dagegen aufgehört in dem neuen Systeme complementär zu sein, d. h. es kann Mischungen, die $= W'$ sind, nicht ergeben. Um diese zu erhalten muss (wie es in der Figur durch die Pfeile angedeutet ist) die brechbarere Complementärfarbe sich von derjenigen, welche unverändert geblieben war, entfernen, gegen das rechte Ende des Spectrums geschoben werden, wenn sie rechts von jener liegt, gegen das linke, wenn sie links davon liegt. Das Resultat hiervon ist also genau das, welches als Differenz zwischen zwei verschiedenen Beobachtern zu Tage tritt.

Eine weitere Specialisirung erhält die soeben ausgeführte Annahme dadurch, dass Differenzen ähnlicher Art hervortreten, sobald man Mischungen zweier homogener Lichter bald direct bald indirect (so dass sie nur wenig seitlich von der Stelle des deutlichsten Sehens sich abbilden) betrachtet. Die Differenzen, welche hier für den einzelnen Beobachter zwischen Centrum und Peripherie sich herausstellen, sind ganz gleicher Art, nur noch stärker, als die zwischen zwei Netzhautcentren verschiedener Beobachter sich ergebenden. Ein für das Centrum richtiges, d. h. dem unzerlegten Weiss des Tageslichtes gleiches Weiss erscheint bei peripherischer Betrachtung grün, wenn es aus Roth und Blaugrün, purpurn dagegen, wenn es aus Gelbgrün und Violett gemischt ist. Hiernach ist sehr wahrscheinlich, dass der absorbirende Körper das Pigment der Macula lutea ist. Es könnte auffallen, dass wir dasselbe nicht fortwährend bemerken, da man doch erwarten sollte, beim Betrachten einer gleichen weissen Fläche die Macula lutea als gelben Bezirk um die Stelle des deutlichsten Sehens herum sich markiren zu sehen. Aus einer interessanten Mittheilung von Ewald[1] wissen wir indessen, dass die Macula in der That in dieser Weise sichtbar wird, wenn das Auge längere Zeit (die Nacht hindurch) vor Lichtzutritt vollkommen geschützt war. Danach werden wir die für gewöhnlich bestehende Unsichtbarkeit des gelben Flecks (so lange gemischtes Licht betrachtet wird) in genau gleicher Weise erklären können, wie die Unsichtbarkeit der Purkinje'schen Aderfigur bei unbewegter Lichtquelle, nämlich durch Ermüdung der Netzhautstellen.

Die Veränderungen der Gesichtsempfindung bei maximalen Lichtstärken bestehen darin, dass dabei jede Farbenempfindung aufhört und selbst homogene Lichter schliesslich ganz weiss erscheinen. Vorher indessen treten noch Veränderungen des Farbentons auf, indem namentlich

[1] Untersuchungen aus dem physiol. Institut der Universität Heidelberg II, S. 241.

Roth und Grün in Gelb übergehen. Die Erklärung der Erscheinung stösst, wenigstens in ihren allgemeinsten Zügen, auf keine sehr grossen Schwierigkeiten. In der That, nur wenn man von der Annahme ausgeht, dass die sämmtlichen nervösen Vorgänge dem objectiven Lichte und die Empfindungen den nervösen Vorgängen in genauer Proportionalität folgen, wird man zu der Erwartung kommen, dass allemal mit dem Wachsthum des Lichtes bis zu den höchsten Intensitäten dieselbe Aenderungsweise einher gehen soll, wie sie innerhalb mittlerer Intensitätsgrade den Veränderungen derselben entspricht. Lässt man diese (an sich nicht wahrscheinliche) Annahme bei Seite, so erscheinen jene Veränderungen sehr begreiflich. Als natürlichste bietet sich die Vorstellung, dass die nervösen Vorgänge, welche durch Licht hervorgerufen oder verstärkt werden, nicht dem objectiven Lichte proportional bis ins Unbegrenzte wachsen können, sondern sich Maximalwerthen annähern. Etwas genaueres über die Art dieser Vorgänge lässt sich indessen hieraus nicht entnehmen. Man sieht z. B., dass bei der Annahme von drei Componenten, die dem Roth, Grün und Violett entsprechen, die Sache sich ebensowohl erklärt, wie bei irgend welchen anderen Componenten. So kann z. B. auch Hering sehr wohl annehmen, dass die Processe in den der Farbenempfindung dienenden Sehsubstanzen so hohe Intensitäten, wie die in der schwarzweissen überhaupt nicht erreichen könnten und demzufolge bei stärksten Lichtern allemal die Weissempfindung alle anderen Empfindungen überwiegt. Merkwürdig bleibt freilich dabei, dass selbst die stärksten Vorgänge in den farbigen Substanzen durch starkes Weiss sollen unter die Schwelle gedrückt werden können.

Die Veränderungen bei schwächsten Lichtintensitäten.

Ziemlich ähnlich im Thatbestande aber ganz anders bezüglich der Deutung gestalten sich die Sachen, welche bei sehr schwachen Lichtintensitäten auftreten. Jedes Licht (mit einer einzigen Ausnahme) erscheint farblos, sobald es für sich ganz allein (auf absolut schwarzem Grunde) und in hinreichend geringer Intensität gesehen wird. Die einzige Ausnahme bildet reines Roth (von spectraler Sättigung), welches selbst bei der geringsten Helligkeit schon als Roth gesehen wird.[1] Es ist schwer anzugeben, wie ein solches Licht minimalster Intensität erscheint; Thatsache ist nur, dass eben mit Ausnahme des Roth keine einzige Farbe erkannt wird, sondern alle Farben egal aussehen. Dabei ist die Ausnahme, welche das Roth macht, keine ganz unvermittelte. Denn auch bei den anderen Farben ist es verschieden, wie schnell, wenn ich so sagen darf, bei zuneh-

[1] Bohn, *Poggendorff's Annalen*, Ergänzungsband 6; v. Kries, *Beitrag zur Physiologie der Gesichtsempfindung*. du Bois-Reymond's *Archiv für Physiologie* 1878, S. 523.

mender Helligkeit die Farbe auftritt, oder welcher Grad farbloser Helligkeitsempfindung durch Anwendung der farbigen Lichter erreicht werden kann. Am weitesten kann man bei grünem Lichte die Helligkeit treiben, ohne dass die Farbe auftritt. Diese sehr leicht anzustellenden Beobachtungen erschöpfen aber noch nicht den ganzen Sachverhalt. Vielmehr finden wir wiederholt auch die Angabe, dass bei sehr schwacher Beleuchtung auch der Farbenton sich ändere. Eine sichere Constatirung dieses Verhaltens aber stösst auf grosse Schwierigkeiten, da es sehr schwer zu sagen ist, ob eine sehr lichtschwache und eine lichtstarke Farbe sich an Farbenton entsprechen. Helmholtz macht hierüber keine bestimmten Angaben. Aubert sagt (Phys. Optik S. 533): „Ausserdem ändert sich auch der Farbenton bei schwacher Beleuchtung, Roth erscheint auf schwarzem (?) wie auf weissem Grunde als ein schönes dunkles Braun, Orange sehr dunkel und rein roth; Gelb erscheint schmutziggrau mit einem Stich ins Röthlichgelbe und ist bei einer gewissen Beleuchtungsintensität von Rosa nicht zu unterscheiden. Grün und Hellblau sehen ganz gleich aus. Das volle Ultramarinblau sieht auf schwarzem Grunde etwa wie graublaues Actenpapier aus, auf weissem Grunde ist es sehr tief dunkelblau, mit einer eigenthümlichen an Sammet erinnernden Weichheit der Oberfläche.“

Ich kann über die Veränderungen des Farbentons keine bestimmten Angaben machen, da ich die Bestimmung des Farbentons so lichtschwacher Farben zu unsicher finde.

Wie schon gesagt, ist die Erscheinung mit derjenigen, welche bei sehr intensivem Lichte auftritt, ganz ähnlich. In beiden Fällen handelt es sich um einen Verlust der Farbe. Nur bezüglich der Uebergänge bestehen gewisse Differenzen. Bei der höchsten Intensität geht Roth und Grün durch Gelb in Weiss über, bei der Abschwächung dagegen scheint eher Orange und Dunkelgelb in Roth überzugehen.[1]

Sehen wir einstweilen von den Veränderungen des Farbentons ab und halten uns nur an den sicher constatirten Verlust der Farbe, welcher zuletzt auftritt, so ist klar, dass derselbe hier nicht in gleicher Weise wie bei den Maximalintensitäten erklärt werden kann. Dort bot sich als naturgemässeste Annahme die Erreichung von Maximalwerthen in den durch Licht hervorzurufenden Vorgängen, womit ein bestimmtes Verhältniss derselben, unabhängig von der Beschaffenheit des Lichtes, hergestellt werden muss. Hier können wir nicht daran denken, dass bei allen Verminderungen des Lichtes ein constantes, von der Beschaffenheit des Lichtes unabhängiges

[1] Auch Ole B. Bull, *Archiv für Ophthalmologie* XXVII, 1, giebt diese Art der Veränderung des Farbentons für abnehmende Beleuchtung und Verkleinerung des Sehwinkels an.

Verhältniss jener Vorgänge eintreten soll. Im Gegentheil: Wir können uns nur denken, dass bei Verminderung des Lichtes dieses Verhältniss dasselbe bleibt, oder aber (wenn wir uns der allgemeinen Bedeutung der Schwellenwerthe erinnern) noch mehr von der Gleichheit der einzelnen Vorgänge sich entfernt, als es bei mittleren Intensitätsgraden des Lichtes der Fall ist. In der That sieht man das leicht, wenn man sich die Curven für Erregungsvorgänge, welche irgend ein farbiges Licht hervorbringt, construirt. Seien es drei solcher Vorgänge, so wird man ein Verhalten, wie es Fig. 14 zeigt, als sehr wahrscheinlich, ein solches, wie es Fig. 15 zeigt, als kaum denkbar bezeichnen, während das Verhalten Fig. 16 zwar auch sehr annehmbar erscheint, aber das zu Erklärende nicht begreiflich machen würde. Denn hier ist von Anfang an das Verhältniss der Erregungsvorgänge dasselbe, welches auch für höhere Intensitätsgrade besteht. Das Verhalten der ersteren Figur ergiebt uns als plausibelste Vorstellung, dass die verschiedenen durch das Licht erregten Vorgänge ungleiche Schwellenwerthe haben. Adoptieren wir aber diese Vorstellung, so sehen wir, dass wir jetzt in der allmählichen Veränderung der Erscheinungsweise eines Lichtes ein ganz directes Mittel haben, die Empfindungen zu bestimmen, welchen jene Vorgänge (einzeln genommen) entsprechen. Als diejenige, die die tiefstgelegene Schwelle, den geringsten Schwellenwerth hat, wird die farblose Helligkeitsempfindung sich ergeben, dagegen können wir einen gewissen höheren Werth als Farbenschwelle bezeichnen. Die Veränderungen des Farbentons würden sogar vielleicht noch gestatten, diese Farbenschwelle weiter zu zerlegen, doch erscheint mir dies zu gewagt. Wir wollen also als einfachsten Ausdruck der Thatsachen den Unterschied zwischen „Helligkeitschwelle“ und „Farbenschwelle“ feststellen, als daraus sich mit Wahrscheinlichkeit ergebenden Schluss aber die Sonderung von Bedingungen, die für die farblose Helligkeitsempfindung dienen, von anderen, welche zu dem Entstehen der farbigen Empfindungen erforderlich sind. Die Veranlassung hierzu liegt, um es noch einmal zu wiederholen, in der grossen Unwahrscheinlichkeit von Erregungscurven, wie sie Fig. 15 zeigt, welche uns das Eintreten derselben Erregungsverhältnisse, wie sie mittlere Intensitäten weissen Lichtes oder grösste Intensitäten jedes beliebigen Lichtes für Minimalintensitäten jedes beliebigen Lichtes veranschaulichen würde. Ich will nur noch bemerken, dass auch alle Verän-

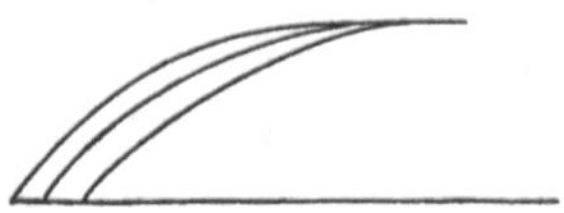
Fig. 14.

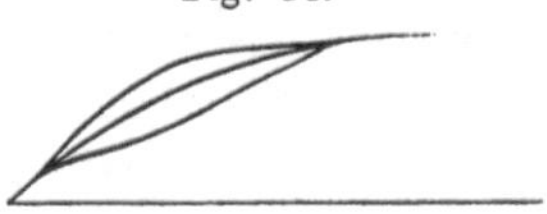
Fig. 15.

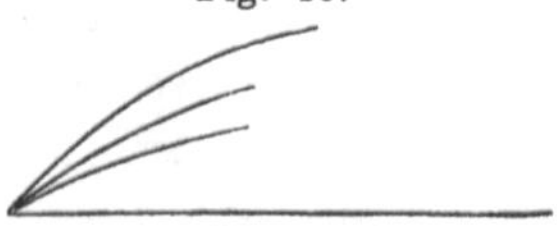
Fig. 16.

Die Verhältnisse der Erregungsvorgänge bei minimalen Reizstärken. Ungleiche Schwellenwerte (Fig.14); gleiche Schwellenwerte mit ungleicher Steilheit des anfänglichen Ansteigens (Fig. 16) und mit gleicher Steilheit des anfänglichen Ansteigens (Fig. 15).

derungen des Farbentons, die vor dem wirklichen Erlöschen der Farbe eintreten, sich durch Annahme einer (etwa zweifachen) Gliederung der Farbenschwellen voraussichtlich leicht erklären lassen würden.

Weshalb das rothe Licht in der erwähnten Weise eine Ausnahmestellung einnimmt, mag hier vorläufig noch unerörtert bleiben. Nur das will ich noch ausdrücklich hervorheben, dass diese Thatsache auf die eben formulirte Vorstellung bezüglich zweier verschiedner Schwellenwerthe keinen Einfluss haben kann. Wollte man z. B. versuchen, den Erscheinungen dadurch gerecht zu werden, dass man dem Roth den niedrigsten Schwellenwerth zuschriebe, so würde man sich von der Unzulänglichkeit eines solchen Erklärungsversuches doch bald überzeugen. Denn es müsste hiernach das Roth bei der geringsten Belichtung schon in voller Sättigung erscheinen, ausserdem aber müsste dann farbloses Licht (ja selbst grünes) bei geringsten Intensitäten roth werden, was ja niemals der Fall ist.

Dies Resultat der Farbenschwelle ist ein sehr bedeutsames. Denn wie man sieht, zwingt es uns, entweder schon in der äussersten Peripherie eine Gliederung der Vorgänge nach farblosem Hell und Dunkel einerseits, Farbenempfindungen andererseits anzunehmen, oder aber, wenn wir bei der Vorstellung von drei Componenten, welche dem Roth, Grün und Violett entsprechen, stehen bleiben wollen, diesen eine centrale Umsetzung in Vorgänge anderer Art zuzuschreiben, bei welchen nunmehr jene andere Art von Gliederung hervortreten könnte. Eine Schwelle des Farbensinns, welche von der der Helligkeit verschieden ist, werden wir nun noch öfter finden und damit immer wieder vor die hier formulirte Alternative gestellt werden.

Wenden wir uns zunächst zu der

Veränderung der Farben, welche bei sehr kurzer Einwirkungszeit des Lichtes stattfindet.

Es ist bekannt, dass auch die minimale Belichtungszeit des elektrischen Funkens für das Zustandekommen gesättigter Farbenempfindungen wegen der grossen Lichtstärke ausreichend sein kann. Bei geringeren Intensitäten ist aber längere Dauer des Eindrucks erforderlich, zunächst schon um überhaupt eine Empfindung hervorzubringen. Nach den Versuchen von Kunkel[1] brauchen die verschiedenen Farben verschieden lange Zeit, um das Maximum ihrer Wirkung zu erreichen und zwar (wenn man ihre scheinbaren Helligkeiten etwa gleich macht) Roth die kürzeste, Blau länger, Grün die längste, nämlich (in einem Falle) Roth 0,057, Blau 0,09, Grün 0,13 Sekunden. Diese doch nicht unerheblichen Differenzen deuten mit

[1] Pflüger's *Archiv* u. s. w. Bd. IX.

Nothwendigkeit auf eine Verschiedenheit des peripheren Apparates hin, welcher, je nach der Art des angewandten Lichtes, die Helligkeit der Empfindung bestimmt. Die Erscheinungen haben insofern eine gewisse Aehnlichkeit mit der Helligkeitsfunktion der verschiedenen Lichter, welche uns zu derselben Vermuthung führte. In der That wären nach einer Theorie, die alles Licht direct auf die Dissimilation in der schwarzweissen Sehsubstanz wirken und hierdurch die Helligkeit der Empfindung bestimmen lässt, die erwähnten Erscheinungen schlechthin unverständlich.

Bei hinreichend kurzen Einwirkungen treten auch Veränderungen der Farbe auf. Theilweise hängt dies mit den Veränderungen zusammen, welche von der Intensität des Lichtes abhängen. So fand Kunkel, dass alle Farben eines Spectrums, welche bei der dauernden Beleuchtung als gesättigte Farben von gar nicht exorbitant hoher Intensität erschienen, bei gewissen kurzen Einwirkungszeiten sehr intensive Erregungen gaben und dabei dieselben Farbenveränderungen, welche auch sonst der grössten Lichtstärke derselben Farben entsprechen. Namentlich machte Grün, auf dem Punkte der maximalen Erregung abgeschnitten, den Eindruck eines blendenden Gelb. „Bei sehr kurz dauernder Einwirkung“ (noch kürzer als im vorigen Falle) „homogenen Lichtes auf das Auge ändert sich ebenfalls der Farbenton, und zwar in der Weise, dass jetzt das ganze Spectrum nunmehr in zwei Theile getheilt erscheint, deren einer den Eindruck Roth, der andere den von Blau macht. Am frappantesten ist diese Erscheinung, wenn man in das Fernrohr die Mitte des Spectrums einstellt, von röthlich Gelb bis Grünlichgelb: es entsteht dann deutlich (bei nur hinreichend kurzer Dauer) der Eindruck, dass das Gesichtsfeld links schwach roth, rechts blau erscheint. Natürlich ist der Farbeneindruck nicht glänzend, aber doch so deutlich, dass man eine genau charakterisirbare Farbenempfindung erhält. Es scheint bei diesen Versuchen darauf anzukommen, dass die Erregung einen bestimmten Werth erlangt, gleichviel ob dies durch eine gewisse Dauer der Einwirkungen der Lichtquelle oder bei geringer Dauer durch Vermehrung der Reizintensität geschieht. Macht man die Erregung durch Abnahme dieser beiden Factoren noch geringer, so kommt man bei einem Punkte an, wo zwar noch Lichtempfindung aber keine Farbenempfindung mehr zu Stande kommt. Nur das rothe Ende des Spectrums bedingt bei mir, wenn überhaupt eine Empfindung, auch sofort eine, und zwar gesättigte Farbenempfindung.“

Die grosse Uebereinstimmung der letzteren Erscheinungsweise mit derjenigen, welche die herabgesetzte Beleuchtung zeigt, ist von Kunkel selbst (l. c.) schon hervorgehoben worden. In der Deutung der Dinge tritt uns hier in Folge dessen das Dilemma entgegen, welches sich noch mehrfach wiederholen wird. Die letzte Erscheinung, die Farblosigkeit bei kürzester

Einwirkungszeit führt uns auf eine Gliederung der Vorgänge nach Helldunkel und Farben. Die Thatsache, dass die verschiedenen Lichter ungleiche Zeit brauchen, um das Maximum ihrer Helligkeit hervorzubringen, führt uns wieder auf die Gliederung nach verschiedenen Componenten, welche den verschiedenen Wellenlängen entsprechen. Die Veränderungen des Farbentons endlich, welche bei kurzer Lichtwirkung auftreten, erklären sich ungezwungen durch das letztere Moment; wenn nämlich im Grün jedesmal der Roth- und der Blauantheil schneller ihr Wirkungsmaximum erreichen, so erklärt sich dadurch das Gelb- resp. Blau-Werden der verschiedenen Töne des Grün. Wir finden also hier schon Andeutungen einer doppelten Gliederungsweise der Vorgänge; die eine müssten wir durch das verschiedene zeitliche Verhalten peripherer Erregungsvorgänge erklären, die andere wollen wir wieder mit dem unverfänglichen Namen der Schwellenwerthe bezeichnen.

Veränderung der Farben bei sehr kleinen Objecten.

Befestigt man auf einem schwarzen oder weissen Grunde ein kleines Stückchen (Quadrat von 2 mm. Seite) farbigen Papiers und entfernt sich allmählich von demselben, so gelangt man bald an einen Punkt, wo sich das farbige Fleckchen zwar noch als hell oder dunkel (je nach Anwendung schwarzen oder weissen Grundes) bemerklich macht, aber nicht mehr farbig erscheint. Heben wir zunächst das hervor, was uns an den specielleren Modalitäten dieser Erscheinung interressirt, so finden wir, dass Folgendes bekannt ist. Das Farbloswerden des Roth auf schwarzem Grunde ist äusserst schwierig und unsicher zu beobachten. Für gewisse Farben tritt auch hier eine Veränderung des Farbentons auf, ich komme auf diese Veränderungen des Farbentons später (bei dem Sehen mit der Netzhautperipherie) noch zurück. Sehr bemerkenswerth ist sodann, dass das kleinste Lichtbild, welches wir auf der Netzhaut hervorbringen können, mag es aus gemischtem farblosem oder farbigem Lichte bestehen, niemals durch kleine Verschiebungen sprungweise und unregelmässig seine Erscheinungsweise verändert. Es erscheint vielmehr ganz constant und gleichmässig und kann höchstens dann seine Farbe verändern, wenn wir es vom Centrum auf die Peripherie oder umgekehrt übergehen lassen. Auch die kleinsten Bilder, die wir auf der Netzhaut hervorbringen können (die Bilder der Fixsterne z. B. bei wohl corrigirtem Auge und weiter Pupille) können uns noch farbig erscheinen, wenn das Licht intensiv genug ist. Endlich ist eine sehr interessante Erscheinung von E. Fick[1] beschrieben worden, welche hierher gehört. Sie besteht darin, dass zum

---

[1] Pflüger's *Archiv* u. s. w. Bd. XVII, S. 152.

Zustandekommen der Farbenempfindung distincte Punkte sich in ganz ähnlicher Weise unterstützen können, wie aneinanderstossende, d. h. Vergrösserung der gesehenen Fläche. Bei einer grösseren Zahl von Punkten, wird sonach die Farbe schon deutlich erkannt, auch wenn jeder einzelne Punkt für sich allein dies noch nicht gestatten würde. Wie man leicht sieht, führt nun auch diese ganze Reihe von Thatsachen uns auf genau denselben Erklärungsmodus, wie die verminderte Beleuchtung. Wir begegnen wieder dem Schwellenwerthe der Farbenempfindung, welcher von dem der Helligkeitsempfindung sich abhebt; aber wir können jetzt schon mehr über das Verhalten dieser „Schwellen" aussagen. Bei intensivstem Lichte sahen wir, ist auch das kleinste Netzhautbild genügend, um deutliche Farbenempfindungen zu geben. Anderseits genügt selbst bei grösseren Objecten eine minimale Intensität nicht dazu. Wir können demnach sagen, dass für die Ueberschreitung der Farbenschwelle Lichtintensität und Ausdehnung der Fläche sich gegenseitig unterstützen. Je grösser die Fläche, um so geringere Intensität genügt, je grösser die Intensität, um so kleiner darf die Fläche sein. Es muss noch besonders hervorgehoben werden, dass diese Unterstützung auch bei distincten Punkten stattfindet, und sich (bei Flächen) keineswegs auf solche Grössen beschränkt, welche kleiner sind als ein Zapfen in dem Netzhautcentrum. Bei diesen freilich könnte es als selbstverständlich gelten, dass einfach das Product aus der Lichtstärke in die Fläche in Betracht kommt; denn dieses Product wird allemal das Lichtquantum angeben, von welchem das einzelne Netzhautelement getroffen wird. Das Wesentlich aber ist, dass die verschiedenen belichteten Netzhautelemente sich für das Erreichen der Farbenschwelle gegenseitig unterstützen. Dies geht einerseits aus der Fick'schen Beobachtung hervor, andererseits aber auch aus der Thatsache, dass bei passend gewählten geringen Lichtintensitäten die Farbenempfindung erst auftritt, wenn die belichtete Netzhautfläche viel grösser als ein Zapfen geworden ist. So findet z. B. von Wittich[1] ein Dunkelgrün auf weissem Grunde erst bei einem Gesichtswinkel (für die Seite des angesehenen Quadrats) von 13—14′ erkennbar. Dies würde, da etwa 1′ einer Zapfenbreite entspricht, eine Fläche von mehr als 170 facher Fläche eines Zapfens ergeben. Allerdings unterliegt es keinem Zweifel, dass bei allerkleinsten Objecten die Vergrösserung der Fläche am wirksamsten ist, und dann je grösser sie schon ist, um so weniger eine weitere Vergrösserung ins Gewicht fällt.[2]

[1] *Königsberger medic. Jahrb.* 1864.

[2] Ganz analog ist die Thatsache, dass auch die absolute Schwellenempfindlichkeit nicht bloss von der Intensität des Lichtes, sondern auch ebenso von der Grösse der belichteten Netzhautfläche abhängt. Charpentier, Sur les variations de la sensibilité lumineuse suivant l'étendue des parties rétiniennes excitées. *Comptes Rendus* 91.

Es wird kaum erforderlich sein, einen Erklärungsversuch noch besonders zurückzuweisen, nämlich den, dass verschiedene Elemente des optischen Apparates räumlich getrennt neben einander liegen. Wie auch immer man sich eine solche Sonderung denken wollte, immer würde man zu ganz anderen Resultaten, als den erfahrungsmässig constatirten, gelangen, wenn man nicht die Farbenschwelle noch gleichzeitig zu Hilfe nehmen will. Denn man gelangt dann immer zu der Erwartung einer plötzlichen Farbenveränderung bei kleinen Verschiebungen. Gibt man aber einmal zu (was absolut nothwendig ist) dass die Kleinheit der Fläche genügt, um eine Farbenempfindung unter die Schwelle herabzudrücken, so ist jetzt kein Grund mehr zu der Annahme räumlicher Sonderung verschiedener Endapparate vorhanden; die von uns gemachten Annahmen sind also für die nächste Erklärung der hier behandelten Erscheinungen nothwendig und hinreichend. Selbstverständlich können diese gegen eine räumliche Differenzirung der Endapparate auch nichts beweisen, wenn man aus anderen Gründen eine solche anzunehmen geneigt wäre; sie haben aber damit gar nichts zu thun.

Das Sehen mit den peripherischen Theilen der Netzhaut.

Aus den zuletzt besprochenen Abweichungen vom normalen Zusammenhang zwischen Licht und Gesichtsempfindung hat sich ergeben, dass wir die Existenz einer Schwelle für die Farbenempfindung annehmen mussten, welche von der für die Helligkeitsempfindung ohne Farbe geltenden im Allgemeinen verschieden ist. Es zeigte sich dasselbe darin, dass Lichtintensität, Einwirkungszeit und räumliche Ausdehnung der belichteten Netzhautfläche zusammen bestimmen, ob der Schwellenwerth erreicht wird, also Farbenempfindung eintritt, oder nicht.

Gehen wir nun zu den Veränderungen über, welche die Gesichtsempfindung erfährt, wenn das Licht, statt, wie bisher vorausgesetzt, die Stelle des deutlichsten Sehens oder deren nächste Umgebung, mehr oder weniger peripherische Partien der Netzhaut trifft.

Sind wir überhaupt im Stande, Empfindungen der Netzhautperipherie mit solchen des Centrums zu vergleichen? Es hat dies, so viel ich sehe, theoretisch keine Schwierigkeit. Die Empfindungen sind hinreichend gleichartig dazu. Man kann in einem ohne Weiteres verständlichen Sinne sagen, ein peripher gesehenes Licht erscheine heller oder dunkler als ein central gesehenes, die Farben verlieren gegen die Peripheren hin an Sättigung u. dgl. Dagegen findet man allerdings, dass die praktische Ausführung solcher Vergleichungen im bestimmten Fall recht schwierig und unsicher wird.

Wenn man z. B. eine der einfachsten Fragen, welche hierher gehören, zu beantworten versucht, ob nämlich ein bestimmtes Licht, indirect gesehen, in derselben Helligkeit, wie direct gesehen erscheint, so wird man finden, dass der Vergleich centraler und peripherer Empfindung seine eigenthümlichen Schwierigkeiten hat. Dies bestätigt sich denn auch daran, dass gerade diese Frage keineswegs in übereinstimmender Weise beantwortet worden ist, von Aubert bejahend, von Schön verneinend. — Sieht man indessen von der eigenthümlichen Unbestimmtheit ab, welche den Empfindungen der Netzhautperipherie anhaftet, sobald die räumliche Gliederung der dargebotenen Farben sich der Grenze ihrer Unterscheidungsfähigkeit nähert oder sie überschreitet, beschränkt man sich also auf einfache farbige, nicht zu kleine Flächen, so wird der Fundamentalsatz auf keinen Widerspruch stossen, dass uns die Netzhautperipherie keine Empfindungen liefert, welche nicht auch durch geignete Reize vom Centrum aus zu erhalten wären.

Nicht minder sicher aber ist es, dass unter vielen Umständen die Netzhautperipherie bei Reizung mit einem bestimmten Lichte Empfindungen gibt, welche das Centrum nicht bei Reizung mit demselben, sondern nur bei Einwirkung von ganz anderem Lichte gibt. Bedeutende Abweichungen vom normalen Zusammenhang bestehen also für die Peripherie unzweifelhaft.

Vergegenwärtigen wir uns nun zunächst einmal den Thatbestand der hierher gehörigen Erscheinungen, so finden wir in einigen Punkten eine vollständige Einigkeit der Beobachter, in anderen dagegen auseinandergehende Anschauungen. Als widerspruchslos zugestanden kann das angesehen werden, dass die Peripherie für alle diejenigen Empfindungen, welche man im engern Sinne als farbig (nicht weiss) bezeichnet, im Vergleich zum Centrum benachtheiligt erscheint. Man kann sich sehr leicht davon überzeugen, dass ein bestimmter Gegenstand, der, direct gesehen, deutlich farbig erscheint, im indirecten Sehen seine Farbe verliert. Sieht man ihn von einem farblosen Hintergrunde, so erscheint er dann je nach dem Verhältnisse der Helligkeiten weiss oder grau oder schwarz. Man könnte dies dahin zusammenfassen, dass alle Gesichtsempfindungen in die eine Reihe Weiss-Schwarz zusammenschrumpfen. Ueber diese allgemeine Charakterisirung geht die Uebereinstimmung der Beobachter nicht hinaus. Es sind aber mancherlei Fragen, über welche eine bestimmte Auskunft zu erhalten sehr wünschenswerth wäre. Erstlich fragt sich, ob die scheinbare Veränderung der Farben beim Uebergang auf die seitlichen Theile der Netzhaut als eine Sättigungsverminderung sich darstellt, d. h. identisch ist mit derjenigen, welche durch Vermischung mit weissem Licht bei centralem Sehen zu erreichen wäre. Zweitens würden wir die Verhältnisse der Helligkeit auf Centrum und Peripherie zu kennen wünschen, d. h. das, was wir oben als Helligkeitsfunktion bezeichneten. Erscheint ein Licht (irgend welcher Art) central und peripher gesehen gleich hell? Sind zwei (verschiedenfarbige) Lichter, welche central den Eindruck gleicher Helligkeit machen, peripherisch gesehen ungleich hell? Drittens würden wir die Empfindlichkeiten von Schwellenempfindlichkeit und Unterschiedsempfindlichkeit peripher und central vergleichen müssen. Endlich müsste nach diesen drei Richtungen hin nicht bloss eine beliebige Netzhautstelle, sondern eine ganze Anzahl geprüft und namentlich festgestellt werden, ob die verschiedenen Zustände scharf begrenzt sich von einander absondern, oder continuirlich in einander übergehen, namentlich auch welche Rolle hierbei Intensität und räumliche Ausdehnung des Lichtes spielen.

Von allen hier zu betrachtenden Abweichungen hätten wir übrigens noch jene streng zu sondern, welche durch die Pigmentirung des gelben Flecks hervorgebracht sind und schon oben besprochen wurden; eine Sonderung, welche freilich nicht in jedem einzelnen Falle ganz leicht auszuführen ist.

Bezüglich der ersten Frage wird der Werth des vorliegenden Beobachtungsmaterials wesentlich dadurch beeinträchtigt, dass die scheinbaren Veränderungen der Farben immer ausschliesslich subjectiv beurtheilt worden sind, aber nicht durch directen Vergleich mit central gesehenem Licht ermittelt. Wird uns z. B. gesagt, das Roth würde bei seitlichem Sehen gelblich, so würde diese Angabe eigentlich erst dann als völlig einwurfsfrei zu betrachten sein, wenn zwischen dem seitlich gesehenen Roth und einem central gesehenen ungesättigten Gelb eine wirkliche Gleichung zu erhalten wäre. Der bloss subjectiven Beurtheilung darf man entgegensetzen, dass auch die blosse Sättigungsverminderung leicht als Farbenveränderung erscheinen kann (vgl. S. 59). Eine hinreichend genaue Kenntniss besitzen wir also nicht; bei der grossen Unsicherheit des Vergleichs zwischen centraler und peripherer Empfindung dürfte dieselbe auch sehr schwer zu erreichen sein. Lassen wir also diese Einwürfe auf sich beruhen, so finden wir wenigstens eine ziemliche Uebereinstimmung hinsichtlich der Thatsachen. Es geht über (nach fast allen Beobachtern übereinstimmend):

Roth durch Gelb in Weiss,
Gelb direct in Weiss,
Grün durch Gelb in Weiss,
Blau direct in Weiss,
Violett durch Blau in Weiss.

Daneben bleiben allerdings einige Differenzen bestehen. Diese beziehen sich namentlich auf das Verhältniss von Gelb und Grün; während fast alle Beobachter Grün durch Gelb in Grau (oder Weiss) übergehen lassen, findet sich bei Schelske[1] und Klug[2] die Angabe, dass vielmehr Gelb durch Grün seinen Uebergang nehme.

Das Resultat des ganzen vorliegenden, sehr grossen, aber meistens recht mangelhaften Beobachtungsmaterials wird wohl schliesslich am richtigsten dahin resumirt werden, dass Gelb und Blau ohne Farbenveränderung farblos werden, Roth und Grün dagegen je nach der Wahl der Pigmente entweder ebenfalls ohne Farbenveränderung, oder aber mit Uebergängen durch Gelb, resp. Blau, wenn sie von vorne herein gegen diese Farbe hinneigen.

Eine Anzahl von Beobachtungen, die sich hier nicht einreihen, sondern scheinbar im Widerspruch hiermit stehen, würde ich geneigt sein, aus der Pigmentirung des gelben Fleckes und der darin stattfindenden Absorption zu erklären. Die Veränderung, welche die aus zwei homogenen Farben gemischten Lichter zu erleiden scheinen, wenn sie bald auf die Macula luten, bald neben dieselbe fallen, ist in der That so bedeutend, dass diesem Umstande ein nicht geringer Einfluss zugeschrieben werden darf. Je nach der Natur der angewandten Pigmente kann derselbe sehr verschieden sein; derselbe dürfte daher wohl in der That so manche scheinbare Widersprüche aufklären. Dass innerhalb der farbenpercipirenden Einrichtungen erhebliche individuelle Differenzen beständen, wird man nicht sehr geneigt sein anzunehmen; und für die Annahme, dass es sich in einer Anzahl von Fällen einfach um falsche Beobachtungen handle, fehlt ebenfalls die positive Unterlage.

Von besonderem Interesse wird natürlich die Frage sein müssen, ob die Veränderungen des Farbentones, welche hier auftreten mit denjenigen, welche wir vorhin kennen gelernt hatten, identisch sind oder nicht. Auf Grund des vorliegenden Beobachtungsmaterials, sowie auf Grund eigner Beobachtungen muss ich mich (gewiss wider Erwarten) dahin entscheiden, dass die Reihen von Farbenveränderungen nicht genau untereinander übereinstimmen. Wie schon erwähnt, halte ich für am wenigsten sicher die Bestimmung der Farbenveränderung bei herabgesetzter Beleuchtung. Relativ besser kann man die Veränderung der Farbe durch Verkleinerung des Gesichtswinkels beurtheilen. Bei Benutzung von denselben Pigmenten kann man dann ohne grosse Schwierigkeit und in einwurfsfreier Weise diese Veränderung mit denen, welche beim indirecten Sehen eintreten, vergleichen. Die peripheren Veränderungen sind den central durch Verkleinerung des Gesichtswinkels zu erhaltenden zwar ähnlich, aber in der That nicht gleich.[3]

---

[1] Schelske, *Archiv für Ophthalmologie* IX.

[2] Klug, *Archiv für Ophthalmologie* XXI 1.

[3] Auch die peripheren Veränderungen scheinen mir nicht ganz übereinzustimmen, je nach dem man verschiedene Theile der Netzhaut untersucht.

Allen Veränderungen ist der Uebergang in das Farblose gemeinsam, aber die vorherige Veränderung des Farbentones ist nicht in allen Fällen dieselbe. Für das indirecte Sehen finde ich, am deutlichsten in der nasalen Gesichtsfeld-Hälfte, folgende Veränderungen: Im indirekten Sehen geht 1) Roth durch Gelb in Weiss, 2) Orange durch Gelb in Weiss, 3) Gelb (ein wenig grünlich) in Weiss, wobei der grünliche Stich verloren geht, 4) Grün I. durch gelblich in Weiss, 5) Grün II. durch blassblau in Weiss, 6) Blau ohne Veränderung des Farbentones ein Farblos, 7) Violett durch Blau in Weiss über. Grün I. ist ein leicht gelbliches, Grün II. ein bläuliches Grün.

Dieselben Pigmente verändern sich dagegen im Centrum durch Verkleinerung des Sehwinkels (allmähliche Entfernung des Beobachters vom Gegenstande) folgendermaassen: 1) Roth wird farblos, (was aber sehr schwer zu beobachten ist; die Grenze der Wahrnehmung überhaupt fällt mit der der Farbe fast zusammen) 2) Orange wird farblos, erscheint vorher aber eher Roth, 3) Gelb geht einfach in Weiss über, 4) Grün I. einfach in Weiss ohne gelbes Zwischenstadium, 5) Grün II. erscheint bei kleinstem Sehwinkel grüner (weniger blau) und geht als (fast gelblich-) Grün in Weiss über, 6) Blau wird ohne Veränderung des Farbentons farblos, 7) Violett wird bei kleinem Sehwinkel röthlich.

Um uns von der Subjectivität des Beobachtens völlig frei zu machen, lasse ich hier noch die Angaben von Ole Bull[1] folgen:

„Gemeinsam für Centrum und Peripherie ist der Umstand, dass alle Farbentöne, ehe sie in ihrem richtigen Tone aufgefasst werden, farblos erscheinen.

Der Uebergang von farblos zu farbig geschieht bei einigen Farbentönen ohne Zwischenglied, so dass, nachdem sie vorher ohne Farbe gewesen waren, sie plötzlich in ihrem richtigen Tone erscheinen. Dies ist beides für Centrum und Peripherie nur der Fall mit dem physiologisch reinen Roth und mit Blau.[2] Gemeinsam für Centrum und Peripherie ist endlich, dass Blaugrün durch Blau in Grün übergeht. Für alle übrigen Farbentöne ist die Wahrnehmung im Centrum bei unzureichendem Gesichtswinkel oder Beleuchtung von der peripheren Wahrnehmung verschieden. Das physiologisch reine Grün, welches unter den erwähnten Umständen im Centrum, ehe es farblos wird, als Blau auftritt, geht in der Peripherie direct in Grau über,

[1] *Archiv für Ophthalmologie,* XXVII, 1.

[2] „Möglicher Weise könnte dasselbe auch bei den hellgelben Tönen der Fall sein, aber über diese lässt sich nur schwer unbefangen urtheilen, da sie sich gleich durch ihre Helligkeit zu erkennen geben (!).“

wogegen das Grün, welches sich bei abnehmendem Sehwinkel als Blassblau, und bei abnehmender Lichsintensität für mein Auge fast als Grau zeigt, peripher durch Gelb in Farblos übergeht. Rosa, welches bei abnehmendem Gesichtswinkel gelblich und bei abnehmender Beleuchtung rein Grau sich zeigt, erscheint peripher intensiv blau. Hochroth . . . . . welches bei abnehmender Beleuchtung immer dunkler und dunkler wird, geht peripherisch in Gelb über.

Tiefgelbe Töne und Orange, die bei abnehmendem Sehwinkel als Roth aufgefasst werden, während sie bei abnehmender Beleuchtung neben diesen Veränderungen noch dunkel werden, gehen peripherisch direct in Grau über, nachdem Orange sehr früh als Gelb wahrgenommen war."

Aubert (Physiol. Optik S. 537) giebt über das Erscheinen der farbigen Gegenstände bei Verkleinerung des Sehwinkels folgendes an:

„Orange erscheint immer farbig, aber bei 39″ roth, bei 59″ orange; Roth auf schwarzem Grunde bei 59″ gleichfalls roth[1], auf weissem Grunde bei 59″ schwarz, bei 1′ 43″ farbig, Ultramarinblau auf schwarzem Grunde bei 1′ 14″ blau, bei 4′ 17″ blau, auf weissem Grunde bei 1′ 8″ schwarz, erst bei 5′ 43″ blau, Hellblau und Hellgrün erscheinen bei 1′ 8″ beide gleich grau, hell auf schwarzem, dunkel auf weissem Grunde, erst bei etwa 2′ können sie als blau und grün unterschieden werden, bei 1′ 49″ erschien Hellblau aut weissem Grunde tief dunkelblau."

Für die Veränderungen beim Uebergange zur Netzhautperipherie dagegen gibt Aubert (a. a. O. S. 544) an (auf schwarzem Grunde):

Roth durch Rothgelb und Gelbgrau in Grau,
Blau durch immer weisslichere Nuancen zu Grau,
Grün durch Graugelb zu Grau,
Gelb durch Graugelb zu Grau.

Wie man sieht, wiederholt sich hier die eine Erscheinung alle drei Male, dass nämlich das Roth beim indirekten Sehen in Gelb übergeht, während umgekehrt bei Verkleinerung des Gesichtswinkels sich Gelb, resp. Orange mehr dem Roth nähert. Ich finde, dass auch für Violett ein ähnlicher Unterschied besteht und dasselbe für Verkleinerung des Gesichtswinkels röther, durch das indirecte Sehen blauer wird (das Letztere ist allgemein beobachtet worden, über das Erstere finde ich keine Angaben). Auch bezüglich des Grün finde ich Differenzen; so geht beim indirekten Sehen das gelblichere Grün I. durch Gelb, das bläulichere Grün II. durch Blass-

[1] Auch Aubert hat, wie es scheint, das Farbloswerden von Roth auf schwarzem Grunde nicht beobachten können.

blau in Weiss über. Durch Verkleinerung des Gesichtswinkels dagegen gehen beide direct in Weiss über, indem Grün I. seinen Farbenton gar nicht, Grün II. dagegen ihn nach Grün zu (von Blau fort) zu verändern scheint. Hiernach lassen sich meine Erfahrungen sehr einfach dahin zusammenfassen, dass für mich beim indirecten Sehen die Gelb-Blau-Reihe, bei Verkleinerung des Gesichtswinkels dagegen die Roth-Grün-Reihe die relativ günstiger gestellte, die überdauernde ist. Ob dies aber allgemein zutreffend ist, wage ich nicht zu behaupten; doch finde ich in dem vorhandenen Versuchsmaterial Nichts, was dem direct wiederspricht. Uebrigens sehe ich keinen Grund, daran zu zweifeln, dass auch individuelle Verschiedenheiten hier in Frage kommen könnten.

Gehen wir zu der Frage nach der Helligkeits-Function und den Empfindlichkeiten der verschiedenen Netzhauttheile über, so finden wir, dass die Untersuchungen mancherlei ergeben haben, obgleich die Resultate sowohl an Vollständigkeit als an Uebereinstimmung noch vieles zu wünschen übrig lassen. Die Frage der Helligkeits-Function ist von Aubert (Physiol. der Netzhaut S. 92 und Physiol. Optik S. 495) dahin beantwortet, dass erhebliche Differenzen zwischen Centrum und Peripherie nicht beständen. Von Schön[1] sind messende Versuche hierüber angestellt worden, welche allerdings nicht auf den Vergleich von Peripherie und Centrum, sondern auf den Vergleich gleich weit vom Centrum entfernter Partien der äusseren und der inneren Netzhauthälfte gerichtet waren. Er fand hierbei, dass stets die temporale Partie von erheblich hellerem Licht getroffen werden muss, als die entsprechende nasale, wenn beide Lichter gleich intensiv erscheinen sollen. Folgende Tabelle giebt eine Uebersicht der erhaltenen Resultate, wobei der erste Stab die Entfernung vom Centrum in Graden angiebt, die zweite aber diejenige Helligkeit, welche auf die temporäre Hälfte fallend, die Helligkeit 1 auf der nasalen gleich erscheint:

10^0	1,4
20^0	1,75
25^0	1,6
30^0	2,0
35^0	2,7
40^0	2,65
45^0	3,1

Wenn nun die verschiedenen Theile der Netzhaut unter einander so verschieden sind, so können jedenfalls nicht alle sich mit dem Centrum übereinstimmend verhalten. Welche Stellung aber dies unter den verschie-

[1] Schön, Zur Lehre vom binocularen Sehen. *Archiv für Ophthalmologie*, XXIV, 1 S. 27.

denen Seitenpartien einnimmt, ist nicht mit Sicherheit anzugeben. Es muss wohl auch auf eine besondere Schwierigkeit noch aufmerksam gemacht werden, welche sich der Deutung derartiger Versuche entgegensetzt. Sie müssen nothwendig so angestellt werden, dass eine Partie der einen Netzhaut belichtet, die correspondirende Partie der andern dagegen dunkel gelassen wird. Denn wenn die identischen Stellen sich gerade von einander hierin unterscheiden sollen, so kann dies nicht bei gleichzeitiger Erregung beider und Verschmelzung der Eindrücke herausgebracht werden. Nun finden aber unter diesen Umständen bekanntlich sehr merkwürdige Erscheinungen des Wettstreits der Sehfelder statt. Und aus den Versuchen von Valerius[1] wissen wir, dass im Allgemeinen monocular gesehenes Licht dunkler erscheint, als binocular gesehenes. Wir wissen ferner, dass im Wettstreit jederzeit die temporale Netzhauthälfte ungünstiger gestellt ist, als die nasale. Hieraus ergiebt sich die naheliegende Möglichkeit die Schön'schen Versuche in einer Weise zu deuten, welche von den Wettstreits-Erscheinungen ausgehend einen Schluss auf die eigentliche Helligkeitsfunction verbieten würde.

Ohne uns in diese Hypothesen weiter zu verlieren, wollen wir eine Thatsache doch hervorheben, welche wohl als sicher constatirt angesehen werden darf. Die Helligkeits-Function der peripheren Theile ist gewiss keine derartige, dass die Mängel der daselbst stattfindenden Farbenempfindungen nach demselben Prinzip erklärt werden könnten, wie diejenigen, welche auch central bei sehr herabgesetzter Beleuchtung eintreten. Dieses Resultat ist immerhin wichtig genug, ja es ist wichtiger als irgend etwas anderes, was fortgesetzte Untersuchung der Helligkeits-Function etwa ergeben könnte.

Mit der Schwellenempfindlichkeit hat sich zuerst Raehlmann beschäftigt (A. f. O. XX. I.) Es ist nach ihm die absolute Schwellenempfindlichkeit für rothes Licht unter 30^0 $\frac{1}{1,3}$, unter 60^0 $\frac{1}{4}$ von der centralen, für grünes Licht bei 30^0 $\frac{1}{3}$, bei 60^0 $\frac{1}{6}$ der centralen.

Schadow[2], welcher auf Veranlassung von Raehlmann arbeitete, untersuchte in gleicher Weise die Schwellenempfindlichkeit für weisses Licht. Seine, sowie die Raehlmann'schen Resultate sind in den Curven Fig. 17 dargestellt, welche Pflüger's *Archiv* u. s. w., XIX, Tafel V entnommen sind, und ohne Weiteres verständlich sein werden.

Butz (du Bois-Reymond's *Arch. f. Phys.* 1881) giebt an:

1) Dass die Empfindlichkeit für Licht jeder Wellenlänge vom Centrum der Netzhaut zur Peripherie bis 30^0 zunimmt, um dann für die einzelnen Lichtarten mit grösserer oder geringerer Geschwindigkeit abzunehmen.

---

[1] Poggendorff's *Annalen*, 150.

[2] Schadow, Pflüger's *Archiv* u. s. w. XIX.

2) Dass das Anwachsen der Empfindlichkeit für jede Lichtart verschieden ist, in der äussersten Peripherie für Violett dieselbe am meisten gestiegen, für Roth am tiefsten gesunken ist.

Es ist hier unter Empfindlichkeit das verstanden, was ich als absolute Schwellenempfindlichkeit bezeichnet habe[1]. Ich habe die Angabe von

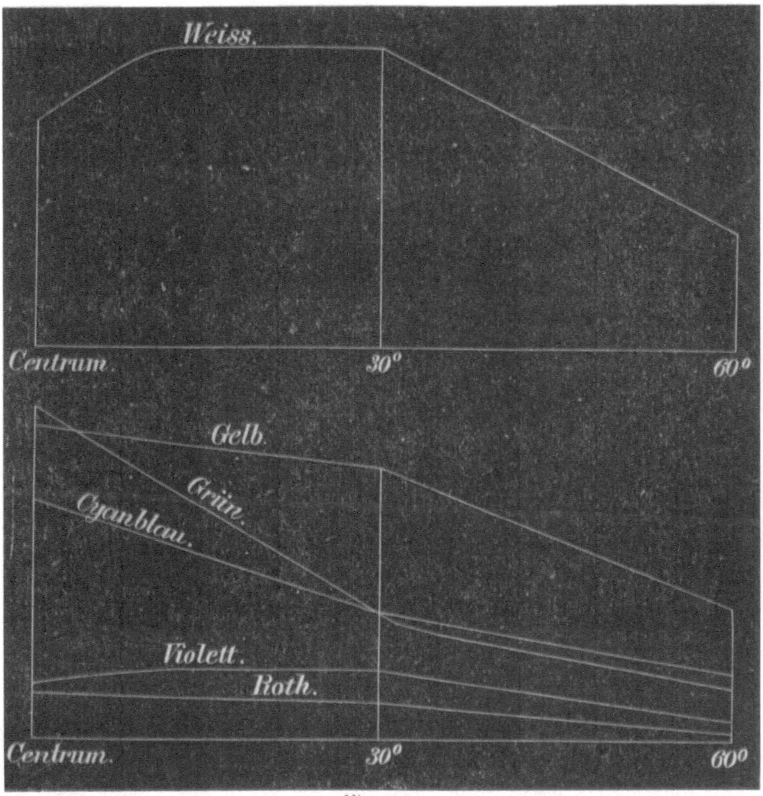

Fig. 17.
Die Empfindlichkeit (absolute Schwellenempfindlichkeit) im Netzhautcentrum, unter 30° und unter 60° Entfernung von der Fovea centralis; nach Schadow und Rählmann. Pflüger's Archiv XIX.

Butz zur Vergleichung mit der von Raehlmann in Fig. 18 graphisch dargestellt.

Im Gegensatz hierzu stehen die Versuchsresultate von Charpentier, welcher die absolute Schwellenempfindlichkeit für Licht jeder Art in allen

[1] Es ist durchaus unzulässig diese Schwellenempfindlichkeit für farbiges Licht einfach als Maass des peripheren „Farbensinnes" ansehen zu wollen. Der Schlusssatz von Butz behauptet, dass die absolute Schwellenempfindlichkeit für farbiges Licht und die Schwellenempfindlichkeit für Farbenerkennung auf dasselbe herauskäme. Vgl. Anh. II am Schlusse.

Netzhautstellen gleich fand. In seiner dritten Mittheilung giebt er allerdings auch einen höheren Schwellenwerth für die Fovea centralis an. Charpentier hat ausserdem auch noch die specifische Schwellenempfindlichkeit für Farben bestimmt, und hierbei selbstverständlich im indirecten Sehen viel höhere Schwellenwerthe gefunden, d. h. es sind peripher grössere Farbenintensitäten erforderlich, damit die Farbe als solche erkannt wird; nur dieselbe dagegen, wie central, oder selbst geringere, damit überhaupt ein Lichteindruck (farblose Empfindung) entsteht. Versuche etwas anderen Art, die auch das Erkennen von Farben betreffen, wurden von Chodin[1] angestellt; er bestimmte nämlich, wie viel Farbe einem bestimmten Weiss zugesetzt werden müsste, damit die Farbe erkannt werden konnte. Hierbei fand sich,

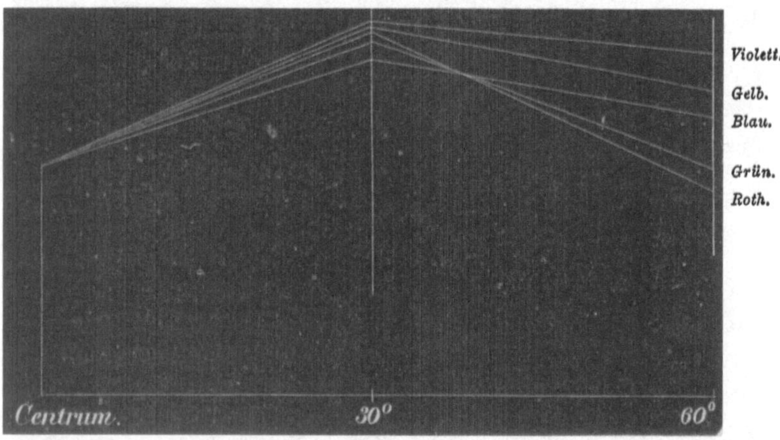

Fig. 18.
Die absolute Schwellenempfindlichkeit im Centrum, bei 30° u. 60° Abstand von der Fovea centralis (nach Butz).

dass dieses Quantum für jede Farbe immer mehr und mehr erhöht werden muss, je weiter sich das Netzhautbild von der Fovea centralis entfernte. Es sank hierbei das Erkennungsvermögen für Grün am schnellsten, etwas weniger schnell für Roth, nächstdem für Orange und Violett, am langsamsten für Gelb und Blau.

Ueber die Unterschiedsempfindlichkeiten endlich besitzen wir Versuche von Dobrowolski und von Charpentier. Die Dobrowolski'schen betreffen die Unterschiedsempfindlichkeit für die Intensitäten weissen Lichts und farbigen Lichts. (Dobrowolski und Gaine) Ueber die Lichtempfindlichkeit (Lichtsinn) auf der Peripherie der Netzhaut; Dobrowolski, Ueber die Empfindlichkeit des Auges gegen die Licht-

[1] Chodin, Ueber die Empfindlichkeit für Farben in der Peripherie der Netzhaut. *Archiv für Ophthalmologie* XXIII, 3.

intensität der Farben (Farbensinn) im Centrum und auf der Peripherie der Netzhaut (Pflüger's *Archiv* u. s. w. XII).

Beim weissen Lichte findet sich hier eine gegen die Peripherie zu allmählich geringer werdende Unterschiedsempfindlichkeit, doch ist die Abnahme nicht sehr erheblich, nämlich bis zur äussersten Peripherie nur auf $\frac{1}{4}$.

Es darf aber gegen die letzteren Versuche der Einwand gemacht werden, dass das mangelhafte räumliche Unterscheidungsvermögen der peripheren Netzhaut die Reinheit des Versuchs beeinträchtigt habe. Die Wahrnehmung von dunkeln Streifen im hellen Felde wird höchst wahrscheinlich für die Partien mit grösserer Sehschärfe schon bei geringeren Lichtdifferenzen möglich sein, auch wenn die Unterschiedsempfindlichkeit des einzelnen Theilchens an sich beide Male dieselbe ist. Ja selbst bei der Unterscheidung zweier aneinanderstossender Flächen könnte das möglicherweise von Einfluss sein. Der allercorrecteste Vergleich wird ohne Zweifel nach derjenigen Methode gewonnen, welche Charpentier angewandt hat, und welche darin besteht, dass man auf derselben Netzhautstelle die Intensität der Beleuchtung plötzlich wechseln lässt, die zu vergleichenden Lichter also nicht gleichzeitig, sondern successive einwirken. Bei dieser Versuchsweise ist man von der räumlichen Unterscheidung jedenfalls ganz unabhängig und es befinden sich centrale und periphere Theile unter genau gleichen Versuchsbedingungen. Das Ergebniss dieser Versuche war nun eine ganz übereinstimmende Unterschiedsempfindlichkeit des Centrums und der Peripherie für Intensitätsunterschiede weissen sowohl als farbigen Lichtes.

Dies wäre etwa im Wesentlichen, was zur Zeit über die Empfindlichkeiten der Netzhautperipherie im Vergleich mit denen des Centrums bekannt ist.

Ueber den letzten Punkt, den wir oben als in Frage kommend aufgestellt hatten, gehen die Beobachtungs-Resultate auch nicht unerheblich auseinander, darüber nämlich, ob die Farben-Empfindung mit scharfen Grenzen aufhöre oder nicht. Die Existenz ganz scharfer Grenzen ist zuweilen (so von Krückow, *Arch. f. Ophth.* XX, 1) behauptet worden, aber, wie ich glaube, sicherlich mit Unrecht. Landolt geht andererseits so weit, alle Farbengrenzen nur als relative gelten zu lassen, indem er behauptet, auch die äusserste Netzhaut-Peripherie sei jeder Farben-Empfindung fähig, wenn nur das Licht in hinreichender Ausdehnung mit hinreichender Intensität einwirke (*Handbuch der Augenheilk.* von Graefe und Sämisch III, S. 70).

Für gewöhnlich finden wir die Grenzen der Farbenempfindung in der Weise bestimmt, dass die Grenzen für Roth und Grün am engsten, weiter für Gelb und Blau sind. Nach Schön[1] betragen diese Grenzen in Graden von der Fovea centralis:

[1] Schön, *Die Lehre vom Gesichtsfeld* S. 8.

	Oben	Aussen	Unten	Innen
Weiss	60	100	65	60
Blau	50	95	60	55
Roth	45	80	50	40
Grün	35	65	35	25

Die Relativität derselben folgt schon aus dem allgemein zugestandenen und leicht zu constatirenden Umstande, dass peripherisch wie central auch Intensität und Ausdehnung für das Erkennen der Farben von Einfluss sind. Es ist hiernach selbstverständlich, dass die Grenze z. B. für das Roth sich je nach Helligkeit und Grösse des vorgelegten Feldes verschieben muss. Darüber aber gehen die Angaben auch auseinander, ob das Gesichtsfeld für Roth grösser ist, als das für Grün, ebenso ob das für Gelb dasjenige für Blau übertrifft oder umgekehrt. Eine Uebereinstimmung der Angaben hierin kann auch selbstverständlich bei der Verschiedenheit der angewendeten Pigmente nicht erwartet werden, da diese auf die Resultate von grösstem Einfluss ist.

Fassen wir das Ergebniss zusammen, so sehen wir, dass eine Stelle der Netzhautperipherie im Vergleich zum Centrum Folgendes zeigt:

1) Veränderungen der Empfindungen, darin bestehend, dass die farbigen farblos werden. In diesem Punkte besteht allgemeine Uebereintsimmung.

2) Veränderungen des Farbentons, welche dem gänzlichen Verschwinden der Farbe vorausgehen. Auch hierin besteht wesentliche Uebereinstimmung. Sowohl Punkt 1 als 2 lassen bei fast allen Beobachtern eine relativ günstigere Stellung von Gelb und Blau, als von Roth und Grün erkennen.

3) Eine nicht, oder wenigstens nicht sehr erheblich veränderte Helligkeits-Funktion (wenigstens für weisses Licht; vermuthlich aber auch für farbiges, vergl. unten 4).

4) Keine sehr erhebliche Veränderung der absoluten Schwellen-Empfindlichkeit für alle Lichter (nach Charpentier gar keinen Unterschied, nach Schadow und Butz kleine Unterschiede, aber die Resultate beider Beobachter nicht ganz übereinstimmend.

5) Sehr verminderte Unterschiedsempfindlichkeiten für Farbentöne (wie aus dem Farbloswerden aller hervorgeht) und ebenso stark verminderte specifische Schwellenempfindlichkeit für farbiges Licht (Charpentier; auch Chodin).

6) Sehr variable Grenzen der Farbenempfindung (wovon nur Krückow das Gegentheil behauptet) nach Intensität und Ausdehnung der vorgelegten zu erkennenden Farben.

Wenn wir an die Deutung dieser Erscheinungen herangehen, so wird als leitender Gesichtspunkt die gewaltige Veränderung der Farben bei wenig oder gar nicht veränderter Helligkeits-Function zu betrachten sein. Es stimmt damit überein, dass auch die absolute Schwellenempfindlichkeit dieselbe (theilweise sogar eine grössere), die specifische dagegen eine so viel geringere ist. Selbst wenn wir nicht schon durch die eben vorher besprochenen Erscheinungsreihen auf Thatsachen geführt wären, die wir unter dem Ausdruck der Farbenschwelle zusammenfassten, so würde für die hier besprochene der gleiche Ausdruck sich von selbst als der zutreffendste darbieten. Da es sich hier aber um den Vergleich verschiedener Theile des Sehorgans handelt, so könnte man wohl geneigt sein für diese Thatsache der Farbenempfindungsschwelle eine weitergehender Erklärung zu versuchen. Nichts liegt näher, als die Annahme, dass von irgend welchen Vorgängen, die im Sehorgan stattfinden können, eine oder einige in der Peripherie immer nur in geringerem Betrage hervortreten, gewisse Substanzen dort spärlicher, gewisse Endapparate dort in geringerer Erregbarkeit vorhanden wären als central. Versuchen wir, wie weit wir mit diesen Erklärungsprincip gelangen und welche Gestalt dasselbe würde annehmen müssen. Es ist leicht zu sehen, dass die Gliederung, auf welche man naturgemäss kommt, hier die in farblose Helligkeit einerseits und die Farben anderseits ist. In der That, hält man sich an nichts weiter als die Erscheinungen des indirekten Sehens, so kann keine Theorie denselben in einfacherer Weise gerecht werden als die Annahme von Componenten, von denen etwa eine der farblosen Hell-Dunkel-Reihe, eine zweite der Roth-Grün- und eine dritte der Gelb-Blau-Reihe entspricht, also im wesentlichen die Hering'sche Theorie der Farbenempfindung. Denkt man sich die „farbigen Sehsubstanzen“ gegen die Peripherie zu immer mehr und mehr abnehmend und schliesslich ganz schwindend, so wird man in der Hauptsache mit den Erscheinungen im Einklange sein. Die geringe Abnahme der absoluten Schwellenempfindlichkeit wird auf eine (sehr viel geringere) Abnahme auch der schwarz-weissen Sehsubstanz gegen die Peripherie zu bezogen werden können. Die kleine Erhöhung der absoluten Schwellenempfindlichkeit, namentlich für violettes Licht, welche bei geringen Abweichungen vom Centrum eintritt, wird am ungezwungensten auf die centrale Absorption desselben im Pigment der Macula lutea bezogen werden können. Die Veränderungen des Farbentons würden sich endlich auch ohne Schwierigkeit erklären, wenn wir berücksichtigen, dass die beiden farbigen Sehsubstanzen nicht in gleichmässiger Weise gegen die Peripherie zu abnehmen, sondern vermuthlich die rothgrüne schneller als die gelbblaue, wie sich das auch in der grösseren Ausdehnung des gelb-blauen Gesichtsfeldes im Vergleich zum rothgrünen documentirt.

So sehr wir anerkennen müssen, dass die eben besprochene Hypothese die Art und Weise des indirekten Sehens in der einfachsten und glattesten Weise erklärt, so dürfen wir doch nicht vergessen, dass sie durchaus nicht die einzige Form ist, in welcher das wesentliche Erklärungsprincip vorgebracht werden kann. Dieses besteht überhaupt in der Gliederung der Vorgänge nach farblosem Helldunkel einerseits und Farben andererseits; die Veränderungen des Farbentons mögen überdies noch eine Gliederung des „Farbenvorganges" (wenn ich für den Augenblick diesen Ausdruck gebrauchen darf) in mindestens zwei Elemente wahrscheinlich machen. Das ist aber genau dieselbe Gliederung, welche uns auch vorher schon sehr ausgesprochen entgegengetreten ist, bei der Verminderung der Beleuchtung, des Sehwinkels und der Zeitdauer der Lichtwirkung. Wenn man also vorsichtiger verfahren wollte, so wird die allgemeine Thatsache dieser Art von Gliederung das sein, was wir aus den Erscheinungen des indirekten Sehens, in vollkommner Uebereinstimmung mit jenen andern Thatsachen entnehmen. Die specielle Hypothese, dass diese Gliederung in peripheren Erregungsvorgängen zu suchen sei, werden wir dagegen als vorläufig unbewiesen bei Seite lassen müssen, um so mehr, als wir schon vorher auch Erscheinungen kennen lernten, welche gerade für diese Vorgänge eine andere Art der Eintheilung zu ergeben schienen (Helligkeits-Function, zeitliches Ansteigen).

Wir haben uns bemüht, den naturgemässesten Schluss aus den Erscheinungen des indirekten Sehens zu ziehen; wir müssen nun noch sehen, ob und wie die Erscheinungen mit anderen Deutungsweisen sich in Einklang bringen lassen. Versuchen wir es zunächst mit den Componenten der Young-Helmholtz'schen Theorie. Nur dann kann man davon sprechen, diese Theorie zur Erklärung zu verwerthen, wenn man die Qualität der Empfindungen mit dem Verhältniss der drei Componenten in einer bestimmten allemal gleichen Weise sich verknüpft denkt. Statuirt man die Möglichkeit, dass (durch irgend welche andere Ursachen) bei demselben Erregungsverhältniss der drei Componenten die Empfindung gleichwohl verschieden ausfalle und sucht so die Abweichung des indirekten Sehens zu erklären, so gründet man die Erklärung vielmehr auf jene als Ergänzung hinzugefügten Bedingungen als auf die drei Componenten, von welchen die Theorie spricht. Kann man nun die Erscheinungen des indirekten Sehens in der Weise aus der Young-Helmholtz'schen Theorie erklären, dass man für die Peripherie bei demselben Lichtreiz andere Erregungsverhältnisse der drei Componenten annimmt als im Netzhautcentrum? Es ist dies, wie bekannt, wiederholt versucht worden[1], aber wie ich glaube nicht mit den gewünschten Erfolge. Zunächst ist klar, dass die Peripherie, da sie farb-

[1] Fick, Zur Theorie der Farbenblindheit. *Arbeiten aus dem physiologischen Laboratorium zu Würzburg* S. 213 (3. Lieferung). Schön, *Die Lehre vom Gesichtsfeld und seine Anomalien.* Vgl. auch die analoge Theorie für die angeborene Farbenblindheit von Rählmann, *Archiv für Ophthalmologie* XXII, 1. Ferner Leber im *Handbuch der Augenheilkunde* von Graefe und Sämisch Bd. V, S. 1030.

lose Empfindungen zu liefern im Stande ist, alle drei Componenten besitzen muss; fehlt die eine, z. B. die Roth-Componente, so ist sicher, dass jetzt (den Voraussetzungen zufolge) sogar weisses Licht in blaugrüner Farbe erscheinen müsste, wie das von Fick durchaus richtig und unbestreitbar gezeigt worden ist. Zweitens ist soviel sicher, dass die blosse Herabsetzung der Erregbarkeit aller Componenten die Erscheinungen auch nicht erklären kann; denn die gleichmässige Verminderung aller Vorgänge kann zu keiner Veränderung der Farbe führen; höchstens dann könnte man daran denken, wenn dieselbe so bedeutend wäre, dass wir uns dem Falle der Minimalbeleuchtungen beim direkten Sehen näherten. Das ist aber sicher nicht der Fall, da wir ja wissen, dass weder Helligkeitsfunktion, noch absolute Schwellenempfindlichkeit sehr erhebliche Differenzen gegen das Centrum zeigen. Bleiben wir nun bei einem einfachen Beispiel stehen. Mit irgend einer Stelle der Netzhaut wird sowohl Roth als Grün vollkommen farblos, aber beides als hell (auf schwarzen Grunde gesehen). Da nun die Empfindung farbloser Helligkeit durch etwa gleichstarke Erregung der drei Componenten hervorgerufen wird, so gelangt man zunächst zu dem Resultat, dass sowohl rothes als grünes Licht die drei Componenten ungefähr gleich stark erregen. Da ausserdem die Helligkeits-Function wenigstens nicht sehr erheblich geändert ist, so ergiebt sich mit Nothwendigkeit, dass die Erregbarkeit der Grüncomponente für grünes Licht im Vergleich zum Centrum etwa dieselbe, für rothes dagegen eine viel höhere sein muss. Ebenso muss für die Rothcomponente in Vergleich zum Centrum die Erregbarkeit für rothes Licht gesunken oder gleich geblieben, für grünes Licht dagegen erhöht sein. Es müssen also nothwendig die Erregbarkeitscurven (S. 52) für die drei Componenten andere geworden sein. In dieser Richtung hat Fick[1], wie ich glaube, vollkommen richtig den Weg angegeben, wie die „Farbenblindheit" der Netzhautperipherie nach der Young-Helmholtz'schen Theorie erklärt werden muss. Die von ihm construirten Erregbarkeitscurven zeigen Fig. 19 und 20.

Dagegen kann ich Fick nicht Recht geben, wenn er die Annahme eines solchen Verhaltens für eine sehr nahe liegende und plausible hält. Ich sehe nicht ein, wie man „derselben Componente" hier eine andere Erregbarkeitscurve zuschreiben kann als dort. Man kann sich das schwerlich anders denken, als wenn sie hier mit anderen Endapparaten verbunden ist als dort. Wir sehen also, dass in jedem Falle der Versuch, aus den Young-Helmholtz'schen drei Componenten die Erscheinungen des

[1] l. c. Die Annahme von Schön, dass die peripheren Theile nur schwacher Erregungsvorgänge fähig seien und daher schon bei relativ schwachem Licht in das Maximum derselben versetzt würden, lässt sich, so viel ich sehe, mit der Thatsache der fast gar nicht veränderten Helligkeitsfunktion nicht in Einklang bringen.

indirekten Sehens zu erklären, uns über die drei Componenten hinausführt. Entweder eine Hinzufügung von centralwärts (mehr zum Centralnervensystem gelegenen) Bedingungen für das Zustandekommen der Farbenempfindungen wird nothwendig, oder die Hinzufügung von peripheren Endapparaten, welche je nach ihrer Beschaffenheit diese oder jene Erregbarkeitscurven ergeben. Das Wesen der ganzen Erscheinung wird nach dieser Vorstellungsweise also gar nicht mehr in demjenigen Gebiet des ganzen Sehorgans gesucht, in welchem die drei Componenten bestehen, sondern in einem andern. Die Annahme von verschiedenartigen Endapparaten dürfte nach dem ganzen Stande unseres Wissens für jetzt wohl sehr viel weniger wahrscheinlich sein, als die oben schon angedeutete und später genauer auszuführende Annahme einer Farbenschwelle. Zunächst wissen wir über die Erregungsvorgänge im Opticus noch gar nichts, und es ist viel wahrscheinlicher, dass die drei Componenten in drei Sehstoffen zu suchen sind, welche direkt lichtempfindlich sind, also in den Endapparaten selbst. Ausserdem aber muss wohl vor allem darauf hingewiesen werden, dass auch in der Peripherie die Farben bei grosser Intensität und grosser Ausdehnung der Felder erkannt werden. Es scheint also für die Peripherie nur jene „Farbenschwelle“, welche auch central besteht, sehr viel höher gelegen zu sein. Dies zwingt offenbar dazu, die Abweichungen des peripherischen Sehens in denselben Umständen zu suchen, welche auch central die Farbenschwelle bedingen.

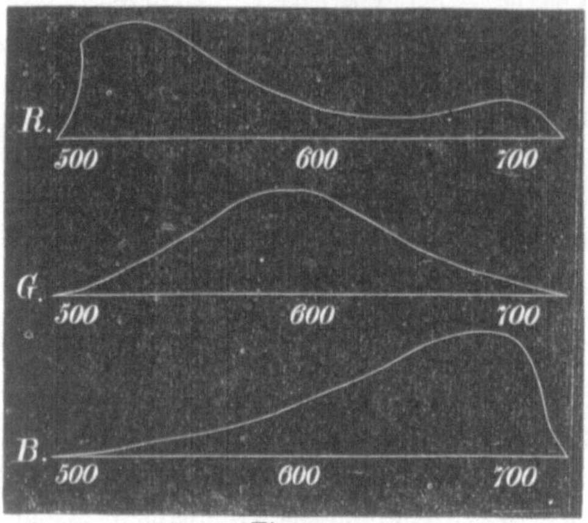

Fig. 19.
Die Erregbarkeitscurven für die roth (*R*), grün (*G*) und blau (*B*) empfindenden Elemente im Netzhautcentrum (nach Fick). Die Zahlen bedeuten die Schwingungszahl in einer Billiontelsekunde.

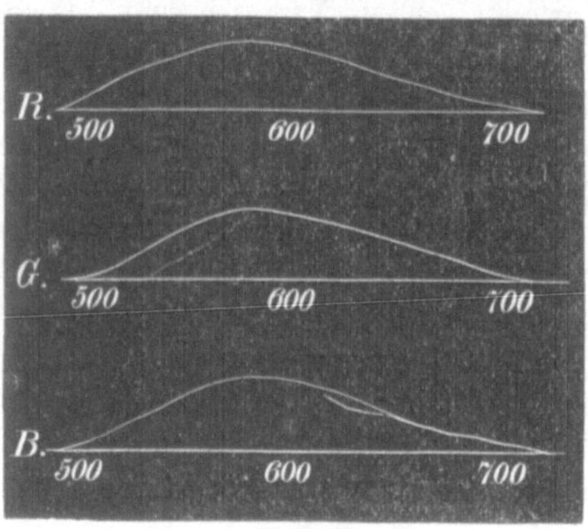

Fig. 20.
Die Erregbarkeitscurven für die roth (*R*), grün (*G*) und blau (*B*) empfindenden Elemente in der Netzhautperipherie (nach Fick). Die Zahlen bedeuten die Schwingungszahl in einer Billiontelsekunde.

Ehe wir die Erscheinungen des indirekten Sehens verlassen, müssen wir noch desjenigen Erklärungsversuches gedenken, welcher in direkter Anknüpfung an die anatomischen Thatsachen aus der anatomischen Verschiedenheit von Centrum und Peripherie die physiologische herzuleiten unternimmt. Wunderbar muss es da freilich auf den ersten Blick erscheinen, dass anatomisch gerade das Gegentheil von dem physiologischen Verhalten realisirt ist. Dem Centrum fehlt ein Gebilde, welches die Peripherie besitzt, die Stäbchen; der Peripherie fehlt eine Funktion, welche das Centrum besitzt, der Farbensinn. Wenn doch eins von beiden umgekehrt wäre, dann würden wir gleich damit bei der Hand sein, den Zapfen die Lichtempfindung, den Stäbchen die Farbenempfindung zuzuschreiben. So aber werden wir auf andere Vorstellungen sinnen müssen. Berücksichtigt man zunächst, dass die Peripherie uns sicher keine Farbenempfindung vermittelt, die wir nicht auch vom Centrum der Netzhaut aus hervorbringen könnten, so wird man entweder annehmen müssen, dass die Stäbchen mit der bewussten Lichtempfindung gar nichts zu thun haben, wodurch sie aus dem Kreise unserer Betrachtungen ganz fortfielen, oder aber die Stäbchen können im Centralnervensystem einige der Vorgänge und somit einige der Empfindungen hervorbringen, welche auch durch die Zapfen ausgelöst werden können. Da wir von einer reflektorischen Lichtwirkung, die nur durch die Peripherie der Netzhaut und nicht durch die Stelle des deutlichsten Sehens hervorgerufen wird, nichts wissen, so wird die letztere Annahme zu bevorzugen sein. Es steht hier nichts im Wege, sich zu denken, dass die Stäbchen allein farblose Lichtempfindungen hervorbringen könnten. Das Bemerkenswerthe der Vorstellung, zu der wir so gelangt sind, liegt in der Annahme, dass aus den Vorgängen in Stäbchen und Zapfen sich die Empfindungen nicht direkt bestimmen, sondern erst centralere Vorgänge durch sie bestimmt werden, welche ihrerseits die Empfindungen ergeben. Ohne diese Umsetzung wäre es nicht verständlich, wie zwei verschiedene Apparate dieselbe Empfindung hervorbringen können. Mit dieser erscheint dies leicht begreiflich und wir können daher uns ohne Schwierigkeit denken, dass die Stäbchen als ein einfacher Endapparat für die Bedürfnisse der Netzhautperipherie genügen, je näher dem Centrum aber, um so mehr der verwickeltere Endapparat der Zapfen aufgewendet worden ist. Nur das darf man nicht glauben, hierdurch allein die Erscheinungen des indirekten Sehens vollständig erklären zu können. In der Peripherie sind ja auch überall noch Zapfen vorhanden, welche, soweit bekannt, mit denen des Netzhautcentrums durchaus übereinstimmen. Für diese also kommen wir nothwendig auf die obigen Erklärungsversuche zurück.

Ein längeres Verweilen bei diesen würde überflüssig sein. Erst im Zusammenhange mit allen übrigen Erscheinungen werden wir daher auf die Erscheinungen des indirekten Sehens zurückzukommen haben.

Die Ermüdungserscheinungen.

Wir wollen nunmehr zu einer Reihe von Abweichungen vom normalem System uns wenden, welche sich vor allen andern durch die Möglichkeit der mannigfaltigsten experimentellen Varriirung auszeichnen. Es sind dies die Ermüdungserscheinungen. Man versteht hierunter alle diejenigen Veränderungen, welche durch die Einwirkung des Reizes selbst auf den Sinnesapparat hervorgebracht werden. Jeder Theil des Sinnesapparats ist verschiedener Zustände fähig und je nach denselben ist die Empfindung, welche ein bestimmter Reiz giebt, eine verschiedene. Am einfachsten zeigt sich diese Thatsache in den bekannten Erscheinungen der negativen Nachbilder. Es ist zweckmässig und zulässig bei der Betrachtung derselben zunächst von den Modificationen abzusehen, welche bei der Beleuchtung einer Netzhautstelle auch deren nähere Umgebung erfährt. Da wir auf die zwischen verschiedenen Netzhautpartien bestehende Wechselwirkung später ausführlicher eingehen müssen, so können wir uns hier die ermüdeten Stellen immer verglichen denken mit anderen, welche hinreichend weit entfernt sind, um durch jene unbeeinflusst zu bleiben.

Um die Erscheinungen übersehen und verfolgen zu können, stellen wir gleich von vorne herein folgende Benennungen fest. Wir bezeichnen als „ausgeruht" oder „unermüdet" ein Auge oder eine Netzhautstelle, welche lange Zeit durch von gar keinem Lichte getroffen wurden. Da man ein Auge beliebig lange in einem solchen Zustande lassen kann, so darf man mit genügender Sicherheit annehmen, dass dasselbe allmählich in einen gewissen Zustand übergeht, der sich dann constant erhält; man darf ferner annehmen, dass dieser Zustand auch bei kürzerem Lichtabschluss wenigstens sehr annähernd wird erreicht werden können, so dass in der That der „unermüdete Zustand" ein eindeutig bestimmter und in den Versuchen annähernd strenge zu erreichender sein würde. Wenn es sich nun weiter um die Charakterisirung eines bestimmten Ermüdungszustandes handelt, so kommt es einmal an auf den Reiz, welcher die Ermüdung herbeiführt. Wir wollen diesen (als Lichtreiz vorausgesetzt) mit Helmholtz das primäre Licht nennen. Für die Bestimmung desselben wird seine Beschaffenheit (Qualität und Intensität) als Funktion der Zeit zu kennen nöthig sein. Die Leistung der ermüdeten Stelle selbst wird sich endlich bestimmen, durch die Empfindung, welche sie einem bestimmten Reize entsprechend hervorbringt. Dieser Reiz kann beliebig gewählt werden und heisst das reagirende Licht. Im Ganzen also gestaltet der Ermüdungsversuch sich so, dass man ein Auge oder eine bestimmte Netzhautstelle zunächst ausruht ($^1/_2$ Stunde ist unter allen Umständen genügend), sodann das primäre Licht darauf wirken lässt (welches im einfachsten Falle ein constantes ist), und endlich das reagirende Licht darauf fallen lässt. Man bemerkt bei jedem solchen Versuch ohne weiteres Hilfsmittel, dass das reagirende Licht von der ermüdeten Stelle aus eine andere Empfindung hervorruft, als von der unermüdeten; eben hierin besteht ja die Fundamentalerscheinung des negativen Nachbildes. Die Möglichkeit, diese Veränderung der Empfindung genauer zu bestimmen, liegt auch vor, indem man auf benachbarte unermüdete Theile ein anderes Licht fallen lässt; gelingt es dieses letztere, welches ich das Vergleichslicht nenne, so herzustellen, dass es von der unermüdeten Stelle aus dieselbe Empfindung hervorruft, wie die reagirende von der ermüdeten, so giebt das Verhältniss des Vergleichslichts zum reagirenden Licht eine genügende Vorstellung von der Veränderung, welche die Ermüdung ausmacht. Der Unterschied der Lichter wird genau compensirt durch den Unterschied im percipirenden Apparat, so dass reagirendes Licht, wirkend durch den ermüdeten Theil, und Vergleichslicht, wirkend durch den unermüdeten Theil, dieselbe Empfindung ergeben.

Dies genügt für die vorläufige Orientirung über das, worauf es ankommt. Die Ergebnisse der einfachen und seit lange bekannten Versuche lassen sich leicht zusammenfassen. Halten wir uns zunächst an den einfachsten Fall, indem das primäre Licht identisch ist mit dem ermüdenden, so handelt es sich um die allmähliche Veränderung, welche die Empfindung erleidet, in dem ein constantes Licht dauernd auf eine gewisse Netzhautstelle einwirkt. Im Allgemeinen erleidet das Licht hierbei eine scheinbare Veränderung, sowohl in Intensität, als in Farbe, es scheint nämlich schwächer und weniger gesättigt, (weisslicher resp. grauer) zu werden. Das weisse Licht allein verändert (scheinbar) nur die Intensität, bleibt also weiss. Lässt man nun aber auf eine irgendwie ermüdete Stelle ein beliebiges anderes reagirendes Licht fallen, so erscheint dies ebenfalls und zwar in ganz gesetzmässiger Weise verändert. Weisses Licht nämlich erscheint gefärbt und zwar annähernd complementär dem ermüdenden Lichte. Ein beliebiges farbiges Licht aber erscheint in seiner Farbe verändert und zwar so, als ob ihm ein Licht zugemischt wäre, welches dem ermüdenden complementär wäre. So würde also nach Gelbermüdung z. B. das Weiss blau erscheinen, reines Grün als ein bläuliches Grün, Roth als Violett etc.

Wir wollen nun sehen, was sich aus dem genaueren Studium dieser Erscheinungen für die Analyse des ganzen Vorganges ergeben kann. Diese Aufgabe wird wesentlich erschwert durch unsere Unkenntniss darüber, was eigentlich die Ermüdung sei und worin sie bestehe. Halten wir uns an die analogen Erscheinungen beim Muskel, so sehen wir bei anhaltendem Reiz den Effekt desselben immer schwächer und schwächer werden. Gleichwohl wissen wir auch hier, dass durchaus nicht ein starker Reiz, den ermüdeten Muskel treffend, ebenso wirkt, wie ein schwacher auf den unermüdeten applicirt. Wir wissen, dass der zeitliche Verlauf der Zuckung ein anderer wird, die Abhängigkeit der Hubhöhen von der Belastung sich ebenfalls verändert etc. Wenn man also sagt, die Ermüdung wirke ähnlich, wie die Abschwächung der Reize, so ist dies zwar annähernd, aber durchaus nicht genau richtig. Nichts destoweniger besteht die vorgefasste Meinung mit der wir an die Erscheinungen der Ermüdung bei einem sensibeln Nerven heranzugehen pflegen darin, dass wir eine allmähliche Abschwächung des betreffenden Erregungsvorganges als Ausdruck der fortschreitenden Ermüdung ansehen. Diese ganze Vereinfachung der Vorstellung ist aber überhaupt nur so lange zulässig, als von einer Abschwächung eines Erregungsvorganges in eindeutiger Weise gesprochen werden kann, d. h. so lange der betreffende Vorgang als ein nur einfach abstufbarer (quantitativ veränderlicher) angesehen werden kann. Wie man sieht, passt also die einfache Vorstellung, welche man sich von der Ermüdung zu machen pflegt, (ja welche schon darin liegt, dass man die durch den Reiz bewirkten Veränderungen als Ermüdung bezeichnet) ausschliesslich für den Fall der Componenten, nicht aber für den Fall mehrfacher qualitativer Abstufbarkeiten. Es ergiebt sich hieraus die Nothwendigkeit, wenn man die Ermüdungserscheinungen überhaupt für die Analyse verwerthen will, gewisse Voraussetzungen zu machen. Ganz unmöglich wird eine solche Verwerthung bei der Qualitätentheorie. Die nächstliegende Annahme würde bei derselben allerdings darin bestehen, dass die Ermüdung ebenso wirkt wie Abschwächung des Reizes; beruft man sich indessen auf die unterschiedslose Gleichartigkeit aller möglichen Zustände, welche keinerlei ausgezeichnete Punkte bietet, so wird von diesem Standpunkte aus alles als möglich erscheinen. Freilich wird auch die Möglichkeit, irgend eine der beobachteten Thatsachen erklärend zu verfolgern hiermit abgeschnitten sein. So sehen wir denn z. B., dass die Qualitätentheorie von Wundt zwar alle möglichen Fälle umfasst, aber für das Verständniss der wirklich realisirten keinerlei Anhaltspunkt gewährt.

Für jede Componententheorie muss dagegen eine wesentliche Empfehlung darin liegen, dass sie dem besondern Modus der Ermüdungserscheinungen mit Leichtigkeit Rechnung tragen kann. Ob man nun die drei Young'schen Componenten annehmen will, oder die drei Hering'schen Componentenpaare, in beiden Fällen kann man die negativen Nachbilder, wenigstens in den Grundzügen der Erscheinungen, mit Leichtigkeit aus Ermüdungen bezw. Umstimmungen erklären. Es wird kaum erforderlich sein, diese Erklärungen hier in Kürze vorzuführen. Im Wesentlichen kommt es immer darauf hinaus, dass ein beliebiges Licht die verschiedenen Componenten in ungleichem Maasse ermüden (umstimmen) kann. Nachdem dies geschehen ist, wird nun ein jedes reagirende Licht ein anderes Verhältniss der Componenten hervorrufen, als wenn es auf das unermüdete Auge wirkte. So wird das rothe Licht vorzugsweise die Rothcomponenten ermüden, oder (im Sinne Hering's) die Rotherregbarkeit vermindern, die Grünerregbarkeit erhöhen und somit weisses Licht auf der rothermüdeten Netzhaut nunmehr blaugrün (bezw. grün) erscheinen. In diesem, sehr einleuchtenden Erklärungsmodus liegt die Stärke der Componententheorien. Die Thatsache, dass es ein Licht, nämlich das weisse giebt, welches bei längerer Einwirkung wirklich nur abgeschwächt, aber nicht qualitativ verändert erscheint, ermöglicht, die Voraussetzungen jener Erklärungen experimentell zu bewähren, nämlich, dass in der That das stärkere Licht auch stärker ermüdend wirkt und somit bei bestimmter Einwirkungszeit in erheblicherem Masse abgeschwächt erscheint, als ein schwächeres. Finden wir z. B., dass ein starkes Licht nach 30 Sek. Einwirkung auf den sechsten Theil seines ursprünglichen Werthes abgesunken erscheint, ein schwächeres dagegen nur auf $^1/_3$, so wird es nun ganz begreiflich erscheinen, dass das rothe Licht bei seiner ungleichen Wirkung auf die verschiedenen Componenten bei längerer Einwirkung allmählich an Sättigung verliert, indem die am stärksten erregte Componente auch am meisten der Ermüdung unterliegt.[1]

Wenn somit der allgemeine Gang der Erscheinungen ohne Weiteres durchsichtig geworden ist, so fragt sich nun weiter, ob das genauere Studium der Ermüdungserscheinungen uns bezüglich der anzunehmenden Componenten Genaueres lehren kann. Ich habe schon vor einigen Jahren den Versuch gemacht, speciell von diesem Gesichtspunkte aus, zwischen der Helmholtz'schen und der Hering'schen Theorie eine Entscheidung herbeizuführen, d. h. beide aufgefasst als Theorien der Ermüdung resp. Umstimmung, nicht als Theorien der Gesichtsempfindungen überhaupt.[2] Das Resultat der damals mitgetheilten Versuche bestand zunächst darin, dass zwei Lichter, welche objectiv verschieden sind, dem unermüdeten Auge aber gleich erscheinen, dem irgendwie ermüdeten Auge zwar beide verändert, stets aber unter einander wieder gleich erscheinen. Die Bedeutung dieser Thatsache einzusehen, ist nicht ganz einfach. Zunächst mag daran erinnert werden, dass das keineswegs der Fall sein würde, wenn die Ermüdungen etwa in einer Veränderung der durchsichtigen Medien des Auges bestände. Zwei Lichter, welche uns mit freiem Auge betrachtet gleich erscheinen, aber objektiv verschieden sind, erscheinen uns im Allgemeinen verschieden, sobald wir sie durch ein farbiges Glas ansehen. Sehr natürlich! das farbige Glas absorbirt von den Lichtstrahlen verschiedener

[1] Ueber die Ermüdung des Sehnerven. *Archiv f. Ophthalmol.* XXIII, 2.

[2] Beitrag zur Physiologie der Gesichtsempfindungen. *Archiv f. Physiol.* 1878.

Wellenlänge sehr verschiedene Beträge, und es wäre daher ein besonderer Zufall, wenn der physiologische Effekt beider Lichter, nachdem jedes die verschiedenartigsten Veränderungen erlitten hat, wiederum derselbe wäre.[1] Man sieht schon hieraus, dass die eingeschalteten Veränderungsbedingungen, in denen die Ermüdung besteht, ganz bestimmter Art werden sein müssen, wenn nicht der obige Satz in seiner allgemeinen Giltigkeit als ein unerklärlicher Zufall erscheinen soll. A. a. O. habe ich den Nachweis geführt, dass diese Regel eine nothwendige Consequenz der Drei-Componenten-Theorie ist, während dagegen die Theorie der drei Componenten-Paare zu gegentheiligen Consequenzen führt. Derselbe kann hier in derselben Weise reproducirt werden.

„Es seien $A\ B\ C\ D\ E\ F\ldots$ die elementaren Processe der Sehsubstanz, $a\ b\ c\ d\ e\ f\ldots$ ihre Erregbarkeiten; ihre Zahl sei zunächst unbestimmt. Ferner sei in einem gegebenen Lichte $\mathfrak{A}$ der gesammte Reiz, welchen es für den Process A darstellt; es hängt also $\mathfrak{A}$ ab von den Intensitäten, in welchen das Licht verschiedener Wellenlängen vorhanden ist und von den besonderen Beziehungen, vermöge welcher diese in verschiedenem Masse auf A wirken. Es wird dann A erregt mit der Intensität $a\mathfrak{A}$. Wenn nun $\mathfrak{B}\ \mathfrak{C}\ \mathfrak{D}\ \mathfrak{E}\ \mathfrak{F}$ die analogen Bedeutungen haben, so haben wir im gegebenen Augenblick

A in der Intensität $a\mathfrak{A}$,
B in der Intensität $b\mathfrak{B}$ etc.

Wenn nun zwei objectiv verschiedene Lichter für die Empfindung gleich sind, so heisst dies, da die Empfindung immer nur abhängig gedacht werden kann von drei Funktionen jener Componenten, dass

$$\begin{aligned} \varphi(a\mathfrak{A},\ b\mathfrak{B},\ c\mathfrak{C}\ldots.) &= \varphi(a\mathfrak{A}',\ b\mathfrak{B}',\ c\mathfrak{C}'\ldots.),\\ \chi(a\mathfrak{A},\ b\mathfrak{B},\ c\mathfrak{C}\ldots.) &= \chi(a\mathfrak{A}',\ b\mathfrak{B}',\ c\mathfrak{C}'\ldots.), \qquad \text{(I.)}\\ \psi(a\mathfrak{A},\ b\mathfrak{B},\ c\mathfrak{C}\ldots.) &= \psi(a\mathfrak{A}',\ b\mathfrak{B}',\ c\mathfrak{C}'\ldots.), \end{aligned}$$

wo $\varphi\ \chi\ \psi$ drei Funktionen irgend welcher Art, $\mathfrak{A}$ und $\mathfrak{A}'$, $\mathfrak{B}$ und $\mathfrak{B}'$ etc. die für die beiden Lichter geltenden Werthe sind. Nun zeigt sich ohne Weiteres, dass, wenn die Zahl der Componenten nur drei ist, aus diesen Gleichungen sich ergiebt $\mathfrak{A} = \mathfrak{A}'$, $\mathfrak{B} = \mathfrak{B}'$, $\mathfrak{C} = \mathfrak{C}'$, und hieraus folgt, dass dieselben Gleichungen (I.) auch bestehen bleiben für beliebige Aenderungen der Werthe $a\ b\ c$. In Worten: Wenn wir nur drei Componenten des nervösen Vorganges annehmen (Helmholtz'sche Theorie), so folgt aus der Empfindungsgleichheit zweier objectiv verschiedener Lichter, dass für jede jener Componenten der Reiz in einem Lichte so gross ist wie im andern.

[1] Hierauf beruht auch der vortheilhafte Gebrauch, den Farbenblinde von Fuchsingläsern und sonstigen farbigen Gläsern machen können. Es ist ein grosser Irrthum zu glauben, dass das Fuchsinglas irgendwie den Mangel, in welchem die Farbenblindheit bestehe, aufheben könne. Das mit dem Fuchsinglas bewaffnete Auge der Farbenblinden wird freilich Farben unterscheiden können, welche es vorher verwechselte, dafür aber andere verwechseln, welche es ohne Glas unterscheidet.

Wie sich also auch die Erregbarkeiten ändern, die beiden Lichter werden stets einander gleich erscheinen.

Ist dagegen die Zahl jener Componenten grösser, so folgt die Gleichheit der Werthe 𝔄 und 𝔄′, 𝔅 und 𝔅′, ℭ und ℭ′ etc. nicht aus jenen drei Gleichungen I. Es erscheint also möglich, dass durch Aenderungen der Werthe a b c . . . . die Gleichungen ungiltig werden. In Worten: Wenn es mehr als drei Componenten des nervösen Vorganges giebt, so folgt aus der Empfindungsgleichheit zweier objektiver verschiedener Lichter noch nicht, dass der Reizmoment für jede Componente im einen so stark als im andern ist. Im Allgemeinen ist es also möglich, dass zwei anfangs gleich erscheinende Lichter durch Aenderungen der Erregbarkeiten ungleich werden.

Speciell in der Hering'schen Theorie ist dies leicht nachzuweisen. Bezeichnen wir die Reizmomente (Producte aus Reiz und Erregbarkeit) für Roth und Grün mit rR und gG in dem einen, mit rR' und gG' in dem andern Lichte, so ist die Bedingung der Empfindungsgleichheit

$$rR - gG = rR' - gG'. \tag{II}$$

Nehmen wir nun zunächst an $r = g$; $R = G > 0$; $R' = G' = 0$, so ist die Gleichung II erfüllt; sie ist es aber nicht mehr, wenn $r > g$ oder $g > r$. Denn dann bleibt nach wie vor die rechte Seite 0, während die linke von 0 verschieden ist.

In Worten: eine Gesichtsempfindung wird weder roth noch grün sein, wenn die Momente für Roth und Grün gleich sind. Dies kann der Fall sein in einem Licht, welches überhaupt auf die roth-grüne Substanz nicht wirkt ($R' = G' = 0$); ebenso gut aber auch in einem, welches auf dieselbe wirkt, falls nur beide Wirkungen gleich sind, sich also aufheben. Wird nun die rothgrüne Substanz „umgestimmt", so wird das erstere Licht auch jetzt keine Wirkung haben, das letztere dagegen eine unter Umständen sehr bedeutende.

Die Hering'sche Theorie postulirt also, dass objectiv verschiedene Lichter, welche bei einer gewissen „Stimmung" des Sehorgans gleich erscheinen, bei gewissen anderen „Stimmungen" ungleich erscheinen."

Das Resultat lässt sich also dahin zusammenfassen, dass die angeführte Thatsache (zwei objectiv verschiedene Lichter, die für das unermüdete Auge gleich sind, sind auch für das irgendwie ermüdete Auge gleich) sich nur dann verstehen lässt, wenn die Ermüdung nicht mehr als drei Componenten betrifft. Bei jeder Annahme von mehr als drei ermüdbaren Componenten muss sich die gegentheilige Folgerung ergeben.

Da die Ableitung dieses wichtigen Satzes vielleicht nicht ganz so leicht verständlich ist, als man wünschen könnte, so will ich denselben noch an einem speciellen Beispiel erörtern, welches sehr leicht zu übersehen ist, da es mir unmöglich scheint, den allgemeinen Nachweis in einer leichter übersichtlichen Form zu liefern. Betrachten wir (mit Rücksicht auf einen Vergleich zwischen der Helmholtz'schen und der Hering'schen Theorie) ein aus reinem Gelb und Blau und ein aus reinem Roth und Blaugrün gemischtes Licht. Beide mögen so zusammengesetzt sein, dass sie farblos und einander genau gleich erscheinen, wenn das Auge vollständig ausgeruht (neutral gestimmt) ist. Lassen wir nun auf das Auge längere Zeit reines farbiges Licht, z. B. grünes, einwirken. Nach der einen Vorstellung werden dadurch alle drei Componenten in einem gewissen (nicht demselben) Betrage ermüdet werden. Nach der anderen wird in der schwarzweissen Sehsubstanz die D-Erregbarkeit gesunken, die A-Erregbarkeit gestiegen, in der rothgrünen aber eine Umstimmung ähnlicher Art hervorgebracht sein, es würde die Grün-Erregbarkeit gesunken, die Roth-Erregbarkeit gestiegen sein. Wirkt nun auf das so veränderte Sehorgan das vorher angenommene aus Gelb und Blau gemischte farblose Licht, so wird dies wegen der Umstimmung der schwarzweissen Sehsubstanz verdunkelt erscheinen, auf die rothgrüne aber keine Wirkung hervorbringen. Hiermit würde das aus Roth und Blaugrün gemischte farblose Licht nur bezüglich der Verdunkelung übereinstimmen. Dagegen müsste jetzt das rothe und grüne Licht auf die umgestimmte rothgrüne Sehsubstanz eine sehr bedeutende Wirkung hervorbringen, da ja die Grün-Erregbarkeit gesunken, die Roth-Erregbarkeit gestiegen ist. Es müssten also nothwendig die vorhin gleich erscheinenden Lichter jetzt nach der Umstimmung des Sehorgans verschieden aussehen. Ich unterlasse den Nachweis, dass auch verschiedene nahe liegende Modificationen der Hering'schen Theorie diesen Widerspruch nicht lösen können.[1] Ob irgend eine andere Theorie, welche mehr als drei Componenten annimmt, diesen würde vermeiden können, lässt sich nicht ohne Weiteres angeben. Jedenfalls wohl nur unter der Annahme bestimmter beschränkender Beziehungen, welche zwischen den verschiedenen Ermüdungen bestehen und den ganzen Ermüdungsvorgang auf einen dreicomponentigen reduciren.

Wir werden es als eine sehr belangreiche Folgerung aus den Ermüdungserscheinungen anzusehen haben, dass der physiologische Process da, wo die Ermüdung stattfindet, ein dreicomponentiger ist. Dieselbe würde an Bedeutung um so mehr gewinnen, wenn es möglich wäre, auf irgend welche Weise festzustellen, in welcher Art und an welcher Stelle des nervösen Apparates der betreffende Vorgang stattfindet. Vorher mag indessen noch die Frage aufgeworfen werden, ob denn die Ermüdungserscheinungen

[1] So die damals (a. a. O. S. 516) erwähnte Annahme, dass das Verhältniss des Roth- und Grünvorganges oder des Gelb- und Blauvorganges die Farbe bestimmt; so auch die oben (S. 35) erwähnte Annahme, dass in jeder farbigen Sehsubstanz immer nur Dissimilation oder Assimilation stattfinden könne und jeder D-Reiz auch als A-Hemmung (und umgekehrt) wirke.

nicht sonst noch mehr bezüglich unserer Componenten lehren können. Die Ausbeute ist indessen hier im Vergleich mit dem ersten Resultate eine geringe. Das eine zwar ergiebt sich noch ohne Schwierigkeit, dass wir beim unermüdeten Auge niemals eine Componente für sich allein in Thätigkeit versetzen können, sondern immer auch die beiden anderen, wenn auch schwach, mit erregen. Wir sehen dies daraus, dass jede Farbe auf der unermüdeten Netzhaut weisslich erscheint im Vergleich zu dem Eindruck, welchen sie macht, wenn man die Netzhaut vorher durch die complementäre Farbe ermüdete. So erhalten wir die gesättigteste Rothempfindung erst, wenn spectrales Roth auf eine Netzhautstelle, welche durch Blaugrün ermüdet ist, fällt. Es zeigt sich aus den Versuchen dieser Art, dass das Roth verhältnissmässig dem Sättigungsmaximum am nächsten, das Grün am fernsten steht.

Wichtiger würde es sein, wenn die Ermüdungsversuche die Möglichkeit zu einer directen Bestimmung der Componenten bieten wollten. Auch dies erscheint nicht unmöglich, doch sind die einschlägigen Versuche wegen der Feinheit der zu erkennenden Unterschiede sehr schwierig. Wie schon erwähnt, büsst eine bestimmte Farbe bei längerem Betrachten in Folge der Ermüdung an Sättigung ein. Versucht man daher auf die daneben liegende unermüdete Netzhautstelle ein Vergleichslicht fallen zu lassen, welches jenem gleich erscheint, so genügt es nicht, ein dem ermüdenden (und reagirenden) Licht gleiches in verminderter Intensität auffallen zu lassen; dies würde vielmehr viel zu gesättigt erscheinen und man muss es daher durch Weisszusatz verändern. Hiernach aber erhält man in vielen Fällen immer noch keine Gleichung, sondern muss vielmehr auch noch den Farbenton anders wählen. Diese Veränderungen des Farbentons[1] können uns zum Mindesten als Bestätigungen des theoretisch zu erwartenden werthvoll sein. Sie laufen darauf hinaus, dass von den Farben des Spectrums Roth und Gelbgrün sich gegen Gelb hin verschieben, neutrales Gelb aber unverändert bleibt; ebenso bleibt wiederum reines Grün unverändert; Blaugrün und Violett verschieben sich gegen ein mittleres, ebenfalls unverändert bleibendes Blau. Man kann hieraus direct folgern (was auch ohnehin schon sehr wahrscheinlich war), dass Roth-, Grün- und Violett als die drei Componenten anzusehen sind. In der That bemerkt man leicht, dass wenn hauptsächlich zwei Compo-

[1] Es muss wohl beachtet werden, dass diese Veränderungen des Farbentons durch Ermüdung in dem Sinne wie wir hier davon sprechen, nicht durch blossen Vergleich mit dem ursprünglichen Lichte constatirt werden dürfen. Denn es ist bekannt, dass fast jedes Licht wenn es mit Weiss vermischt oder wenn es abgeschwächt wird, seinen Farbenton zu ändern scheint, und wir es anders benennen würden. Nicht hierum handelt es sich, sondern darum dass wirklich ein Licht andrer Wellenlänge als Vergleichslicht erforderlich ist.

nenten in Thätigkeit gesetzt sind, der Ausgleich ihrer beiden Werthe, welchen die Ermüdung herbeiführt, diese Farbenveränderungen ergeben muss.

Die Schlussfolgerung, welche sich aus diesen Betrachtungen ergiebt, würde also die sein, dass der den Gesichtsempfindungen zu Grunde liegende physiologische Vorgang in derjenigen Zone, wo die charakteristischen Ermüdungserscheinungen auftreten, sich aus drei Componenten zusammensetzt; von diesen würde bei isolirter Thätigkeit (selbstverständlich vorausgesetzt normales Verhalten des ganzen von hier centralwärts gelegenen Apparates) die eine Rothempfindung, die zweite Grün- und die dritte Violettempfindung ergeben.

Die Ermüdungserscheinungen können weiter noch benutzt werden, um den physiologischen Sättigungsgrad der Spectralfarben wenigstens annähernd zu bestimmen. Gesättigt im physiologischen Sinne wäre eine Farbe, welche durch keine Zustandsveränderung des Auges dahin gebracht werden kann, gesättigter zu erscheinen. Dass keine Spectralfarbe im physiologischen Sinne gesättigt ist, zeigt sich daran, wie schon Helmholtz nachwies, dass man jede durch Ermüdung für die Complementärfarbe gesättigter machen kann. Messende Versuche ergeben hierbei nun die interessante Thatsache, dass die Spectralfarben im physiologischen Sinne sehr verschiedene Sättigungsgrade zeigen. Es seien A und G zwei Farben, die in dem Verhältniss zu einander stehen, dass nach der Ermüdung durch A weisses Licht in der Farbe G erscheint. Verwenden wir nun A als ermüdendes Licht und G als reagirendes, so wird G gesättigter erscheinen, als ein auf die daranstossende Partie fallendes Vergleichslicht G. Durch Weisszusatz zum reagirenden Lichte wird man nun eine Mischung finden können, welche, auf die durch A ermüdete Stelle fallend, denselben Eindruck giebt, wie das objectiv gesättigte G. Die Stärke dieses Weisszusatzes wird um so bedeutender sein, je gesättigter A und je ungesättigter G ist. Macht man nun umgekehrt G zum ermüdenden Licht, A zum reagirenden, so wird man wiederum einen Weisszusatz finden, welcher dasjenige A, welches auf die durch G ermüdete Stelle fällt, ebenso erscheinen lässt, wie das reine A, welches auf die anstossende unermüdete Stelle fällt. Dieser wird um so bedeutender sein, je gesättigter G und je ungesättigter A ist. Ein solcher Versuch ist daher geeignet, zu bestimmen, wie sich die Sättigungsgrade der verschiedenen Theile des Spectrums verhalten.

Zwei solche Farben sind nun z. B. Roth der Linie C und ein Grünblau, sehr nahe der Linie F, ein wenig grünwärts von derselben. Wenn ich nach einer Rothermüdung von 40 Sec. Licht dieser Wellenlänge auf die ermüdete Stelle fallen liess, so erschien es viel gesättigter, als das daneben auf die unermüdete Stelle fallende. Indem ich nun in successiven Versuchen dem reagirenden Lichte immer mehr Weiss zusetzte und das farbige Licht verminderte, fand ich, dass erst bei reinem Weiss Gleichheit zu erhalten war. Auf der rothermüdeten Stelle sieht reines Weiss vollkommen gesättigt grünblau aus, genau ebenso, wie das spectrale Grünblau auf der nebenliegenden unermüdeten Stelle. Wenn man nun den umgekehrten Versuch macht, so erhält man ein ganz anderes Resultat. Auch das Roth erscheint auf der durch Grünblau ermüdeten Stelle gesättigter, aber es genügt ein geringer Zusatz von Weiss, um es dem auf die unermüdete Stelle fallenden Roth gleich erscheinen zu machen. Lässt man dagegen auf die ermüdete Stelle reines Weiss fallen, so erscheint dasselbe als ein sehr weissliches Roth im Vergleich mit dem auf der unermüdeten Stelle gesehenen spectralen Roth. Hieraus folgt, dass im physiologischen Sinne das spectrale Roth viel gesättigter ist als das spectrale Grünblau. Die gleichen Versuche mit reinem Gelb und einem Indigblau (nahe der Mitte zwischen *F* und *G*) ergaben Verhältnisse, welche zwischen den obigen in der Mitte lagen, und für Blau eine etwas grössere Sättigung als für Gelb. Hieraus ergiebt sich nun mit Sicherheit der Schluss, dass von allen Theilen des Spectrums Roth einer physiologisch gesättigten Farbe am nächsten steht, Blau und Gelb weniger gesättigt sind, und Grün am weisslichsten ist.

Aehnliche Versuche, aus den Ermüdungserscheinungen etwas über die Componenten (oder Grundempfindungen) zu erfahren, sind von S. Exner[1] und von Diro Kitao[2] gemacht worden. Die Kitao'sche Untersuchung lässt sich etwa folgendermassen resumiren. Es werden mit Hilfe eines eigenen Polarisationsapparates zwei helle Felder hergestellt, welche beide weiss, aber ungleich hell erscheinen und von welchen das eine in der Hauptsache aus Roth, Grün und Violett, das andere aus Gelb und Blau gemischt ist. Beide können in ihrem Farbenton verändert werden und werden auf die „Maximal-Blässe", ein möglichst reines Weiss, eingestellt. Ist diese Einstellung erreicht, und werden die Felder alsdann angesehen, nach dem das Auge durch irgend ein Licht ermüdet worden ist, so erscheinen beide gefärbt. Der Erfolg dieses Versuches ist aber verschieden, je nachdem die ermüdende Farbe Roth, Grün, Violett, oder eine zwischen diesen gelegene (Gelb oder Blau) war. Im ersteren Falle erscheinen auch für das ermüdete Auge die beiden Felder in gleicher Farbe, und es ist auch wieder möglich einen Punkt der Maximal-Blässe zu gewinnen. Im zweiten dagegen erscheint die Farbe beider Felder verschieden, und es ist nicht möglich ein Farbengleichgewicht wieder herzustellen. Ich gestehe aufrichtig, dass mir die Argumentation, mit welcher diese Erscheinungen aus der Dreicomponententheorie abgeleitet werden, nicht verständlich gewesen ist. Die ganze Bestimmung der „Maximal-Blässe" ist keine recht

[1] S. Exner, Ueber einige neue subjective Gesichtserscheinungen. Pflüger's *Archiv* u. s. w. I. S. 389.

[2] Zur Farbenlehre. Diss. (philos. Facultät) Göttingen 1878.

deutliche. Dass sich ein derartiger Punkt unter den speciellen Bedingungen, welchen die Variirung der Farben beim Leukoskop unterliegt, nicht unter allen Umständen finden lässt, ist sehr denkbar. Welche Bedeutung aber die scheinbare Ungleichheit der Farbe bei den ungleich hellen Feldern hat, das scheint mir vorläufig gar nicht angebbar zu sein. Es findet sich ganz dasselbe auch beim unermüdeten Auge. Reine Intensitätsdifferenzen hält man bei farbigem Lichte sehr häufig für Differenzen des Farbentons. Eine genaue Kenntniss dieser Klasse von Erscheinungen würde mir als eine nothwendige Vorbedingung für die Deutung der Kitao'schen Beobachtungen erscheinen.

Den Exner'schen Versuchen liegt folgender Gedanke zu Grunde. Wenn irgend ein Licht eine Componente ganz ausschliesslich erregt, so würde für die Farbe, in welcher es gesehen wird, der Ermüdungszustand des Auges, welcher Art er auch sein mag, keinen wesentlichen Unterschied machen. Umgekehrt werden diejenigen Farben, welche zwei Componenten nahezu gleich stark erregen, durch ungleiche Ermüdung derselben am stärksten verändert werden können. Exner fand nun in der That, dass Roth, Grün und Blau durch irgend welche Ermüdungen des Auges am wenigsten in ihrem Farbenton verändert werden konnten. Es ist hierbei, wie man sieht, schon vorausgesetzt, dass es drei Componenten giebt, ausserdem aber auch noch, dass es im Spectrum drei Lichter giebt, welche diese Componenten nahezu rein erregen. Geht man von einer Vorstellung aus, wie wir sie oben allgemein als möglich erkannten, dass die Componenten vielleicht gar nicht in auch nur annähernd reinem Zustande zu erhalten seien, so verliert die Argumentation ihre Anwendbarkeit. Auch die Beurtheilung, wie erheblich die Veränderung eines Farbentons im Gelb z. B. im Vergleich zu irgend einer anderen etwa im Grün sei, hat wohl manches Missliche. Immerhin sind die Exner'schen Resultate sehr interessant und bestätigen, was sich nach der Theorie erwarten liess.

Bei unserer Deutung der Ermüdungserscheinungen ist noch eine andere Voraussetzung gemacht, die nicht so selbstverständlich ist, dass sie nicht einer ausdrücklichen Erwähnung bedürfte. Es wird nämlich angenommen, dass der jeweilige Ermüdungs- oder Erregbarkeits-Zustand in einer Componente so wirke, als ob jedes beliebige auffallende Licht in einem bestimmten Verhältniss geschwächt, auf einen bestimmten Bruchtheil reducirt wäre. Eine gewisse Netzhautstelle vom Lichte 100 getroffen liefere einen Erregungsvorgang, wie ihn die unermüdete Netzhaut bei der Belichtung 70 gewährt. Wir glauben dann den Zustand durch einen Ermüdungscoefficienten 0,7 ausreichend zu charakterisiren und nehmen an, dass dem Lichte 10 wiederum ein Erregungsvorgang entsprechen wird, wie ihn die unermüdete Stelle bei der Belichtung 7 liefert. Mit anderen Worten, es wird angenommen, dass die Ermüdung als eine gleichmässige Abschwächung jedes beliebigen objectiven Lichtes sich geltend mache. Dass es wesentlich anders sei, ist jedenfalls sehr unwahrscheinlich; die genauere experimentelle Prüfung dieses Satzes (welcher vermuthungsweise schon von Helmholtz so formulirt worden ist) stösst auf grosse Schwierigkeiten, weil die Ermüdungsversuche in so hohem Grade angreifend für die Augen sind. Es dürfte daher wohl zulässig sein, vorläufig diese einfache Vorstellung zu Grunde zu legen. Für die oben gegebene Ableitung ist dieselbe übrigens nicht wesentlich.

Die Deutung der Ermüdungserscheinungen, wie sie in Obigem gegeben ist, betrachtet den jeweiligen Erregbarkeitszustand der Netzhaut oder einer Netzhautstelle als durch drei Werthe bestimmt. Wenn man sich ausschliesslich auf Ermüdung durch weisses Licht beschränkte, so würde stets eine bestimmte Beziehung zwischen diesen dreien erhalten bleiben und es könnte durch eine einzige Variable der Erregbarkeitszustand bestimmt werden. Unter Umständen ist es noch nöthig, ausserdem die Nachwirkung der Reize in Betracht zu ziehen. Der gewöhnliche Fall, wo man bei dunklem Gesichtsfelde ein helles (positives), bei erhelltem ein dunkles (negatives) Nachbild sieht, erklärt sich so ohne Schwierigkeit. Die Nachwirkung des Reizes kommt bei verdunkeltem Auge zur Wirkung, bei erhelltem dagegen zeigt sich die herabgesetzte Erregbarkeit, es kann daher dieselbe Stelle der Netzhaut je nach Umständen ein helleres oder ein weniger helles Bild liefern als die Umgebung.

Die von Hering proponirte ganz andere Deutung der Ermüdungserscheinungen macht es nothwendig, auf die Frage einzugehen, ob die obige Auffassung zureichend ist. Nach Hering ist es unzulässig, einfach von der Ermüdung zu sprechen, sondern man muss die D- und A-Erregbarkeit berücksichtigen. Es ist also der Zustand einer Netzhautstelle (ausser von dem etwa nachwirkenden Reize) von zwei Erregbarkeiten abhängig, wenn wir uns einstweilen auf die farblosen Lichtempfindungen beschränken. Wir werden demzufolge zu prüfen haben, inwiefern diese Annahme allgemeiner ist als die unsrige, und ob es Fälle giebt, in denen sie erforderlich wird. Diese Frage lässt sich durch eine sehr einfache theoretische Betrachtung entscheiden. Der gewöhnlichen Ermüdungstheorie zufolge ist der Zustand der Netzhautstelle bestimmt durch die Erregbarkeit ε, den Eigenreiz, R_0, (worin die Nachwirkung vorhergegangener Reize einbegriffen sein mag) und den einwirkenden Reiz, R_1. Der einfachsten (noch nicht gerade durchaus nothwendigen) Annahme folgend erhalten wir so den Erregungswerth $= \varepsilon\ (R_0 + R_1)$.

Bei Hering's Vorstellung haben wir zunächst die A- und die D-Erregbarkeit zu unterscheiden, welche α und δ heissen mögen; ferner die D-Reize, welche wieder R_0 (etwaige Nachwirkung, Eigenreiz) und R_1 sein sollen, endlich den A-Reiz, welcher ebenfalls irgendwie im Zustande der

Netzhautstelle gegeben sein muss und Q heissen mag. Dann ist die Empfindung gegeben durch den Quotienten

$$\frac{\delta}{\alpha Q}(R_0 + R).$$

Hieraus ist eine sehr wichtige Folgerung zu entnehmen, nämlich dass auch in der Hering'schen Theorie der Zustand der Netzhautstelle einfach als Coefficient zu den einwirkenden Dissimilationsreizen sich hinzufügt. Bezüglich der Charakterisirung eines jeweiligen Zustandes ist also die Hering'sche Theorie gar nicht allgemeiner als die gewöhnliche; beide laufen vielmehr darauf hinaus, einen bestimmten Coefficienten anzugeben, welcher für jede Netzhautstelle den einwirkenden D-Reizen hinzuzufügen ist, um sie mit irgend einer anderen zu vergleichen. Soweit es sich also um die Charakterisirung eines bestimmten Netzhautzustandes handelt, sind sich beide Theorien durchaus äquivalent.[1] Weiter aber wäre auch die Frage aufzuwerfen, wie sich die allmähliche Zustandsveränderung, welche eine Netzhautstelle bei constanter Belichtung erfährt, eigentlich verhält, und ob sie sich nach beiden Theorien deuten lässt. Nach Versuchen von K. F. Müller[2] und von mir[3] ist es zweifellos, dass bei constanter Belichtung die Erregbarkeit immer geringer und geringer wird. Das ist offenbar nach jeder Theorie gleich gut verständlich. In der Helmholtz'schen wird es die gleichmässig fortschreitende Ermüdung aller drei Componenten sein, welche das Verhalten erklärt; in der Hering'schen wird die D-Erregbarkeit beständig abnehmen, die A-Erregbarkeit beständig wachsen (?) und so schliesslich allmählich ein Zustand der Constanz erreicht werden, bei dem Dissimilation und Assimilation sich das Gleichgewicht halten. Weniger einfach erledigt sich die Frage, was nun eintreten muss, wenn das primäre Licht fortgenommen wird und die Zustandsänderungen in entgegengesetzter Richtung ablaufen (also die Frage nach der Erholung der vorher ermüdeten Netzhautstelle). Soviel ist leicht zu constatiren, dass das anfänglich vorhandene positive Nachbild bald in das negative umschlägt. Dies ist auch, wie schon eben erwähnt, leicht verständlich, wenn man die Nachwirkung der Reize berücksichtigt. Man sollte nun von vornherein erwarten, dass durch die allmähliche Erholung der betreffenden Netzhautstelle das negative Nachbild einfach allmählich schwächer und schwächer werden und allmählich verschwinden würde. Dass indessen die Sache sich so einfach verhalte, wird nicht allgemein zugegeben. Es soll vielmehr ein mehrfach wiederholter Wechsel der Art stattfinden, dass das Nachbild bald als positives,

[1] Es würde dies z. B. nicht mehr gelten von einer Theorie, welche die Ermüdung durch die blosse Variirung eines additiv dem einwirkenden Licht sich hinzufügenden Reizes zu erklären unternähme.

[2] Ueber den zeitlichen Verlauf des Netzhautermüdung. Diss. Zürich. 1866.

[3] Ueber die Ermüdung der Sehnerven. *Archiv für Ophthalmologie* XXIII, 2.

bald als negatives erscheint, bald (im Uebergange zwischen beiden) ganz verschwindet. Auf die ganze Frage der Sichtbarkeit der Nachbilder kommen wir unten zurück. Hier wollen wir es dahingestellt sein lassen, ob jener Wechsel vom zufälligen Wechsel des reagirenden Lichtes herrührt, wie er durch Lidschläge und kleine Augenbewegungen herbeigeführt wird (Fechner, Helmholtz), oder von diesen Momenten unabhängig in einer ganz bestimmten Weise abläuft (Purkinje, Plateau, Aubert, Hering).[1] Auch wenn wir die letztere Annahme machen, lässt sich leicht zeigen, dass die Thatsache für die Theorie der Ermüdung vollkommen irrelevant ist, sofern dieselbe sich auf die einzelne Netzhautstelle beschränkt. In der That kann man doch nach beiden Theorien sich nichts anderes als eine allmähliche Annäherung des Ermüdungscoefficienten an einen bestimmten Werth denken und eine allmähliche Abnahme der inneren (D-) Reize. Nach der gewöhnlichen Ermüdungstheorie liegt das auf der Hand. Nach der Hering'schen aber ist es gar nicht anders; denn, wie wir sahen, spielt in dieser der Coefficient $\frac{\delta}{\alpha Q}$ genau dieselbe Rolle wie in der Helmholtz'schen der Ermüdungscoefficient. Er muss ebenfalls bei fortschreitender Erholung immer grösser werden, da sowohl die A-Erregbarkeit als die inneren A-Reize nur allmählich schwächer werden können, die D-Erregbarkeit (δ) aber grösser wird. Ueberdies zeigt auch die Erfahrung, dass der ganze Coefficient im Verlaufe der Erholung fortschreitend sich einem Maximalwerthe annähert. Eine oscillatorische Beschaffenheit des ganzen Vorganges ist somit hierdurch in keiner Weise erklärt. Hering hat auch niemals specieller angegeben, wie er sich diesen periodischen Wechsel von positiven und negativen Nachbildern zu Stande kommend denkt. Aus dem Gesagten ist ersichtlich, dass derselbe nur durch verwickelte Annahmen über die Wechselwirkung benachbarter Netzhautstellen erklärt werden kann, solange man sich in der Erklärung auf die Berücksichtigung eines Auges beschränkt. Diese Annahmen lassen sich aber, wie wir alsbald genauer sehen wollen, ganz unabhängig von der besonderen Theorie der Ermüdung, ja der Farbenempfindung überhaupt machen. Es lässt sich daher, wie mir scheint, mit Recht behaupten, dass aus dem zeitlichen Verlauf der Ermüdungs- bezw. Erholungserscheinungen auf das Wesen dieser Vorgänge kein Schluss gezogen werden kann.

[1] Ich für meinen Theil kann mich durchaus nur der Anschauung von Fechner und Helmholtz anschliessen. Bei constanter absoluter Dunkelheit des Gesichtsfeldes habe ich einen Wechsel zwischen positivem und negativem Nachbilde nie finden können. Sehr leicht lässt sich dagegen das abwechselnde Auftauchen und Verschwinden der Nachbilder beobachten; dieses ist, wenn es monoculäre Nachbilder betrifft, jedenfalls sehr häufig eine Erscheinungsweise des Wettstreites der Sehfelder. Aber auch bei binoculären Nachbildern ist es sehr häufig. Vgl. darüber oben S. 26.

Ich möchte an die Ermüdungserscheinungen noch einige Bemerkungen über verwandte Vorgänge anknüpfen. Nicht immer gestalten sich die Dinge so einfach, wie wir bisher in der Unterscheidung des positiven gleichfarbigen und negativen complementärgefärbten Nachbildes vorausgesetzt haben.

Die erste Erscheinung, die hier zu erwähnen wäre, ist das positiv complementär gefärbte Nachbild[1] (sog. Purkinje'sche Nachbild). Nach Purkinje sieht man, wenn eine glühende Kohle im Kreise geschwungen wird, „ein rothes Band als Spur des ersten Momentes des Eindrucks; diesem folgt ein leeres Intervall, dann das grüne Spectrum (Nachbild) ebenfalls in ein Band verzogen und jenem ersten im Kreise nachlaufend, endlich eine schwarze Furche, von einem grünen Nebel umgeben." Exner beschreibt den Theil zwischen dem rothen und grünen Nachbilde hiervon etwas abweichend.

Die Erscheinung hat manche Verwandtschaft mit dem farbigen Abklingen der Nachbilder. Ich glaube von der genaueren Erörterung dieses letzteren hier Abstand nehmen zu dürfen. Es ist bekannt, wie mannichfaltig der hier auftretende Farbenwechsel ist. Das verschieden schnelle Schwinden der Wirkung in den verschiedenen das Sehorgan constituirenden Substanzen, die verschieden schnelle Abnahme irgend welcher Erregungsvorgänge kann zur Erklärung des farbigen Abklingens herbeigezogen werden. Am wahrscheinlichsten wird man die Nachdauer in die äusserste Peripherie verlegen und sich vorstellen, dass die Zersetzungsprodukte der Sehstoffe, durch den starken Reiz aufgehäuft, noch längere Zeit an der betreffenden Netzhautstelle vorhanden sind und mit ungleicher Geschwindigkeit beseitigt werden. Im Sinne der Hering'schen Theorie ist schwer begreiflich, wie es zu einem farbigen Abklingen nach Reizung mit weissen Licht kommen soll.

Von grösserer Bedeutung noch ist eine andere Beobachtung von Exner (a. a. O.), welche hierher gehört und das specielle Verhalten von Nachbildern bei Reizung des Auges durch sehr intensives Licht betrifft:

„Sehr intensives rothes Licht erzeugt bekanntlich die Empfindung von Gelb. Im Moment nach Entfernung des Netzhautbildes hat man das positive gleichgefärbte Nachbild, das gelb ist, noch einen Moment später das positive complementär gefärbte, das ultramarinblau gefärbt ist. Wendet man jetzt die so ermüdete Netzhaut nach einer weissen Fläche, so sieht man bekanntlich das negative complementärgefärbte Nachbild. Dieses ist jetzt aber nicht wieder ultramarinblau, entsprechend der Empfindung des Gelb, sondern ist Cyanblau, hat also die Complementärfarbe des Roth, welches wirklich auf die Netzhaut gewirkt hat. Schliesst man die Augen,

[1] Genau beschrieben u. a. von Exner, Ueber den Erregungsvorgang im Sehnervenapparate. *Wiener Sitzungsberichte* 65. Bd. 1872.

so sieht man bekanntlich ein dem ursprünglichen Eindruck gleichgefärbtes Nachbild, in unsern Falle sieht man aber ein rothes, nicht ein gelbes Nachbild. Die beiden ersten Nachbilder entsprechen also der Farbe, wie wir sie empfunden haben, die beiden letzten der wirklichen inducirenden Farbe."

Exner folgert hieraus mit Recht, dass „das positiv gleichgefärbte und das positiv complementärgefärbte Nachbild in einer centraleren Region ablaufen, während das negativ complementärgefärbte und das zweite positiv gleichgefärbte Nachbild, welches nur bei intensiven Lichteindrücken zu Stande kommt, durch den Erregungszustand einer peripheren Region zu Stande kommt." Man übersieht das sofort, wenn man sich denkt, dass das Gelbwerden des sehr intensiven rothen Lichtes dadurch zu Stande kommt, dass die Erregungsvorgänge im Sehnerven sich ihren Maximalwerthen nähern, während in der Zersetzung der einzelnen Sehstoffe das Verhältniss dasselbe ist, welches auch dem weniger intensiven Roth entspricht. Denken wir uns die Ermüdungserscheinungen in der variablen Menge der Sehstoffe begründet, die Nachwirkung der Reize darin, dass das Zersetzungsprodukt derselben nicht momentan beseitigt werden, also ihre Reizwirkung einige Zeit andauert, so ist jetzt durchaus begreiflich, warum das spätere positive und negative Nachbild roth resp. cyanblau erscheinen, trotz des ursprünglich gesehenen Gelb.

Die Abhängigkeit der Netzhauttheile von einander.

Wir haben bisher jede einzelne Netzhautparthie für sich betrachtet und sind stillschweigend von der Voraussetzung ausgegangen, dass der Zustand derselben ausschliesslich durch das Licht bestimmt werde, von welchem sie selbst getroffen wird. Eine Anzahl von Erscheinungen deuten, wie bekannt, darauf hin, dass das nicht zutreffend ist, dass vielmehr der Zustand jeder Netzhautparthie mit abhängig ist von den jeweiligen Zuständen der ganzen übrigen Netzhaut und vorzugsweise der ihr benachbarten Parthien. Alle Erscheinungen, welche man mit dem Namen des simultanen Contrastes und der Lichtinduction belegt hat, gehören hierher. Ich möchte zuvörderst darauf aufmerksam machen, dass die Annahme einer solchen wechselseitigen Abhängigkeit der verschiedenen Netzhautparthien davon ganz unabhängig ist, welche Theorie der Gesichtsempfindungen wir adoptiren. Bekanntlich hat Helmholtz versucht, die sämmtlichen Contrasterscheinungen ohne Annahme einer solchen Wechselwirkung zu erklären; die Erscheinungen des Simultancontrastes werden hierbei als Urtheils- oder Erinnerungstäuschungen gedeutet. Hering führt im Gegensatze hierzu alle Contrasterscheinungen auf Modificationen der Processe im peripheren Nerven zurück, auf Veränderungen der Dissimilations- und Assimilationsprocesse. Es ist aber durchaus nöthig sich klar zu machen, dass diese Annahmen mit der Helmholtz'schen und der Hering'schen Theorie der Licht- und Farbenempfindungen gar nicht weiter, als durch Personalunionen zusammenhängen. Man kann, wenn ich der Kürze halber von einer physiologischen und psychologischen Theorie des Contrastes reden darf, sehr wol die Helmholtz'sche Theorie der Gesichtsempfindungen mit einer physiologischen Theorie des Contrastes, und die Hering'sche mit einer psychologischen vereinbaren, wie sich das im Folgenden genauer zeigen wird. Hiernach könnte es scheinen, als ob die ausführlichere Besprechung der Contrasterscheinungen überhaupt nicht hierher gehörte, sofern sie für unsere Frage bedeutungslos sind. Da indessen schon der Nachweis unsrer obigen Behauptung ohne ein Eingehen auf die betreffenden Erscheinungen unmöglich ist, so mögen dieselben hier gleichwohl ihren Platz finden.

Der Helligkeitscontrast.

Im einfachsten Falle sehen wir die Erscheinungen des Helligkeitscontrastes in der Weise, dass ein dunkelgrauer Gegenstand (etwa ein Streifen sog. schwarzen Papiers) sich scheinbar verdunkelt, wenn wir einen weissen Grund unter ihn bringen, aufhellt dagegen wenn wir einen schwarzen Grund unter ihn bringen. In diesem Fundamentalversuch kann man nun die Helligkeitsveränderung mit Helmholtz als eine Täuschung unseres Urtheils auffassen oder mit Hering als eine Veränderung der Erregungsvorgänge. Es ist im Wesentlichen derselbe Versuch, wenn das Nachbild eines weissen Gegenstandes das eine Mal bei Betrachtung einer hellen Fläche als negatives Nachbild viel dunkler erscheint als bei geschlossenem Auge als positives. Der noch nachwirkende Reiz wirkt im zweiten Falle allein, im ersteren noch unterstützt durch das einfallende Licht der betrachteten hellen Fläche. Wenn gleichwol es uns vorkommt, als empfänden wir mit der betreffenden Stelle im ersteren Falle weit heller, so kann das wieder eine Urtheilstäuschung sein, bewirkt durch die einmal helle, einmal dunkle Umgebung, oder aber eine wirkliche Modification der Erregungsvorgänge. Die Beweise, die Hering für die letztere Meinung beibringt, laufen darauf hinaus, zwei Netzhautstellen von gleichem Lichte (einem mittleren) treffen zu lassen, die Nachbarschaft der einen aber hell zu beleuchten, die der andern nicht. Es erscheint dann das (objectiv gleiche) Licht auf diesen beiden Stellen verschieden, einmal nämlich durch Contrast erhellt, das andre Mal durch Contrast verdunkelt. Hering zeigt nun, dass diese Unterschiede der beiden Stellen auch im negativen Nachbilde noch weiter bestehen, und selbst dann noch zu beobachten sind, wenn die ungleiche Helligkeit der Umgebungen bereits verschwunden ist, also jede Möglichkeit fehlt, auch da noch eine Urtheilstäuschung durch Contrast anzunehmen. So viel ich sehe, sind die Hering'schen Versuche vollkommen zutreffend beobachtet und ihre Deutung in soweit unwidersprechlich, als sie eine Beeinflussung einer Netzhautstelle durch ihre Umgebung darthun. Ob freilich diese Beeinflussung derart ist, wie sie Hering annimmt, scheint mir vor der Hand nicht ausgemacht; vielmehr halte ich eine andere Vorstellung für viel wahrscheinlicher. Das aber vor allen Dingen ist sofort zu übersehen, dass genau dieselbe Erklärung, auch im Sinne der Helmholtz'schen Theorie der Gesichts-Empfindungen angenommen werden kann; wir brauchen nur zu sagen, dass durch die Erregung eines Netzhauttheiles die Erregbarkeit ihrer Umgebung herabgesetzt wird, um sofort Alles in gleicher Weise wie Hering verständlich zu finden. Der weisse Grund muss zunächst das auf ihm befindliche Grau dunkler machen, als es auf schwarzem Grunde erscheint. Die genauere Verfolgung des Ermüdungsvorgangs führt uns auch sofort zu dem Verständniss der Erscheinungen im negativen Nachbilde. Das Grau auf weissem Grunde giebt schwächere Erregung, die betreffende Netzhautstelle wird weniger ermüdet und ihr Nachbild erscheint deswegen hell im Vergleich mit derjenigen Stelle, welche von demselben Grau, aber in schwarzer Umgebung belichtet wurde.

Die ganze Art der Deutung ist also auch der gewöhnlichen „Ermüdungstheorie“ sehr wol zugänglich; ihre wesentliche Schwierigkeit besteht, wie auch Hering selbst sehr wol gefühlt hat, darin, dass jeder Anhaltspunkt dafür fehlt wie man sich diese Beeinflussung der Netzhautstelle untereinander vorstellen soll. Hering sagt (*V. Mittheilung* S. 26 Anm.): „die zunächst räthselhaft erscheinende Thatsache, dass das Licht nicht nur direkt auf den von ihm getroffenen Theil, sondern auch indirekt auf die übrigen und insbesondere den Nachbartheil wirkt, muss man, wie jede Thatsache, einfach hinnehmen .... Die Sache verliert viel von ihrer Räthselhaftigkeit, wenn man bedenkt, dass es im Bereiche des physicalischen und chemischen Geschehens zahlreiche Analogien dafür giebt, besonders da, wo es sich um Auslösung von Kräften handelt. Man denke sich z. B., die Aetherschwingungen lösten an der gereizten Stelle einen chemischen Process aus, durch welchen Wärme frei würde, so wäre denkbar, dass diese Wärme nun ihrerseits den chemischen Process unterstützte und zwar nicht nur an der beleuchteten Stelle, sondern in Folge der Fortleitung der Wärme auch, jedoch schwächer, in der Umgebung. Ich bemerke aber ausdrücklich, dass das nur ein Bild sein soll und dass sich solcher Bilder viele machen liessen.“

Dieser Schwierigkeit würde man nicht unterliegen, wenn man sich darauf beschränkte, eine Beeinflussung der Netzhautstellen untereinander in einer andern Weise anzunehmen, für welche mir vieles zu sprechen scheint. Wenn man längere Zeit einen weissen Gegenstand auf schwarzem

Grunde fixirt, so überzieht sich allmählich seine, anfangs ganz dunkle Umgebung mit „subjectivem Licht“. Schliesst man dann die Augen, so sieht man das tiefschwarze negative Nachbild, umgeben von dem sehr hellen „Lichthof“. Der eben vorgetragenen Theorie zu Folge würde dies daher rühren, dass in der Umgebung der belichteten Stelle die Erregungen und der Stoffverbrauch vermindert und so allmählich die Erregbarkeit (D-Erregbarkeit) gesteigert wurde. Die Wahrnehmung des Lichthofs ist mir immer ein überzeugender Beweis dafür gewesen, dass die belichtete Stelle auf ihre Nachbarpartien einwirkt; den ganzen Lichthof als eine Urtheilstäuschung aufzufassen, schien mir bei der frappanten Stärke der ganzen Erscheinung immer unmöglich. Auch sehen wir ja keine irgend ähnliche Erscheinung, wenn wir ein Stück schwarzen Sammt auf dunkelgrauem Papier betrachten. Dagegen muss ich die Erklärung desselben aus einer gesteigerten Erregbarkeit in der Nachbarschaft der belichteten Netzhautpartie für unrichtig halten. Die Erscheinung des Lichthofs ist nämlich ganz davon abhängig, dass wir das negative Nachbild bei geschlossenem Auge oder auf sehr dunkelm Grunde betrachten. Werfen wir es dagegen auf hellen Grund, so ist von dem ganzen Lichthof nur sehr wenig zu sehen, und um so weniger, je heller dieser Grund ist. Die nächste Umgebung des negativen Nachbildes zeichnet sich also von den entfernteren Netzhautpartien durch grössere Helligkeit nur bei sehr schwachem oder gar keinem Lichtreiz aus; das sagt uns, dass sie nicht durch grössere Erregbarkeit, sondern einen in ihr wirksamen Reiz sich von jenen unterscheidet. Wir werden hierdurch zu der, in keiner Weise befremdlichen Vorstellung geführt, dass bei längerer Einwirkung eines Lichtreizes auf eine Netzhautstelle eine allmähliche Ausbreitung desselben in der Umgebung stattfindet.

Aber auch Veränderungen der Erregbarkeit, falls wir gezwungen sein sollten, solche anzunehmen, scheinen mir nicht so befremdlich, sobald es sich um längere Einwirkung eines Reizes auf dieselbe Stelle handelt. Es liegt ja nicht so fern, anzunehmen, dass die Regeneration der Sehstoffe durch die Belichtung reflectorisch angeregt wird und dass diese Wirkung nicht mit scharfer Grenze auf das belichtete Gebiet beschränkt ist.

Ich glaube also, dass man in Anbetracht der erwähnten Hering'schen Versuche nicht umhin kann zuzugestehen, dass bei länger dauernder Belichtung einer Stelle auch eine Veränderung der benachbarten Partien eintritt. Diese Wirkung ist aber eine secundäre, und sie ist gerade entgegengesetzt der ursprünglichen Erscheinungsweise des Contrasts; denn bei dieser erscheinen ja die Nachbartheile des hellen Feldes verdunkelt, während sie sich dort erhellt zeigen. Es fragt sich also, ob auch diese eigentliche Contrastwirkung physiologisch oder psychologisch zu erklären sei. Diese Frage halte ich durch Hering's Versuch keineswegs für entschieden und glaube auch nicht, dass sie gegenwärtig mit Sicherheit entschieden werden kann. Doch mögen einige Bemerkungen darüber hier Platz finden. Die Contrasterscheinungen „physiologisch" zu erklären ist natürlich ungemein leicht, wenn man sich damit begnügt, den Zusammenhang der verschiedenen Netzhautstellen einfach als Thatsache hinzustellen. Schwieriger ist es, die Gründe abzuwägen, welche für die eine und die andere Auffassung sprechen; ich kann Hering den Vorwurf nicht ersparen, alle Erscheinungen, die gegen seine Anschauung sprechen, einfach mit Stillschweigen übergangen zu haben. Dadurch gewinnt seine Darstellung freilich eine sehr verführerische Einfachheit, aber doch nur für Denjenigen, welcher dieselbe zur ausschliesslichen Quelle seiner Belehrung macht.

Die Annahme, dass der gewöhnliche Contrast auf Täuschung des Urtheils und der Erinnerung beruhe, wird ihre grösste Schwierigkeit immer in der frappanten Deutlichkeit, in dem Zwingenden dieser Erscheinungen finden. Jeder, der zum ersten Male ein Stück sog. schwarzen Papiers einmal auf weissem Papier, gleich darauf auf schwarzem Sammt betrachtet, wird frappirt davon sein, wie verschieden es in beiden Fällen aussieht und wird sich schwer zu der Meinung entschliessen, es handle sich hier nur um eine „Täuschung". Man vergleiche jetzt aber diesen colossalen Unterschied mit dem, welcher bleibt, wenn wir eine directe Vergleichung ermöglichen, wenn wir nämlich einen Streifen desselben dunkelgrauen Papiers so legen, dass die Hälfte auf weissem Papier, die andere auf schwarzem Sammt zu liegen kommt. Es ist richtig, die zwei Hälften erscheinen immer noch ungleich, aber lange nicht in dem Grade, den man nach dem Versuch in seiner ersten Form hätte erwarten können. An der Grenze des schwarzen und weissen Grundes erkennt man freilich einen Unterschied, der aber (für mein Auge) so gering ist, dass er mir zuweilen zweifelhaft werden kann, und auch nach beiden Seiten zu ist das zu erwartende Hellerwerden nach Seite der schwarzen und Dunklerwerden nach der Seite des weissen Grundes nur in minimalem Maasse sichtbar. Der directe Vergleich, welcher hier möglich ist, vermindert also unzweifelhaft die Contrastwirkung aufs Erheblichste im Gegensatz zu dem Versuch mit dem Vergleich aus der Erinnerung.

Die Bedingung für solche Täuschungen des Urtheils ist offenbar eine grosse Unsicherheit desselben und auf diese hat sich deswegen mit Recht auch die psychologische Theorie immer berufen. Die Helligkeit von Lichtern zu schätzen ist im gewöhnlichen Leben gar nicht unsere Aufgabe; wir wollen vielmehr an dem Licht, welches eine Oberfläche aussendet, erkennen, was es für eine Art von Körper ist; denn wir wollen die uns bekannten Gegenstände recognosciren. Die Oberflächeneigenschaft der uns umgebenden Körper besteht nun aber nicht darin, mit einer allemal gleichen Helligkeit zu leuchten, sondern mit einer der Helligkeit der Beleuchtung proportionalen. Beachten wir nun weiter, dass diese Helligkeit der Beleuchtung je nach Umständen ausserordentlich wechselnd sein kann, so leuchtet ein, warum wir niemals auf die absolute Helligkeit zu achten haben, in welcher uns ein Gegenstand erscheint, sondern auf das Verhältniss seiner Helligkeit zu der der übrigen im Gesichtsfelde befindlichen Gegenstände. Es dient uns sozusagen die mittlere Helligkeit aller gesehenen Gegenstände, um die Stärke der Beleuchtung zu beurtheilen, welche für die Helligkeit des betrachteten Gegenstandes mit in Rechnung gezogen wird. Diese Art des Sehens resultirt mit Nothwendigkeit aus dem Umstand, dass wir bei sehr wechselnder Beleuchtung (und ausserdem auch noch wechselndem Ermüdungszustand des Auges) sehen müssen. Die Unsicherheit des Urtheils über absolute Helligkeiten ist daher in der That eine ausserordentliche. Man stelle sich z. B. die Aufgabe, wenn es Abends allmählich dunkler und dunkler wird, den Zeitpunkt anzugeben, wo das noch vorhandene Licht etwa der Beleuchtung des Vollmondes, oder der gewöhnlichen nächtlichen Strassenbeleuchtung gleich kommt, oder wo ein vor uns liegendes Blatt Papier so hell ist wie im Lichte der Studierlampe. Man wird sofort bemerken, dass man hierzu zunächst ganz ausser Stande ist, und es dann auf indirektem Wege versuchen, indem man sich nämlich vergegenwärtigt, welche Details man bei den verschiedenen Beleuchtungen noch erkennen kann.

Wer gleichwol die psychologische Erklärung des Contrastes für unzulänglich hält, dem können wir, wie ich gerne zugebe, keinen Beweis für die Abwesenheit jeder physiologischen Ursache liefern. Wohl aber können wir eine grosse Anzahl von Fällen beibringen, welche zeigen, wie wichtig der psychiologische Factor ist, und wie wesentlich er bei Beurtheilung von Helligkeiten ins Spiel kommt.

Die erste Thatsache, die mir hier in Betracht zu kommen scheint, ist die so leicht zu constatirende und, wie ich glaube, nicht genügend beachtete, dass wir für gewöhnlich die negativen Nachbilder nicht sehen. Es ist bekannt, dass dies an der Bewegung der Augen liegt; viele Forscher machen (und, wie ich glaube, mit Recht) das Verschwinden und Wiederauftauchen der Nachbilder von kleinen Bewegungen des Auges u. dgl. Zufälligkeiten abhängig. Mag man aber auch dies für unrichtig erklären und eine andere Ursache dafür annehmen, soviel bleibt zweifellos bestehen, eine continuirliche Bewegung des Auges genügt in den meisten Fällen, um die Wahrnehmung eines Nachbildes ganz unmöglich zu machen. Wenn ich z. B. durch Fixiren eines weissen Papierstückchens auf dunklem Grunde mir ein starkes negatives Nachbild verschaffe, so sehe ich absolut nichts von demselben, so lange ich das Auge etwa im Kreise herum über die dunkle

Fläche mit mässiger Geschwindigkeit laufen lasse. Sobald ich fixire, erscheint auch das Nachbild. Wenn über den dunkeln Grund ein Stück schwarzen Sammets, welches von ihm so stark unterschieden ist wie das Nachbild, mit ähnlicher Geschwindigkeit bewegt würde, so könnte es unserer Aufmerksamkeit niemals entgehen. Diese Thatsache lässt sich im Hering'schen Sinne physiologisch gar nicht erklären; denn selbst der Kühnste würde doch wohl vor der Annahme zurückschrecken, dass durch die Bewegungszustände des Auges die Erregungsvorgänge ausgeglichen werden. Meines Erachtens wird bei der Beurtheilung eines Gesichtseindruckes nicht bloss die Beleuchtung, sondern ebenso auch der Erregbarkeitszustand der betreffenden Netzhautpartie mit in Betracht gezogen, sobald wir Gelegenheit haben, das Abweichen desselben von dem der umgebenden Netzhautpartien zu bemerken. Diese Gelegenheit ist bei bewegtem Auge immer gegeben; dieselben Theile des Gesichtsfeldes bilden sich successive auf den verschiedenen Theilen der Netzhaut ab und es wird auf diese Weise in der That ermöglicht werden, sozusagen den subjectiven Factor zu erkennen und auszuscheiden. Diese Möglichkeit fällt fort, sobald wir fixiren.

Der gleichen Ursache ist es, wie ich glaube, auch zuzuschreiben, dass wir das Eigenlicht der Netzhaut so schwer wahrnehmen; es bedarf (wie diejenigen wissen, welche sich mit solchen Versuchen beschäftigt haben) einer ganz besonderen Richtung der Aufmerksamkeit und eines ruhig gehaltenen Auges, um es zu sehen.

Es lässt sich aus diesen Thatsachen, wie ich glaube, entnehmen, wie sehr Momente, welche wir doch vorläufig nur psychologisch zu bestimmen im Stande sind und welche ganz gewiss nichts mit den peripheren Erregungsvorgängen zu thun haben, ohne dass wir es bemerken, auf die uns zum Bewusstsein kommende Helligkeit Einfluss üben. Ich will dem weiter einen in dieser Form meines Wissens noch nicht beschriebenen Versuch hinzufügen, welcher uns ebenfalls das psychologische Moment beim Contrast würdigen lehrt. Während nämlich für die physiologische Wechselwirkung im Hering'schen Sinne es nur auf die benachbarte Lage der ungleich hellen Stellen auf der Netzhaut ankommt, fällt für den Contrast im psychologischen Sinne ausserdem noch die objective Nachbarschaft der gesehenen Gegenstände ins Gewicht; dieses beides braucht nicht mit einander verbunden zu sein, wenn Gegenstände verschiedener Entfernung von uns gesehen werden. Man stelle auf einen langen Tisch vor sich zwei Pappschirme auf; der vordere enthält in der Mitte einen breiten vertikalen Spalt, welcher nur durch eine schmale horizontale Brücke, welche rechte und linke Hälfte verbindet, unterbrochen ist. Der hintere besitzt, entsprechend dieser horizontalen Brücke, einen schmalen horizontalen Ausschnitt, welcher mit dünnem weissem Papier überklebt ist. Wenn man die Brücke in dem ersten Schirm mit dunkelgrauem Papier überzieht und eine Lampe vor den vorderen, eine zweite hinter den hinteren Schirm stellt, so kann man die Beleuchtungen leicht so reguliren, dass die beiden horizontalen Streifen gleich hell sind; der vordere ist in auffallendem, der hintere fast ausschliesslich von durchfallendem Licht erhellt. Das ganze Gesichtsfeld sieht jetzt so aus: die beiden hellen Flügel sind unterbrochen durch einen breiten Vertikalstreifen; dieser gehört dem hinteren Schirm an, welcher ja nicht direkt, sondern nur durch diffuses Licht ganz schwach beleuchtet ist und erscheint daher sehr dunkel. Die beiden horizontalen Streifen, welche den dunkeln Vertikalstreifen durchschneiden, befinden sich in genau gleicher Umgebung, was die Netzhautbilder anlangt; macht man sie indessen objectiv gleichhell, so erscheint nichtsdestoweniger der dem hinteren Schirm angehörige deutlich heller, so lange man nicht den Kopf in solche Höhe bringt, dass sie scheinbar unmittelbar aneinander stossen. Die Erklärung liegt auf der Hand. Von den beiden horizontalen Streifen contrastirt jeder mit der Umgebung, mit welcher er in einer Ebene liegt, mit welcher er also als gleichbeleuchtet angenommen wird, der hintere also mit den dunkeln, der vordere mit hellen Partieen. Dieser Versuch beweist meines Erachtens, dass sehr deutliche Contrasterscheinungen auch auftreten können unter Umständen, welche jede „physiologische" Erklärung ausschliessen und nur die psychologische zulassen.[1] Es ist nothwendig, die ganze Lehre von dieser Art Urtheilstäuschungen durch die Bemerkung zu ergänzen, dass offenbar solche ungemein vielfach eingeübten Beurtheilungen unbewusst vor sich gehen und gewisser Maassen zwangsweisse ihr Resultat uns aufdrängen. Ich kann daher die Art, wie sie in Erscheinung treten, durch Nichts treffender erläutern, als durch die Entfernungsbeurtheilungen, welche in ganz ähnlicher Weise ihr Resultat mit einer scheinbar unvermittelten Nothwendigkeit geltend machen. Lassen wir die binoculare Entfernungswahrnehmung als in ihrer Theorie controvers bei Seite, so finden wir gerade bei der monocularen

[1] Besonders frappant sind Erscheinungen dieser Art unter zufällig günstigen Umständen, welche einen Wechsel des Urteils über die Entfernung veranlassen (wie man sie nicht wohl künstlich herbeiführen kann); ich wurde durch eine derartige Beobachtung zuerst auf die Erscheinung aufmerksam. Beim Gehen durch den beschneiten Tannenwald glaubte ich mehrmals durch Baumlücken eine entfernte sonnenbeschienene Bergwand zu sehen. Solche Bergwände, tannenbewachsen und mässig stark beschneit, erschienen aus der Entfernung als gleichmässig dunkel bläuliche Flächen. Plötzlich wechselte scheinbar die Helligkeit, indem die vermeintlichen Lücken sich als breite Schneestücke auf Baumästen ganz nahe vor mir, im Schatten erwiesen. Jenes Dunkel-bläulich im Sonnenschein und dieses Weiss im Schatten gaben ungefähr gleiche Gesichtsempfindung. Mit dem Wechsel der Deutung machte sich trotzdem, wie ein plötzlicher Umschlag der Empfindungen, der Uebergang aus (beleuchtetem) dunkelm Gegenstande in den (beschatteten) hellen geltend.

Tiefenvorstellung bei einfachsten Figuren das genaue Analogon zu den Contrasterscheinungen. Ich erinnere nur an die bekannte Treppenfigur (Helmholtz, *Phys. Optik* S. 626), deren Relief in der Vorstellung umzukehren uns nicht immer gelingt, und besonders an den plötzlichen Sprung der Tiefenvorstellung, wenn wir die Figur drehen.

Aus dem Angeführten geht mit Sicherheit hervor, dass für den psychologischen Contrast alle Bedingungen vorhanden sind, und dass er thatsächlich existirt. Ich verkenne nicht, dass es hierbei unentschieden bleiben muss, ob diese Erklärung die Erscheinungen erschöpft, oder ob ein physiologischer Contrast neben dem psychologischen stattfindet. Wem die psychologische Erklärung nicht genügt, dem steht es frei, eine physiologische noch zu Hilfe zu nehmen. Für die Analyse der Gesichtsempfindungen ist die Wahl des einen oder des anderen Standpunktes ohne wesentliche Bedeutung.

Der Farbencontrast.

Für den Farbencontrast ist die Sachlage in mancher Beziehung anders und deswegen bespreche ich ihn gesondert. Die Bedingungen für den psychologischen Contrast sind auch hier vorhanden, nämlich die erhebliche Unsicherheit des Urtheils über Farben. Auch dieses ist in gleicher Weise, wie die entsprechende Thatsache für Helligkeiten verständlich, wenn man den Wechsel der Beleuchtungen und der Erregbarkeitszustände der Netzhaut in Betracht nimmt. Es wird indessen schon hier ersichtlich, dass der ganze Umfang dieser Wechsel doch ein sehr viel geringerer ist, als der bezüglich der Helligkeiten. Die Färbung des diffusen Lichtes, in welchem wir uns bewegen, ist zunächst als Tageslicht und Lampenlicht variabel, das Tageslicht selbst unterliegt in seiner Zusammensetzung doch nur sehr mässigen Schwankungen, und nur selten befinden wir uns in einer Umgebung, in der eine Farbe so stark überwiegt, dass das diffuse Licht hierdurch erheblich beeinflusst werden würde. Sobald indessen gefärbte Gegenstände im Gesichtsfelde sind, wird schon Gelegenheit sein, diejenigen Färbungsveränderungen kennen zu lernen, welche zusammengehörig als der Ausdruck eines subjectiven Factors, der Erregbarkeit bestimmter Netzhautstellen, anzusehen sind. Es setzt daher keineswegs eine Kenntniss der Complementärfarben voraus, wenn uns im Contrast gegen ein Röthlich, welches wir für Weiss halten, ein wirkliches Weiss nun blaugrün erscheint. Dass wir sehr wohl im Stande sind, von einer gesehenen Farbe irgend einen Antheil „in Abrechnung zu bringen“ zeigen sehr deutlich die Fälle, wo wir eine Farbe durch eine andere sehen und dabei ganz gut scheiden, was der einen und was der anderen angehört. Helmholtz erwähnt als Beispiel hierfür das Sehen durch einen farbigen Schleier oder der Spiegelbilder in einer polirten Tischplatte; man erkennt in beiden Fällen die Farben der Gegenstände ganz gut und richtig.

Wenn durch diese und ähnliche Versuche schon der Beweis geliefert ist, dass ein psychologischer Farbencontrast sehr wohl möglich ist, so giebt es weiter eine Reihe Thatsachen, welche uns beweisen, dass die gewöhnlichen Fälle des Farbencontrastes ausschliesslich hierauf zurückzuführen sind. In der ausgezeichneten Darstellung dieser Erscheinungen, welche Helmholtz im § 24 der *Phys. Optik* gegeben hat, legt er mit Recht grosses Gewicht auf mehrere Umstände, die hierher gehören. Es ist dies erstens der bedeutende Einfluss, welchen die Contouren auf die Erscheinungsweise des Contrastes ausüben.

„Wenn man ein weisses, graues oder schwarzes Papierschnitzelchen auf ein farbiges Quartblatt oder Octavblatt legt, und dieses etwa aus einem Fuss Entfernung betrachtet, sieht man in der Regel, genaue Fixation vorausgesetzt, nichts oder nur zweifelhafte Spuren von der Contrastfarbe. Wenn man aber, wie in dem früher beschriebenen Versuche von Meyer, das farbige Octavblatt mit einem Octavblatt dünnen Briefpapiers bedeckt, erscheint auffallender Weise die Contrastfarbe ganz deutlich und constant, trotzdem die Farbengegensätze dadurch ausserordentlich abgeschwächt werden. Auch hier ist es am vortheilhaftesten, wenn das Schnitzelchen grau ist und ungefähr dieselbe Helligkeit wie das farbige Papier besitzt.

Das farbige Papier, von dem Briefpapier bedeckt, bildet einen sehr schwach gefärbten weisslichen Grund. Wo das graue Schnitzelchen unterliegt, ist die objective Farbe des oberen Papiers rein weiss. Jetzt sollte man erwarten, dass, wenn man die objectiv weisse Stelle mit einem weissen oder hellgrauen Schnitzelchen bedeckt, welches man oben auf das Briefpapier legt, dieses auch complementär zum Grunde erscheinen sollte. Aber wunderbarer Weise ist dies nicht der Fall; ein solches erscheint in seiner objectiven Farbe und ohne Contrast. Ja, wenn man sich ein Schnitzelchen auswählt, welches genau dieselbe Farbe und Helligkeit hat, wie das Briefpapier über der grauen Unterlage, dies an die entsprechende Stelle des Briefpapiers hinschiebt, und nun anfängt die Farben beider Stellen genau mit einander zu vergleichen, so schwindet die Contrastwirkung auch auf der weissen Stelle des Briefpapiers, wo sie früher bestand, und diese erscheint nun weiss, solange man das andere Schnitzelchen zur Vergleichung daneben hat. Ferner schwindet die Kontrastfarbe auch, wenn man die Umrisse des unterliegenden grauen Schnitzelchen auf das Briefpapier mit schwarzen Strichen nachzeichnet. Es bleibt also die Contrastfarbe nur so lange bestehen, als die beiden Felder durch nichts anderes von einander geschieden sind, als durch ihren Farbenunterschied. Sobald das eine Feld als ein selbständiger Körper oder durch einen bestimmt gezeichneten Umriss abgegrenzt ist, verschwindet die Wirkung oder wird wenigstens zweifelhafter.“ ..... „In den zuletzt beschriebenen Versuchen hängt die Contrastwirkung nicht mehr allein ab von einer bestimmten Vertheilung der Farben im Gesichtsfelde. Wir haben gesehen, dass diese bei zwei verschiedenen leichten Abänderungen desselben Versuches genau gleich sein kann, und doch in dem einen Falle die Contrastwirkung eintritt, in dem anderen nicht. Sobald das contrastierende Feld als ein selbständiger Körper anerkannt wurde, der über dem farbigen Grunde lag, oder auch nur durch eine hinreichende Bezeichnung seiner Grenzen als ein gesondertes Feld genügend abgetheilt war, fiel der Contrast fort. Da also das Urtheil über die räumliche Lage, die körperliche Selbständigkeit des betreffenden Objectes entscheidend für die Bestimmung der Farbe ist, so folgt, dass die Contrastfarbe hier nicht durch einen Act der Empfindung, sondern durch einen Act des Urtheils entsteht.“

Der zweite sehr wesentliche Umstand ist der von Helmholtz ebenfalls nachdrücklichst betonte, dass für das Auftreten des Farbencontrastes eine ganz leichte, ungesättigte Färbung des inducirenden Feldes schon dasselbe leistet, wie die gesättigsten. Auch hiervon kann man sich leicht überzeugen. Einer der bekanntesten Versuche dieser Art besteht darin, dass man ein farbiges Papierblatt mit einem durchscheinenden Seidenpapier zudeckt und zwischen beide ein schwarzes Papierschnitzelchen bringt. Der Grund erscheint dann weiss mit schwacher Beimischung der darunter liegenden Farbe; an der Stelle des schwarzen Schnitzelchens erhalten wir von dem Seidenpapier reines Weiss welches nun deutlich complementär gefärbt erscheint. Lässt man den farbigen Grund unbedeckt und legt auf diesen einfach das schwarze Schnitzel von einem gleich grossen des Seidenpapiers zugedeckt, so tritt der Contrast nicht ein.

Der eigentliche experimentum crucis ist aber der alte Versuch, welchen Osann für seine Theorie von der objectiven Natur der complementären Schattenfärbungen ins Feld führte. Diese Deutung wurde von Fechner widerlegt, welcher sich folgendermaassen hierüber äussert[1]:

„Der Beweis, den Prof. Osann für die objective Natur der complementären Schattenfärbungen giebt, ist der, dass, wenn man den von der ungefärbten Lichtflamme beschienenen Schatten durch eine Papprühre so betrachtet, dass er für sich allein das Gesichtsfeld erfüllt, man denselben ebenso gefärbt erblickt, als wenn man ihn ohne dieselbe betrachtet.“ „Der Versuch selbst,“ sagt Fechner, „ist unzweifelhaft richtig, beweist aber nicht, was er beweisen soll, vielmehr bei Anwendung einiger Aenderungen das Gegentheil. Nehme ich, nachdem die farbigen Schatten schon erzeugt

[1] Poggendorff's *Annalen*. Bd. 44. S. 231. 1838.

und mit blossem Auge betrachtet worden sind, die inwendig geschwärzte Papprõhre vor das eine Auge (wobei natürlich das andere geschlossen werden muss) und richte sie auf die complementären Schatten, so glaube ich ebenfalls die Färbung unverändert fortbestehen zu sehen. Aber dies ist auch dann der Fall, wenn ich während des fortgesetzten Durchsehens das Farbenglas von der Oeffnung wegnehme oder wegnehmen lasse, ja selbst dann noch, wenn das Farbenglas mit einem ganz anderen, selbst geradezu complementär im Verhältniss zum ersten gefärbten, vertauscht wird. Erst wenn, nach einem beliebigen Wechsel dieser Art, die Röhre vom Auge genommen wird, so dass dieses vom neuen Contrast afficirt werden kann, erscheint der Schatten in der durch das neue Farbenglas geforderten Complementärfarbe, ein Uebergang, der in hohem Maasse frappant ist. Es findet also eine thatsächliche Neigung der Complementärfarbe statt, nachdem sie einmal im Auge erzeugt ist, selbst nach Aufhören ihres Ursächlichen fortzubestehen.“

Wenn ich den Versuch in der angegebenen Weise wiederhole, so finde ich ebenfalls, dass die Contrastfarbe bestehen bleibt; ich finde aber ausserdem, dass ein gewisser, wenn auch geringer Einfluss der Willkür besteht. Die Contrastfarbe erhält sich nicht unbestimmt lange, sondern man wird sehr bald zweifelhaft. In diesem Stadium kann man den Umschlag beschleunigen oder verzögern, die gesehene Farbe fast willkürlich „blau oder weiss sehen“. Der ganze Versuch illustrirt sehr deutlich, dass es sich in der That nur um Urtheilstäuschungen handelt. Nicht die mindeste Veränderung der Farbe wird sichtbar, wenn man den complementären Grund abwechselnd sichtbar und unsichtbar macht. Diese Thatsache erklärt sich aufs Einfachste aus der psychologischen Entstehungsweise des Contrastes, sie ist dagegen ganz unverständlich nach der physiologischen.

Aus dem Vorstehenden wird man ersehen, dass die Sachen zum Mindesten nicht so einfach liegen, wie sie Hering darstellt und wie man, auf seine Autorität hin, vielfach zu glauben sich gewöhnt hat. Wir können sagen, dass die psychologische Erklärung des Contrastes eine ganz zweifellose Berechtigung hat, da es viele Fälle und viele Besonderheiten der Erscheinungen giebt, welche gar nicht anders erklärt werden können, und da die sämmtlichen Bedingungen für die Möglichkeit solcher Contrastwirkungen zweifellos vorhanden sind. Dass es daneben immer noch zulässig bleibt, eine directe wechselseitige Beeinflussung der verschiedenen Netzhauttheile anzunehmen, das wollen wir nicht in Abrede stellen. Eine wirkliche Nöthigung hierfür scheint aber nicht vorzuliegen, mit alleiniger Ausnahme der S. 124 erwähnten Fälle, welche, wie dort gezeigt, von dem gewöhnlichen Contraste sich sehr wesentlich unterscheiden. Es wird daher fast überflüssig, nochmals ausdrücklich darauf hinzuweisen, dass die Annahme einer solchen wechselseitigen Beeinflussung auch für den Farbencontrast mit jeder Theorie der Gesichtsempfindung ziemlich gleich gut vereinbar ist. Die Erregung einer jeden Fasergattung z. B. (im Helmholtz'schen Sinne) könnte die Erregbarkeit der benachbarten gleichartigen Fasern herabsetzen.[1]

Sonach glaube ich nicht, dass die Contrasterscheinungen im weitesten Sinne für die Analyse der Gesichtsempfindung bisher etwas ergeben haben oder ergeben können.

Unter den Beeinflussungen der verschiedenen Netzhautstellen durch einander ist noch als etwas von den Contrasterscheinungen wesentlich verschiedenes die von Schadow angegebene Thatsache zu erwähnen, dass die absolute Schwellenempfindlichkeit der Netzhautperipherie durch gleichzeitige Erregung des Netzhautcentrums sehr vermindert werden könne; der Schwellenwerth wird auf das doppelte bis dreifache erhöht. Vermuthungen über die Ursache dieser Erscheinung anzustellen, scheint mir nicht indicirt, solange nicht der eigentliche Thatbestand sicherer constatirt ist. Durch Brücke[2] wissen wir, dass gerade die Erregung des Netzhautcentrums ganz vorzugsweise auf die Pupille wirkt. Dieser Einfluss hätte zum mindesten ausgeschlossen werden sollen. Wichtiger (und schwerer zu beseitigen) ist aber, dass, wenn kein Licht das Netzhautcentrum trifft, auch nicht fixirt werden kann. Bei Fixation muss aber jedenfalls grössere Ermüdung der untersuchten peripheren Stelle eintreten, als wenn kein Lichteindruck das Netzhautcentrum trifft und somit jedenfalls nur mit leicht bewegtem Auge untersucht wird.

Die Santoninwirkungen.

Nach Genuss von Santonin entstehen bekanntlich gewisse Veränderungen im Gesichtssinne; dieselben sind zuerst von Rose (Virchow's *Archiv* 28), sodann am genauesten von Hüfner (*Archiv für Ophthalmologie* XIII) beschrieben worden. Im Zustande der Santonin-Intoxication erscheinen helle Objecte gelb-grün statt weiss, dunkle dagegen violett leuchtend. Der Zustand kann jedenfalls nicht auf eine Gelbfärbung der Augenflüssigkeiten zurückgeführt werden, da der Sehnervenquerschnitt im ophthalmoskopischen Bilde nicht gelb erscheint. As die wahrscheinlichste Erklärung der ganzen Erscheinung muss wohl die von Helmholtz schon angedeutete betrachtet werden, „dass

[1] Wer durch die Contrasterscheinungen speciell für die Assimilations- und Dissimilations-Theorie eingenommen ist, mag sich erinnern, dass alle hier gegebenen Vorstellungsweisen auch der Drei-Componententheorie zugänglich sind, wenn man noch weitergehende Erregbarkeitsveränderungen in den benachbarten Partien etwa durch die Anregung einer reichlicheren Ernährung anzunehmen gewillt ist.

[2] Ueber einige Consequenzen der Young-Helmholtz'schen Theorie. *Wiener Sitzungsberichte* 80.

man es mit einer Erregung der violettempfindenden Fasern durch das Santonin zu thun habe, welche die Empfindlichkeit des Auges gegen objectives violettes Licht durch Ermüdung herabgesetzt und so unvollkommene Violettblindheit hervorbringt."

Erwägt man die theoretische Bedeutung der ganzen Erscheinung, so wird man nicht in Abrede stellen können, dass zunächst die Violettblindheit für helle Gegenstände die Existenz eines Vorganges wahrscheinlich macht, der, durch violettes Licht vorzugsweise in Thätigkeit gesetzt, sich bei dem Zustandekommen der Weissempfindung unter gewöhnlichen Verhältnissen betheiligt. Das Violettsehen bei Lichtabschluss stimmt zu dieser Auffassungsweise vollkommen; es ist genau dasselbe Verhältniss, wie bei positiv gleichgefärbten und negativ complementären Nachbildern. Das Auge des Santoninvergifteten verhält sich in der That ganz so wie ein Auge welches eben durch violettes Licht geblendet worden ist, nur besteht bei jenen längere Zeit, was hier schneller vorübergeht.

Indessen würde sich auch in der Hering'schen Theorie die Sache nur insofern verwickelter gestalten, als man eine combinirte Wirkung auf die beiden „farbigen Seh-Substanzen" annehmen müsste; aber auch hier könnte man durch einen dauernd wirkenden Assimilations-Reiz, z. B. die Dissimilations-Erregbarkeit sich erhöht, die Assimilations-Erregbarkeit vermindert denken. Eine wesentliche Bedeutung für die Theorie kann daher dem Gegenstande nicht zugeschrieben werden.

Die angeborene Farbenblindheit.

Wir haben im Bisherigen diejenigen Abweichungen vom gewöhnlichen Zusammenhange zwischen Licht und Gesichts-Empfindungen erörtert, welche als physiologisch betrachtet werden können.

Unter den pathologischen Abweichungen wollen wir zuerst die angeborene Farbenblindheit besprechen.

Die angeborene Farbenblindheit ist bekanntlich sehr häufig. In der überwiegenden Mehrzahl der Fälle ist das dreifache System der Normalsehenden auf ein zweifaches reducirt, sodass gewisse Farben noch unterschieden werden, und in der überwiegenden Mehrzahl der Fälle sehen die Farbenblinden mit ihren beiden Augen gleich. Daneben giebt es sehr seltene Fälle von totaler Farbenblindheit, wobei nur hell und dunkel gesehen wird, und sehr seltene Fälle von einseitiger Farbenblindheit, wobei nur ein Auge fehlerhaft sieht. Wie man sich leicht denken kann, werden die letzteren für unsere theoretischen Betrachtungen die wichtigsten sein, aber die Verwerthung der anderen darüber zu vernachlässigen, würde nur dann zulässig sein, wenn wir aus irgend einem Grunde schon gewiss sein dürften, hier einseitig denselben Fehler zu haben, der sonst beiderseitig auftritt. Das hat man, wie mir scheint, in nicht gerechtfertigter Weise, ohne weiteres vorausgesetzt. Es könnte sich ja recht wohl auch so verhalten, dass die einseitige Farbenblindheit etwas vollständig anders wäre, als die gewöhnliche beiderseitige. Diese Frage wird also erst auf Grund der Untersuchungen beantwortet werden können.

Der speciellen Besprechung der Erscheinungen der Farbenblindheit wollen wir einiges über die allgemeinen Principien und die nothwendigen Bedingungen für die Untersuchung derselben vorausschicken. Woher sind wir überhaupt berechtigt, anzunehmen, dass wir, die wir uns Normalsehende nennen, in wirklich übereinstimmender Weise die Farben empfinden? Offenbar deshalb, weil unsere Urtheile über Gleichheit, Aehnlichkeit, Verschiedenheit aller Farben im Allgemeinen übereinstimmen. Haben wir somit die Namen erlernt, welche in irgend einer Sprache bestimmten Farben gegeben werden, so stimmen auch weiterhin unsere Bezeichnungen überein, die wir irgend einer beliebigen, gerade vorgelegten Farbe zuertheilen. Einseitig farbenblind können wir nun Jemand nennen, für den dies nur zutrifft so lange er sich ausschliesslich des einen Auges bedient, nicht mehr, sobald ausschliesslich das andere zur Anwendung kommt. Weichen die Empfindungen, welche ihm die beiden Augen vermitteln untereinander ab, so wird uns die Differenz der Empfindungen, welche bei gleichem Lichtreiz das rechte und das linke Auge ergiebt, eine Variirung der Gesichtsempfindung sein, ganz analog derjenigen, welche wir experimentell durch Ermüdung etwa einer bestimmten Netzhautstelle herbeiführen. Der Vergleich der beiden Systeme wird somit ganz direkt von grossem Interesse sein müssen, und wir werden ganz ohne weiteres in Erfahrung bringen können, welche Empfindung des kranken Auges (wenn ich kurz so sagen darf) einer jeden des gesunden Auges correspondirt.

Für die beiderseitige Farbenblindheit liegt die Sache wesentlich anders. Hier fehlt uns die Möglichkeit, normale und pathologische Empfindungen direkt mit einander zu vergleichen. Der alte Satz, dass wir nicht wissen können, was die Farbenblinden eigentlich empfinden, so selbstverständlich er ist, scheint doch noch immer nicht zum vollen und allgemeinen Verständnis gelangt zu sein. Allgemein lässt sich von vorne herein einsehen, dass wir die (beiderseitige) Farbenblindheit nur daran erkennen, dass den betreffenden Personen gewisse Farben gleich erscheinen, die für unsere Augen verschieden sind. Allgemein lässt sich auch von vornherein einsehen, dass eine sichere Basis für Schlüsse nur die Ermittlung dessen sein kann, was den betreffenden Personen gleich, was ihnen verschieden aussieht. Trotzdem begegnen wir immer wieder dem Nachweis dass „Jedem, dem die Rothempfindung fehlt, auch die Grünempfindung fehlt“, und dergl. Wir könnten uns hier mit der allgemeinen Einsicht begnügen, dass ein solcher Nachweis ganz unmöglich ist; ich will indessen bei dieser Gelegenheit zeigen, worauf dieser (mit so vielem Eifer immer wiederholte) Beweis eigentlich beruht. Die Thatsache, um die es sich in allen diesen Fällen handelt, besteht darin, dass ein gewisses Roth (in der Regel spectrales Roth mit ein wenig Blau) und ein gewisses Grün (genauer Blaugrün, etwa bei der Linie *F*) mit farblosem Grau verwechselt werden. Allemal, wo das Roth mit Grau verwechselt wird, wird auch das Grün damit verwechselt, und dies ist die Thatsache, auf welche man sich stützt. Nichts ist selbstverständlicher als diese. Die beiden Verwechslungsfarben sind sehr annähernd complementär und es ist daher das Grau aus ihnen mischbar. Der Satz sagt also gar nicht anders als: wenn ein Licht a mit einem zweiten b gemischt eine Mischung c giebt, welche mit a gleich aussieht, so sieht auch b mit a gleich aus. Schon Grassmann hat uns gelehrt: Gleichaussehende Lichter gemischt geben gleichaussehende Mischungen; ungleichaussehende Farben zu einer und derselben Farbe gemischt geben ungleichaussehende Mischungen, woraus jener Satz folgt. Die petitio principii aber liegt in der Annahme, dass jene verwechselten Lichter, unter welchen auch das farblose Licht enthalten ist, weil sie farblos genannt werden, auch ebenso empfunden werden müssen wie wir farbloses Licht empfinden. Das ist eben die Frage, um die es sich handelt, und die nicht bewiesen wird. Es liegt auf der Hand, dass ganz das Gleiche auch für die farbigen Schatten gilt. Daraus, dass der Schatten nur farblos dunkel genannt wird, folgt nur, dass derselbe jener auch auf andere Weise und viel sicherer zu constatirenden Empfindungsreihe angehört, aber nicht wie er empfunden wird.

Wie die Farbenblinden sehen ist eine Frage, die wir auf Grund einer schon fertigen Theorie der Gesichtsempfindung, welche die Theorie der Farbenblindheit einschliesst, mit mehr oder weniger grosser Wahrscheinlichkeit beantworten können. So könnten wir z. B., wenn die Hering'sche Theorie richtig wäre, in der That behaupten, dass die Farbenblinden z. B. roth-grünblind sind und schwarz, weiss, gelb und blau sehen. So lange es sich aber darum handelt, aus den Erscheinungen der Farbenblindheit für die aufzustellende Theorie Schlüsse zu machen, ist es eine methodische Verkehrtheit, danach zu forschen, was oder wie sie sehen. Was ihnen gleich erscheint, ist das Einzige, was sich mit positiver Sicherheit feststellen lässt, nicht was von ihnen roth oder gelb, auch nicht was von ihnen farbig oder farblos gesehen wird.[1] Auch der von Hering geführte Beweis, dass die Farbenblinden der gewöhnlichen Art nur zwei Farben sehen, bedeutet nichts

[1] Ich habe dies hier mit voller Schärfe hinstellen wollen, weil jene so häufig wiederholten Irrthümer eine unheilvolle Verwirrung in die Theorie der Farbenblindheit gebracht haben. Im übrigen will ich bemerken, dass ich selbst die Meinung, dass die Farbenblinden das weisse Licht farbig sehen, durchaus nicht für sehr wahrscheinlich halte. S. u. S. 167. 168.

anderes, als dass für sie alle Gesichtsempfindungen, deren sie überhaupt fähig sind, durch Mischung von zwei passend gewählten Lichtern hervorgebracht werden können, was längst bekannt ist. (Hering, Zur Erklärung der Farbenblindheit aus der Theorie der Gegenfarben. *Lotos* 1880, S. 30.)

Gehen wir nun nach der Erledigung dieses principiellen Punktes dazu über, zu sehen, was die Beobachtungen an Farbenblinden ergeben haben.

Für die meisten Fälle (alle diejenigen welche man als partielle vollständige Farbenblindheit bezeichnet) lässt sich in aller Strenge erweisen, dass die Mannichfaltigkeit ihrer Gesichtsempfindung eine nur zweifach bestimmte, im Gegensatz zu der dreifach bestimmten der Normalsehenden ist. Wenn demnach durch Mischung von zwei objectiv einfachen Lichtern irgend eine Gesichtsempfindung hervorgerufen werden kann, so kann jede stetige Veränderung derselben durch stetige Veränderung der beiden Lichter hervorgebracht werden. Schon in der Farbenbenennung zeigt sich dies in der Regel deutlich. Im Spectrum unterscheiden die Farbenblinden dieser Art eine weniger brechbare Hälfte, welche sie meist gelb, eine brechbare die sie meist blau nennen. Der Uebergang zwischen diesen beiden ist ihnen farblos. Durch Mischung zweier beliebiger Lichter, von denen das eine der linken, das andere der rechten Spectralhälfte angehört, lässt sich immer ein Licht erhalten, welches farblos genannt wird. Unter sich aber sind die Lichter einer jeden Spectralhälfte nicht bloss so unterschieden wie verschiedene Intensitäten eines und desselben Lichtes. Denn zwischen reinen Gelb und einem gelblichen Grün lässt sich für einen aufmerksam beobachtenden Farbenblinden keine Gleichung gewinnen. Vielmehr geht die Farbe von beiden Seiten gegen die neutrale Zone zu allmählich in die Erscheinungsweise dieser über und man muss daher, um eine Gleichung zu erhalten, dem Gelb noch ein wenig Licht der brechbaren Spectralhälfte oder farbloses Licht zu mischen, um eine Gleichung mit Gelbgrün zu erhalten. Ebenso also, wie für die Normalsehenden in einer Ebene, lassen sich für diese Art und Farbenblinden die sämmtlichen Empfindungen in einer geraden Linie darstellen. Dieselbe enthält die Uebergänge einer Farbe in eine andere; ein bestimmter Punkt dieses Ueberganges wird farblos genannt. Man kann deshalb auch (im Sinne der Farbenblinden und seiner Ausdrucksweise) alles was er sieht, als Sättigungsabstufungen zweier Farben bezeichnen.[1] In voller Strenge lässt sich diese

[1] Welche Beziehung seine Empfindung zu denen der Normalsehenden haben, bleibt dabei vollkommen dahingestellt. Hering findet es daher mit Unrecht auffallend, dass auch im Sinne der Helmholtz'schen Theorie von Sättigungsunterschieden gesprochen wird. Es bezieht sich das selbstverständlich auf die Nomenclatur der Farbenblinden selbst; diese nennen die Mischung ihrer beiden Farben weiss und die Uebergänge jeder Farbe zu denselben ist ihnen eine Sättigungsverminderung.

Bestimmtheit durch zwei Lichter durch Mischungsversuche an den Farbenblinden erweisen. Es zeigt sich dabei dass ganz ähnlich wie beim Normalsehenden, die Mischung seiner sämmtlichen Empfindungen aus zwei Lichtern nur dann möglich ist, wenn diese Lichter richtig gewählt sind, also am Ende seiner Farbenlinie liegen oder für ihn die möglichst gesättigten sind. Von dieser Beschränkung werden wir unabhängig, wenn wir den Satz in der analogen Weise zu dem oben für die Normalsehenden aufgestellten formulieren:

Ist irgend eine Gesichtsempfindung durch Mischung zweier Lichter herstellbar, so ist jede überhaupt mögliche stetige Veränderung derselben durch stetige Veränderung der Quantität jener beiden Lichter zu erzielen.

Die Mannichfaltigkeit der Gesichtsempfindung ist also aus der dreifach bestimmten eine zweifach bestimmte geworden. Hieraus ersieht man nun, dass ganze Serien von Empfindungen des Normalsehenden immer für die Farbenblinden zu einer einzigen zusammengeschrumpft sind. Die grosse Klarheit und Präcision, welche sich in der Thatsache der dreifachen Bestimmtheit der Gesichtsempfindungen in so auffallender Weise documentirt hatte, zeigt sich demnach auf's Neue in diesen Fällen der Farbenblindheit. Nehmen wir an, dass irgend ein Theil des ganzen physiologischen Vorgangs drei wesentlich von einander verschiedene Bestimmungswesen zeigt, so werden wir uns die Farbenblindheit dadurch erklären können, dass eine dieser Bestimmungswesen aufgehört hat zu existiren. Wenn das in aller Strenge der Fall wäre, das Sehorgan der Farbenblinden sich also von der normalen nur durch einen Ausfall unterschiede, so müssten allgemein zwei Lichter, die den Normalsehenden gleich sind, auch den Farbenblinden gleich erscheinen. Dies ist bis vor kurzer Zeit geglaubt worden; dass indessen ein solcher Satz sich nicht streng aufrecht erhalten lässt, geht schon daraus hervor, dass eine solche Uebereinstimmung für Normalsehende selbst nicht ganz genau besteht, sondern recht erhebliche individuelle Unterschiede hier auftreten können.

Sehen wir nun zunächst, wie sich die Erscheinungen gestalten müssen, wenn diese Annahme, wenigstens annähernd, zutreffend ist.

Für die Normalsehenden lassen sich alle Mischungserscheinungen vollkommen beurtheilen, wenn wir jedes beliebige Licht in irgend drei bestimmten Lichtern durch eine Mischungsgleichung ausgedrückt haben. Wenn z. B. für jedes Licht bekannt wäre

$$aL = pR + qGr + rB,$$

so würde sich die Gleicheit oder Verschiedenheit aller irgendwie beschaffenen Lichtmischungen ohne Weiteres beurtheilen lassen. Dasselbe wird für die Farbenblinden erreicht sein, wenn wir alle Lichter in zwei bestimmten

Lichtern, etwa Grün und Blau ausgedrückt hätten. So lange wir nun annehmen, dass alle Mischungsgleichungen der Normalsehenden auch für die Farbenblinden zutreffend sind, gelangen wir von den Mischungsbeziehungen der Normalsehenden zu den sämmtlichen für den Farbenblinden geltenden, sobald wir für den letzteren eine Verwechslungsgleichung kennen, d. h. ein Farbenpaar, welches ihm gleich, dem Normalsehenden aber ungleich erscheint. Jede solche Verwechslungsgleichung lässt sich nämlich durch die für die Normalsehenden geltenden Beziehungen in die Form bringen

$$xR + yGr + zB = 0,$$

(wo einer oder zwei der Werthe x y z negativ sind), d. h. sie stellt eine Mischungsbeziehung zwischen den drei als Normallichter gewählten Lichtern dar. Die Existenz einer solcher Beziehung, gestattet nun irgend eins der Normallichter durch eine gewisse Mischung der zwei andern zu ersetzen. Thun wir das und führen z. B. statt Roth überall die Mischung von Grün und Blau ein, welche dem Farbenblinden mit dem Roth gleich aussieht, so gewinnen wir nun sofort den Ausdruck jedes beliebigen Lichts in Grün und Blau. Kennen wir also die Mischungsbeziehungen der Normalsehenden und sind diese auch für den Farbenblinden zutreffend, so erhalten wir durch eine Verwechslungsgleichung die sämmtlichen Mischungsbeziehungen des Farbenblinden in der für ihn zutreffenden Form (Reduction auf zwei Normallichter). Ehe wir sehen, ob es sich in Wirklichkeit so verhält, wollen wir die Frage beantworten, was die Verwechslungsgleichung der Farbenblinden eigentlich bedeutet. Zwei Lichter erscheinen ihm gleich, d. h. sie bringen auf sein Gesichtsorgan dieselbe Wirkung hervor. Nehmen wir nun an, dass das normale Auge gegenüber dem farbenblinden durch das Hinzukommen eines bestimmten Elementes vervollständigt ist, so werden wir sagen können, die beiden Seiten einer Verwechslungsgleichung unterscheiden sich für das normale Auge lediglich durch die Verschiedenheit in diesem Element, bezüglich der andern sind sie, wie für das farbenblinde, gleich. Unter dieser Voraussetzung sind wir daher anzugeben im Stande, welche Farben sich für das normale Auge nur bezüglich eines Elementes unterscheiden. Hierdurch ist aber dieses Element in einer ganz bestimmten Weise charakterisirt, so nämlich, dass wir seinen Ort auf der Farbentafel angeben könnten. Es ist nöthig diese Art der Charakterisirung eines Elements noch etwas näher zu beleuchten. Man ist nämlich gewohnt, das Element durch einfache Farbenbenennungen zu charakterisiren und so z. B. von Roth- und Grün- empfindenden Fasern, von einer roth-grünen Sehsubstanz zu sprechen u. dgl. Das ist aber im Allgemeinen nicht streng, weil sich vielleicht kein wirkliches Licht angeben lässt, welches auf ein Element ganz allein wirkt. Statt dessen bestimmt man daher jetzt in einer andern allgemein anwendbaren Weise, indem man ein Lichter-Paar (oder mehrere solche Paare) angiebt, welche sich nur bezüglich des einen Elements von einander unterscheiden. Hierdurch kann man sich nun zwar nicht die Empfindung vorstellig machen, welche das eine Element, für sich allein thätig, hervorbringen würde (dies ist unmöglich, weil es eben niemals allein thätig ist), wol aber die Veränderungsweise, welche sein Hinzutreten in irgend einer Empfindung bewirken würde. Der Gang der Argumentation ist also der: die Verwechslungsgleichung sagt uns, dass zwei Lichter für die Farbenblinden vollständig gleich sind, und wir schliessen daraus, dass sie auch für uns bezüglich der zwei Elemente, die wir mit ihm gemeinschaftlich besitzen gleich sind. Sehen wir nun, wie sie sich für uns unterscheiden, so können wir daraus ersehen, welche Veränderungen der Empfindung den Veränderungen in dem Zustande des dritten Elementes entsprechen. Hiernach ist es leicht sich z. B. von den Verwechslungsgleichungen Rechenschaft zu geben, die aus der Hering'schen und aus der Young'schen Theorie resultiren. Durch die Veränderungen im Zustande der roth-grünen Sehsubstanz erleidet eine Empfindung nach HERING eine derartige Veränderung, dass bei gleichbleibender Helligkeit die Farbe von der grösstmöglichen Reinheit des Roth durch Farblosigkeit bis in die grösste Reinheit des Grün übergehen kann; gleichgültig ist dabei ob etwa gelbe oder blaue Empfindung noch nebenher besteht. Die Verwechselungsgleichung der Hering'schen Theorie kann daher auch zunächst $aR = aGr$ geschrieben werden, wenn wir unter R ein reines Roth (spectrales mit leichter Beimischung von Blau?), unter Gr reines Grün und die beiden Einheiten so festgesetzt sind, dass sie gleiche Helligkeit haben. Allgemein lautet die Verwechselungsgleichung dann

$$X + nR = X + nGr,$$

d. h. irgend ein Licht X wird sich für die „Roth-Grün-Blinden" in gleicher Weise verändern müssen, mögen wir demselben Roth oder die entsprechende Menge Grün zusetzen.

Ganz anders nach der Young-Helmholtz'schen Theorie. Hätten wir es mit einem Rothblinden im Sinne dieser zu thun, so würde uns die Verwechselungsgleichung dasselbe sagen, dass zwei Lichter auf die denselben angehörigen zwei Elemente (grün- und violett-empfindende Fasern) gleiche Wirkung ausüben. Wenn diese vom Normalsehenden betrachtet werden, so wird dies auch für ihn stattfinden, falls sich zwei seiner Componenten mit denen des Farbenblinden ganz übereinstimmend verhalten. In der dritten aber wird das eine Licht einen starken, das andere einen schwachen Erregungsvorgang bewirken. Diese Differenz wird sich nicht bloss in einer Veränderung der Farbe, sondern auch in einer Veränderung der Gesammthelligkeit kundgeben müssen. Specialisiren wir die drei Componenten-Theorie dahin, dass wir Roth-, Grün- und Violett-empfindende Elemente annehmen, so können wir die Verwechslungsgleichung leicht noch bestimmter erhalten. Für die Rothblinden kann das rothe Licht einfach schwarz erscheinen, falls es auf die Grün und Violett-Elemente gar nicht wirkt. Sollte es aber auf diese auch schwach wirken, so wird seine Verwechslungsgleichung erhalten werden, wenn dieselbe schwache Wirkung auf jene beiden durch ein anderes Licht, z. B. Cyanblau hervorgebracht wird. Ein lichtstarkes Roth und ein schwaches Cyanblau werden also dem Rothblinden gleich, uns dagegen wegen der einmal sehr starken, das andere Mal nur ganz schwachen Erregung der Rothelemente sowol an Farbe als an Helligkeit sehr verschieden erscheinen müssen. Für die Grünblinden würde in ähnlicher Weise die Verwechselung zwischen lichtstarkem Grün und schwachem Purpur sich ergeben.

Besonders deutlich tritt der Unterschied der beiden Theorien in der Farbentafel hervor, wenn wir dieselbe so construirt denken, dass gleiche scheinbare Helligkeiten der verschiedenen Farben als Einheiten gewählt sind.

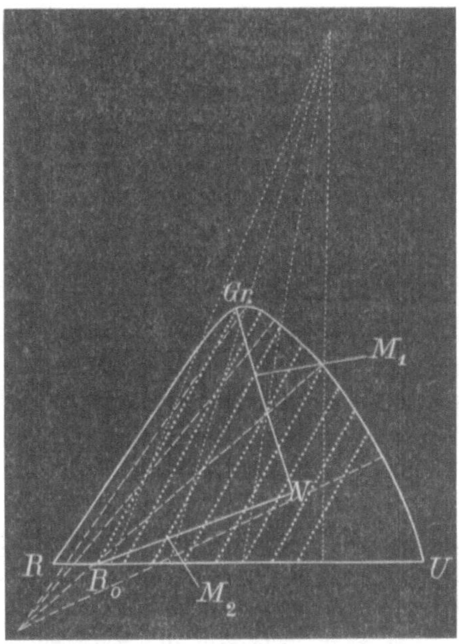

Fig. 21.
Zur Theorie der Farbenblindheit; die Verwechselungen des Rothblinden ——, des Grünblinden -----, des Roth-Grünblinden ......

Nach dem Wesen der Construction müssen drei Farben, von denen die eine b aus der andern a durch Zumischung einer dritten c erhalten werden kann ($b = a + c$) in einer geraden Linie liegen. Alle Farben also, welche sich bezüglich einer Componente unterscheiden, müssen auf graden Linien liegen, die durch den Ort eben dieser Componente gehen. Die Linien — — -- geben sonach die Verwechslungsgleichungen der Rothblinden, -------- die Verwechslungsgleichungen der Grünblinden. Hieraus ersieht man, dass ein bestimmtes Blaugrün von den Rothblinden mit einem nur wenig blauen, von dem Grünblinden mit einem blaueren Purpur verwechselt werden muss. Die Hering'sche Theorie der Farbenempfindung scheint zunächst keine Darstellung auf der Farbentafel zuzulassen. Wenn indessen R_0 und Gr die einander gleichen (gleich-hellen) Farben für die Hering'schen Roth-Grünblinden wären, so sieht man leicht, dass zwei Verwechselungsfarben auf einer mit R_0 Gr parallelen Linie liegen müssen. Denken wir uns zu irgend einer Menge irgend eines Lichtes N eine bestimmte Menge einmal von R_0, einmal von Gr gemischt. Da die Orte dieser Mischungen M_1 und M_2 erhalten werden, indem wir einmal $N R_0$, einmal $N Gr$ in einem bestimmten Verhältniss theilen, so ist unmittelbar ersichtlich, dass die Linie $M_1 M_2$ mit $R_0 Gr$ parallel laufen muss. Man kann das auch so ausdrücken, dass (bei einer nach gleicher Helligkeit construirten Farbentafel) die Componente der Hering'schen Theorie in die Unendlichkeit und zwar sowol $+$ als $-\infty$ derselben Linie fällt.

Wenn es vielleicht auffält, dass die Verwechselungsgleichungen des Farbenblinden gerade bezüglich derjenigen Componente ein Resultat ergeben, welche er nicht besitzt, so ist dies doch nur ein scheinbarer Widerspruch. In der That lehrt uns die Verwechselungsgleichung direct nur, dass zwei Lichter bezüglich zweier Componenten einander äquivalent sind; was aber die dritte Componente leistet, das erfahren wir erst daraus, wie dem normalen Auge die Verwechselungsgleichung erscheint, indem wir nun constatiren, welche Ungleichheit der Empfindung durch die ungleiche Thätigkeit dieser dritten (den Farbenblinden fehlenden) Componente hervorgebracht wird.

Unter den gemachten Voraussetzungen also führt die Beobachtung der Farbenblinden direct zur Bestimmung einer Componente, somit auch zu einer directen Entscheidung zwischen der Helmholtz'schen und der Hering'schen Theorie der Farbenblindheit. Jene Voraussetzung aber ist selbst nicht absolut nothwendig. Denkbar, wenn auch nicht gerade sehr wahrscheinlich, ist es, dass der Farbenblinde zwei Componenten besitzt, welche von denen des Normalsehenden (und vielleicht auch unter sich) ganz verschieden sind. In diesem Falle liegt es auf der Hand, dass aus dem ganzen Sehen der Farbenblinden auf das der Normalsehenden überhaupt kein Schluss gezogen werden kann. Wir würden diesen Fall daran erkennen, dass Mischungsbeziehungen, die für den Normalsehenden gelten, für den Farbenblinden nicht zutreffend sind, und dass die Verwechselungsgleichungen der Farbenblinden unter einander sehr erheblich, ohne bestimmte Regel, differiren.

Was ergeben nun die Verwechselungsgleichungen, welche durch die Beobachtung von Farbenblinden gefunden sind? Sie zeigen zunächst, dass die überwiegend grösste Zahl von Farbenblinden (wie schon oben erwähnt) ein Grün und ein Roth mit farblosem Lichte verwechseln und demzufolge farblos nennen. Dies ist die Ursache der symptomatischen Bezeichnung Roth-Grün-Blindheit, welche in diesem Sinne für alle diese Fälle zutreffend ist. Das Grün, welches farblos erscheint, ist meist kein reines Grün, sondern liegt in der Regel nur wenig grünwärts von der F-Linie, ist also stark bläulich. Das entsprechende Roth ist ein spectrales mit Zumischung von mehr oder weniger Blau. Schwieriger als diese Thatsachen ohne Rücksicht auf quantitative Beziehungen zu constatiren ist es, wirkliche Verwechselungsgleichungen zu erhalten. Schon wenig genaue Untersuchungen lehren indessen, dass diese Verwechselungsgleichungen sehr verschieden ausfallen.

Dasselbe bestätigen auf andere Weise z. B. die Untersuchungen über die Verkürzung des Spectrums. Wenn wir finden, dass das Spectrum eines Farbenblinden schon bei der *C*-Linie aufhört, so erscheint ihm eben das Licht von der *B*-Linie als identisch mit Schwarz, eine Verwechselung welche so gut wie jede andere das Sehen des Betreffenden charakterisirt. Es unterliegt aber keinem Zweifel, dass die quantative Verwechselungsgleichung eine sehr viel präcisere Bestimmung ergibt, als die Grenzbestimmung. Letztere hängt ja von der Helligkeit des angewendeten Spectrums, vom Ermüdungszustande des Auges und anderen Umständen nicht unerheblich ab.

Die Verwechselungsgleichungen von Farbenblinden, welche die Literatur aufweist, sind leider nicht besonders zahlreich, und von den vorhandenen sind nicht alle unter einander vergleichbar. Es ist nämlich nur ein sehr kleiner Theil an Spectralfarben gewonnen, die meisten vielmehr an farbigen Papieren, deren Lichter mittelst eines Rotationsapparates gemischt wurden.

Die von Helmholtz mitgetheilten Verwechselungen sind

360 Roth = 35 Gelb + 325 Schwarz.

360 Grün = 327 Gelb + 33 Blau.

Eine grössere Zahl von Gleichungen ist von Rählmann (*Arch. f. Ophth.* XIX) mitgetheilt worden; dieselben sind an 5 „Daltonisten" gewonnen.

Dieselben erkannten alle als richtig die für normale Augen geltende Gleichung an:

1) 84 Blau + 105 Roth + 171 Grün = 81 Weiss.

Ausser diesen ergab der erste der untersuchten Daltonisten (Hr. P.):

2) 41 Blau + 50 Grün + 269 Roth = 50 Weiss + 310 Schwarz.

3) 109 Blau + 251 Grün = 125 Weiss + 235 Schwarz.

4) 141 Violett + 219 Grün = 145 Weiss + 215 Schwarz.

5) 73 Blau + 287 Grün = 156 Roth + 204 Schwarz.

Reduciren wir die Gleichungen immer auf Roth, Grün und Blau, so erhalten wir aus der Helmholtz'schen durch Elimination Gelb

$$360 \text{ Roth} = 35 \, \frac{360 \text{ Grün} - 33 \text{ Blau}}{327} = 38{,}5 \text{ Grün} - 3{,}5 \text{ Blau}.$$

Was die Rählmann'schen Fälle anlangt, so ist ein sicheres Urtheil über die Bedeutung derselben nicht abzugeben. Die erhebliche Zahl von mitgetheilten Gleichungen gestattet nämlich eine mehrfache Ableitung der Verwechselungsgleichungen und es stimmen diese durchaus unter einander nicht überein. Man verfährt am einfachsten so, dass man sämmtliche Gleichungen, die Weiss enthalten, auf 100 Weiss reducirt. Man erhält so aus

1) 104 Blau + 130 Roth + 211 Grün = 100 Weiss, aus
2) 82 Blau + 100 Grün + 538 Roth = 100 Weiss, aus
3) 86 Blau + 200 Grün = 100 Weiss und hiernach aus 1) u. 2
a) 418 Roth − 111 Grün − 22 Blau = 0, aus 2) und 3)
b) 538 Roth − 100 Grün − 4 Blau = 0 und direct bestimmt
c) 156 Roth − 287 Grün − 73 Blau = 0.

Die drei Gleichungen a) b) und c) stimmen gar nicht überein.

Wenn die Bestimmungen wirklich richtig waren, so würde das heissen, dass die allgemeinen von Grassmann über Farbenmischung aufgestellten Sätze unrichtig sind, speciell dass gleich aussehende Farben gemischt ungleich aussehende Mischungen geben können. Dies anzunehmen wird man aber wohl kaum geneigt sein.

Auch für den zweiten und die übrigen drei Rählmann'schen Farbenblinden erhält man so widersprechende Resultate. Rählmann hat diesen Widerspruch, in welchem seine Gleichungen unter einander stehen, wie es scheint nicht beachtet. Worauf derselbe beruht (ob auf einer Unzuverlässigkeit der Methode der Farbenmischung oder auf wechselnder Beleuchtung u. dgl.?) vermag ich nicht zu entscheiden.

Das reiche Beobachtungsmaterial Holmgren's ist, seiner Untersuchungsmethode mit farbigen Wollen entsprechend, nicht zu zahlenmässig angebbaren Verwechselungsgleichungen verwendet worden. Doch können wir für unsere Zwecke dieses Ergebnis seiner Versuche registriren, dass die Scheidung der häufigen Fälle von Farbenblindheit in zwei Classen erforderlich scheint. Holmgren hat die Verwechselungsfarben, welche für die eine und für die andere Art als durchschnittlich ungefähr zutreffend gelten können, auf der seinem Werke (Die Farbenblindheit; deutsche Übers., Leipz. 1878) beigegebenen Tafel dargestellt. Wir können hier anführen, dass Holmgren sie mit Recht als übereinstimmend mit den Consequenzen der Young-Helmholtz'schen Theorie betrachtet.

Unter Anwendung von reinen Farben ist zuerst eine Gleichung für einen Farbenblinden von Maxwell[1] gegeben worden. Dieselbe lautet:

22,6 Roth − 7,7 Grün + 4,3 Blau = 0.

Das Roth entsprach etwa der *C*-Linie, das Grün der *E*-Linie und das Blau der Mitte zwischen *F* und *G*. Derselbe Farbenblinde fand bei Anwendung von Pigmentfarben und der rotirenden Scheibe

1,198 V. (verm.) + 0,078 U. (ultramarine) − 0,276 G. (emerald green) = 0.

In etwas grösserer, wenn auch immerhin noch geringer Zahl haben Küster und ich[2] Verwechselungsgleichungen mit reinen Farben an Farben-

[1] On the theory of Compound Colours. *Philosophical Transactions.* 1860.

[2] Über angeborene Farbenblindheit. du Bois-Reymond's *Archiv f. Physiologie.* 1879. S. 513.

blinden direct gewonnen (während die **Maxwell**'schen in der obigen Form berechnet sind).

Es waren dies folgende:

1)	100	Roth	+	7	Indigo	=	20	Blaugrün
2)	100	„	+	4	„	=	4	„
3)	100	„	+	4	„	=	4	„
4)	100	„	+	22	„	=	146	„
5)	100	„	+	79	„	=	110	„
6)	100	„	+	31	„	=	187	„
7)	100	„	+	38	„	=	87	„
8)	100	„	+	30	„	=	106	„
9)	100	„	+	100	„	=	288	„
10)	100	„	+	33	„	=	155	„
11)	100	„	+	22	„	=	100	„

Das Roth gehörte der C-Linie, das Indigo der Mitte zwischen F und G und das Blaugrün hatte etwa den Ort $b\,\frac{2}{3}\,F$. (Wellenlänge 501,5 Milliontel Millimeter.)

Es geht aus dem Obigen schon hervor, dass die grossen individuellen Differenzen die Deutung der Resultate ausserordentlich erschweren. Wenn wir mit **Helmholtz** und **Holmgren** Roth- und Grünblinde unterscheiden, so werden wir die sämmtlichen Gleichungen in zwei Gruppen theilen und 1—3 zu der einen, der Rothblindheit, 4—11 zu der anderen, der Grünblindheit rechnen.

Ich stehe nicht an, zuzugeben, dass diese Theilung auf den ersten Blick sehr bedenklich erscheint; man könnte vielmehr geneigt sein, sämmtliche Fälle als wesentlich gleich zu betrachten und zu sagen, dass aus unbekannten Gründen die Verwechselungsgleichungen in so weiten Grenzen variiren. Aber man darf doch nicht übersehen, dass diese Annahme erst recht sehr misslich ist. Wenn wir es mit einem Ausfall der rothgrünen Substanz im Sinne **Hering**'s zu thun hätten, wie soll man es erklären, dass sich die schwarzweissen und gelbblauen Substanzen bei den einzelnen Farbenblinden so kolossal verschieden verhalten? Man würde vielmehr dann zu sagen haben, dass die Farbenblinden sich im Besitz von zwei Sehsubstanzen, statt der drei des normalen Auges, befinden, welche aber von der normalen schwarzweissen und gelbblauen sich hinsichtlich ihrer Erregbarkeitskurven auf's Wesentlichste unterscheiden und auch unter sich nicht übereinstimmen. Unzweifelhaft würde die Beurtheilung der ganzen Frage an Sicherheit sehr gewinnen, wenn die Bestimmungen an Farbenblinden zahlreicher wären und wenn wir über die individuellen Verschiedenheiten der normalen Augen, bez. ihrer Mischungsgleichungen genauer unterrichtet wären. Hering[1] hat Untersuchungen hierüber in Aussicht gestellt, aber noch nicht publicirt. Die oben erwähnten Versuche von Frey und mir, sowie ganz ähnliche, welche von Rayleigh angestellt sind, zeigen, dass die individuellen Differenzen zwischen zwei normalen Augen einen sehr erheblichen Grad erreichen können. In unseren Verwechselungsgleichungen der Farbenblinden schwanken die Helligkeiten des Grünblau, welches einem bestimmten Roth äquivalent ist, im Verhältniss 1 : 4, wenn wir jede Gruppe für sich in Betracht nehmen, dagegen im Verhältniss 1 : 70, wenn wir die sämmtlichen Fälle zusammenwerfen. Es bleibt ferner unter der Hering'schen Annahme durchaus unerklärt, weshalb die acht Fälle, welche relativ grosse Helligkeit des blaugrünen Lichtes verlangten, auch einen stärkeren Blauzusatz zum Roth verlangten. Auch Hering selbst gibt an, dass die „Rothgrünblinden mit unverkürztem Spectrum" eine grössere Zumischung von Blau zu einem bestimmten Roth brauchten, um es farblos zu sehen, als die „mit unverkürztem Spectrum."

Nur sehr spärlich sind unsre Kenntnisse über die sonstigen für die farbenblinden Augen zu erhaltenden Mischungsgleichungen. Am leichtesten constatirt man, dass sie im Spectrum zwei Farben sehen, eine warme und eine kalte, um mit Donders zu reden, welche durch einen neutralen Streifen getrennt sind. Dieser, für das normale Auge grünblaue Streifen, erscheint den Farbenblinden bei genügender Helligkeit und Isolation weiss. Die durch ihn getrennten beiden Farben nehmen bis ans Ende des Spectrums an Sättigung zu. Dies Resultat erklärt sich nicht gleich gut auf Grund beider Theorien. Im Sinne der Helmholtz'schen verstehen wir, dass den Rothblinden das Roth der *C*-Linie die gesättigteste Farbenempfindung ergiebt und dass sich zwischen ihm und *D* keine Gleichung gewinnen lässt. Auch die Hering'sche Theorie kann annehmen, dass für die Roth-Grünblinden die Gelberregung im Roth noch sehr bedeutend ist und im Vergleich zur Weisserregung sogar bedeutender als im Gelb. Doch wird diese Annahme schon sehr gezwungen. Nur ungern wird man überhaupt zugeben dass das spectrale Roth noch „gelblich" sei. Dass es aber ein noch gesättigteres Gelb enthalte als das spectrale Gelb, wird man sich schwer einreden können. (Es mag bei dieser Gelegenheit bemerkt werden, dass die Verwechselungen der Farbenblinden überhaupt sich gar nicht an die „reinen Farben" unserer Nomenclatur halten. Der neutrale Streifen liegt, wie schon erwähnt, gar nicht in dem Stück des Spectrums, welches für uns rein grün aussieht.) Während man also erwarten sollte, das äusserste Roth schon fast weiss, oder wenigstens nur schwach gelblich wahrgenommen zu finden, zeigt sich im Gegentheil, dass es sogar als die allergesättigteste Farbe erscheint.

[1] Zur Erklärung der Farbenblindheit aus der Theorie der Gegenfarben. *Lotos.* 1880. S. 30.

Ausser durch die Gewinnung von Verwechslungsgleichungen hat man über das Verhältniss der farbenblinden zu den normalen Sehorganen auch noch Weiteres durch Vergleichung der „Helligkeit" in den verschiedenen Theilen des Spectrums ermitteln wollen. Was aber für diesen Punkt bezüglich der Normalsehenden gilt, trifft in ganz ähnlicher Weise auch für die partiell Farbenblinden zu. Man weiss, wie schwierig der Vergleich der Helligkeit verschiedener Farben ist. Nun hören die Farbenblinden ausserdem noch sehr möglicherweise in zahlreichen Fällen von Hell und Dunkel sprechen, wo diese Bezeichnung für ihr Auge gar nicht zutrifft; es können daher ihre Vorstellungen davon, was mit diesem Ausdruck gemeint ist, unmöglich sehr präcise

Fig. 22.

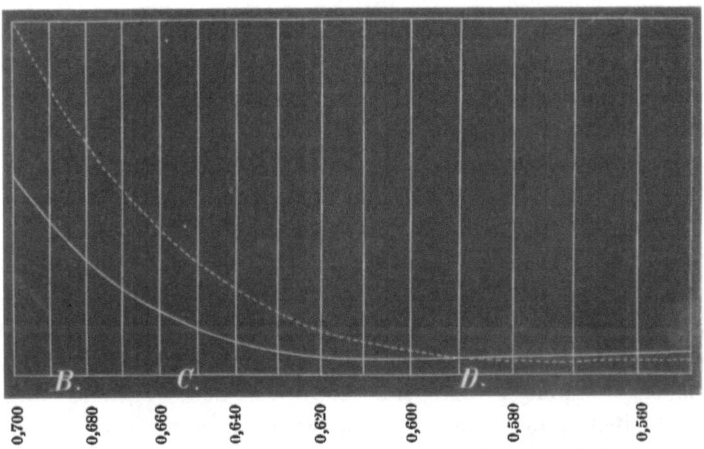

Die Helligkeitsverhältnisse der weniger brechbaren Spectralhälfte für den Rothblinden und den Grünblinden nach Donders. Die Abscissen sind Wellenlängen, in $^1/_{1000}$ Mm. Die Ordinaten geben die Spaltweiten, welche einer bestimmten Spaltweite des gelben Lichtes D) gleiche Helligkeit ergeben (sind also umgekehrt proportional der Helligkeit der betreffenden Spectralregion).

sein. Wir finden demgemäss, dass die Angaben der Farbenblinden über die hellste Stelle im Spectrum sehr verschiedenartig ausfallen. Bei Rählmann findet Hr. P. den hellsten Theil im Blau zwischen F und G. Hochecker findet die hellste Stelle dagegen sehr nahe der des normalen Auges, etwas rechts von D. Donders[1] hat die scheinbare Helligkeit in der weniger brechbaren Hälfte des Spectrums für zwei Fälle von Farbenblindheit bestimmt und findet hierbei die Curven der Fig. 22. Die Höhen der Ordinaten geben die Spaltweiten, welche einer bestimmten Spaltweite des gelben Lichtes (D) gleiche Helligkeit ergeben, sind also umgekehrt proportional der Helligkeit der betreffenden Spectralregion. Wie man sieht, sind die

[1] *Archiv für Ophthalmologie* XXVII, 1, S. 199.

zwei Curven sehr verschieden; das eine Auge verlangt mehr Roth, das andere mehr Grün. Dem entsprechend schneiden sich die Curven bei *D*, und es liegt das Maximum der Helligkeit für die eine in *D*, für die andere dagegen in *E*. Die Bestimmung der Helligkeitsverhältnisse zeigt also den grossen Unterschied in ganz ähnlicher Weise wie die Verwechslungsgleichungen.

Ganz dasselbe bestätigt auch Lord Rayleigh (a. a. O.), welcher in ganz ähnlicher Weise wie Donders Gleichungen zwischen Roth und Gelb oder Grün und Gelb herstellen liess und sie für die beiden untersuchten Farbenblinden sehr verschieden fand.

Wenn man die Ergebnisse der Helligkeitsbestimmungen mit den Forderungen der Theorie vergleicht, so ist daher auch das Resultat dasselbe wie das aus den Verwechslungsgleichungen gefolgerte. Nehmen wir den Ausfall einer Componente an, welche lediglich auf Farbenempfindung Beziehung hat, so müsste die hellste Stelle unverändert dieselbe bleiben, also für alle Farbenblinden und alle Normalsehenden identisch sein. Die Verschiebungen der hellsten Stelle erscheinen hiernach nicht recht erklärlich, sofern dieselben die Grenzen dessen, was bei Normalsehenden vorkommt, doch zu überschreiten scheinen. Wenn wir die Dreicomponententheorie zu Grunde legen, so müssen wir zunächst einen wiederholt begangenen Irrthum berichtigen. Das Maximum der Erregung für die Grüncomponente braucht nämlich durchaus nicht im Grün gelegen zu sein, sondern es kann erheblich weiter gegen Gelb liegen. Die Veränderung des Farbentons kommt ja ausschliesslich dadurch zu Stande, dass das Verhältniss zwischen Grün- und Rothcomponente immer grösser wird, wenn wir zu immer kleineren Wellenlängen fortschreiten. Dabei kann aber recht wohl sowohl die Grün- als die Rothcomponente abnehmen, nur die letztere schneller als die erstere. Es ist daher unrichtig, wenn Hering aus der Young-Helmholtz'schen Theorie folgert, dass für ein Auge, dem nur die Grüncomponente geblieben ist, die hellste Stelle im Grün zwischen *E* und *b* liegen müsste (a. a. O. S. 17). Das Einzige, was man mit Sicherheit sagen kann, ist, dass die hellste Stelle im Spectrum für die Grünblinden nach Roth, für die Rothblinden nach Grün zu verschoben sein muss, um wie viel ist aber durchaus nicht ohne Weiteres anzugeben. (Dabei ist für beide nicht ausgeschlossen, dass nochein zweites Maximum im Blau oder Blaugrün existiren könnnte.) Hiermit scheinen die Resultate im Allgemeinen übereinzustimmen. Indessen dürfen wir nicht vergessen, dass die Bestimmung eines Helligkeitsmaximums bei wechselnder Farbe gewiss keine geeignete Methode ist, um über die Abweichungen zwischen verschiedenen Individuen Aufschluss zu erhalten. Während wir bei der Verwerthung der Verwechslungsgleichung die Voraussetzung machten, dass bestimmte Componenten sich in den verschiedenen Individuen genau oder doch sehr annähernd gleich wiederfinden, müssen wir hier noch eine weitere, ganz unbewiesene hinzufügen; die nämlich, dass die einzelnen Componenten auch überall mit gleicher relativer Stärke an der Gesammthelligkeit sich betheiligen. Wir brauchen uns nur vorzustellen, dass z. B. in zwei Individuen *A* und *B* die Grüncomponente sich gleich verhalte, die Rothcomponente aber etwa in *A* doppelt so stark erregbar wäre als in *B*. Dann verstehen wir sofort, dass das Helligkeitsmaximum für *A* anderswo liegt als für *B*. Die Mischungsgleichungen würden gleichwohl für beide identisch sein. Ebenso können wir auch durch Ermüdungen das Helligkeitsmaximum verlegen.

Aus diesem Grunde scheint mir die Verfolgung der sog. Gesammthelligkeit über das Spectrum hier keine sicheren Resultate bezüglich der etwa ausgefallenen Componente ergeben zu können. Das Gleiche wird um so mehr gelten, wenn man (wie Macé und Nicati thun) diese Helligkeiten nicht einmal direkt durch Vergleichung sondern auf ganz indirektem Wege (durch Ermittelung der Sehschärfe) bestimmt. Der grosse Vorzug der Verwechslungsgleichungen besteht darin, dass dieselben von den Erregbarkeiten der einzelnen Componenten unabhängig sind (wie wir dies schon oben bei den Ermüdungserscheinungen gesehen haben).

Wenn wir zusammenfassen, was uns die Untersuchungen dieser häufigsten Fälle von Farbenblindheit, welche man als Rothblindheit, Grünblindheit oder Roth-Grünblindheit bezeichnet, für unsere Fragen ergiebt, so können wir das etwa dahin resumiren: die Gesichtsempfindungen dieser Farbenblinden sind jedenfalls nur zweifach bestimmt, während die normalen dreifach bestimmt sind. Die Bestimmung des Ausfalls stösst aber auf unerwartete Schwierigkeiten wegen der grossen individuellen Verschiedenheiten der Verwechslungsgleichungen. Betrachten wir alle Fälle als Roth-Grünblinde nach Hering, so bleibt der ganze Betrag dieser Abweichungen als individuelle Differenz zu erklären, wobei er das, was wir an normalen Augen kennen, weit überschreitet. Betrachten wir auf Grund der Young-Helmholtz'schen Theorie einen Theil als Rothblinde, einen anderen als Grünblinde, so erhalten wir zwei Gruppen, innerhalb deren jeder die individuellen Unterschiede mässiger sind, von derselben Grössenordnung, wie wir sie auch an normalen Augen kennen. Ob aber die letztere Theorie die Farbenblindheit als einfache Ausfallserscheinung zu erklären vermag, darf wohl trotzdem als noch unentschieden betrachtet werden. Sehr auffallend bleibt z. B., dass der neutrale Streifen (farblose) im Spectrum für beide Arten an so nahezu derselben Stelle gefunden wird.

Sehen wir nun weiter, was die übrigen Fälle von Farbenblindheit lehren. Leider ist, was wir hier finden, äusserst dürftig. Wenn wir von der einseitigen Farbenblindheit zunächst noch absehen, so sind es die seltenen Fälle von Violettblindheit und von totaler Farbenblindheit welche hier in Betracht kommen. Von Violettblindheit hat Stilling vier Fälle beschrieben.[1] Indessen scheint es mir ganz unmöglich seine Auffassung zu acceptiren. Haben wir es mit einem Violettblinden nach Helmholtz zu thun, so muss derselbe Gelb mit hellem Grau und Violett (oder Blau) mit dunklem Grau (vielleicht Schwarz) verwechseln. Das Spectrum muss ihm aus zwei Theilen bestehen, welche etwa in der Natronlinie sich scheiden. Alles, was rechts von derselben liegt, wird eine Farbe haben müssen, die wenigstens ein Stück weit an Sättigung zunehmen muss. Die wesentlichste stattfindende Verwechselung wird also zwischen Blau und Grün sein müssen, oder auch zwischen Blau und Grau bezw. Violett und Grau. Die Verwechselung zwischen Gelb und Roth ist dagegen unmöglich, wie auf der Hand liegt. Der Blau-Gelbblinde nach Hering unterscheidet sich hiervon nur sehr unerheblich. Für ihn sollte blau und gelb farblos, roth und grün in ihren richtigen Farben erscheinen; die Helligkeiten sollten unverändert sein. Vergleicht man nun die von Stilling gefundenen Resultate, so zeigt sich, dass sie weder die eine noch die andere Erwartung in präciser Weise bestätigen. Grösstentheils sind dieselben leider gar nicht zu verwerthen, weil Stilling quantitativ bestimmte Verwechslungsgleichungen gar nicht, qualitative nur sehr wenige, meistens aber einfache Angaben über die Benennungen giebt. Die ganze Stilling'sche Argumentation läuft daher auch darauf hinaus, nachzuweisen, dass die Gelb- und Blauempfindung fehlte, Roth- und Grünempfindung erhalten sei, was eben unmöglich ist.

Schon aus seinen Resultaten (a. a. O. 48) für einen seiner Fälle wird man dies leicht entnehmen:

„1) Die Empfindungen Blau und Gelb fehlen, die für Roth und Grün . . . . . sind erhalten.

2) Spectrales Gelb erscheint Roth.

3) Spectrales Blau bewirkt nicht einmal eine Lichtempfindung.

4) Es besteht eine ganz enorme Verkürzung des Spectrums nach rechts; die Thalliumlinie bildet die Grenze des für sein Auge sichtbaren Theiles."

Stilling kommt daher auch zu der merkwürdigen Folgerung, dass das tiefste spectrale Roth noch mit objectivem (sic) Gelb gemischt sein muss, spectrales Gelb noch objectives Roth, spectrales Grün noch objectives Blau enthalten muss etc.!

Die Schattenversuche sind weder im Stande zu beweisen, dass die Untersuchten keine Gelb-Blau-Empfindung hatten, noch dass sich die Roth-Grün-Empfindung normal verhielt. Wenn ich auf Grund von Stilling's Angaben die fraglichen Anomalien zu bezeichnen hätte, so würde ich die Vermuthung aussprechen, dass es sich um unvollständige totale Farben-

[1] Beiträge zur Lehre von den Farbenempfindungen, Beilageheft I u. II zu den *Klinischen Monatsblättern f. Augenheilkunde* 1875.

blinde handelt, doch lässt sich das natürlich nicht mit Sicherheit sagen. Zwei oder drei Verwechslungsgleichungen von jeder der untersuchten Personen würden uns sofort darüber genügend unterrichtet haben.

Stilling hat noch später einen Fall von vermeintlicher Gelb-Blau-Blindheit beschrieben im *Centralblatt für pr. Augenheilkunde* 1878 S. 99. Hier bestand keine Verkürzung des Spectrums. „Frl. Alma Z. ist blaublind, da sie auf den pseudoisochromatischen Tafeln die gelben Quadrate nicht von den rothen unterscheidet; sie unterscheidet auch nicht Blau von Schwarz, nicht Hellblau von Hellgrau, nicht Roth von Braun. Dagegen unterscheidet sie sehr wol Roth von Grün und erkannte mit Leichtigkeit die betreffenden Buchstaben. Die junge Dame sah im Spectrum des Tageslichtes Roth, Grün, Grau. Statt dass, wie in den früheren Fällen das Spectrum bei der Thalliumlinie abbrach, wurde noch so ziemlich das ganze spectrale Grün als solches wahrgenommen. Dem isolirtem Blau resp. Violett wurde im gewöhnlichen Spectrum keine Farbe zugeschrieben, im lichtschwachen Spectrum wurde dasselbe immer als Roth bezeichnet. Es versteht sich von selbst, dass ich mich auf alle Weise zu versichern suchte, dass die Bezeichnung der Empfindung entsprach.“

Man wird zugeben müssen, dass man bei dieser Untersuchungsweise absolut den Faden des Verständnisses verliert. Ob Stilling es hier mit totaler oder partieller, unvollständiger oder vollständiger Farbenblindheit zu thun gehabt hat, wage ich wenigstens nicht zu entscheiden.

Geht man von der Voraussetzung aus, dass der Farbenblinde ein dichromatisches System hat und dass die Combination seiner zwei Farben als farblos erscheint und auch bezeichnet wird, so sollte man doch wenigstens erfahren, welche Lichter denn nun farblos erscheinen, und welche die Farben des Betreffenden in der grössten Reinheit repräsentiren. Auch dies ist ganz unmöglich bei den Stilling'schen Fällen.

Ein Fall von Violettblindheit ist ferner von Donders beschrieben *Ann. d'oculist.* 84 S. 212. „Le spectre est très raccourci pour le violet et un peu du coté du rouge. Le maximum d'intensité réside dans le vert jaunâtre (environ 560 million de longueur d'onde). Une bande grise très large ($^1/_3$ du spectre) à une lumière faible sèpare les deux couuleurs dans le spectre. Le milieu de cette bande est au niveau du jaune. C, que l'aveugle pour le violet appelle rouge, n'est pas intense, mais assez saturé; F, qu'il appelle bleu, est plus intense, mais peu saturé.

Des objets jaunes apparaissent sans couleurs; le vert- pâle et le bleu-pâle sont également incolores; le bleu du ciel est gris. Le bleu saturé et le vert paraissent semblables, le premier toutefois paraît plus foncé. Des laines bleues et violettes d'un degré de saturation très différent sont correctement triées, mais avec lenteur.

La sensibilité pour la lumière, qui ne diffère point de la normale dans la cécité pour le vert et dans celle pour le rouge, est fortement diminuée dans la cécité pour le violet. La sensibilité chromatique l'est encore davantage. L' acuité visuelle est normale. Aucune modification pathologique n'existe au fond de l'oeil.“

Von der totalen Farbenblindheit sind ebenfalls nur wenige Fälle bekannt geworden. Einen hat Donders (*Klin. Monatsbl.* 1871) beschrieben und (wie *Archiv f. Ophth.* XXVII, 1 mitgetheilt) neuerdings von demselben auch die Intensitätscurve bestimmt und der des Rothblinden „sehr ähnlich“ gefunden.

Ein Fall von totaler Farbenblindheit, welchen Magnus (*Centralbl. f. pract. Augenheilk.* 1881) beschreibt, ist in zwei Punkten von Wichtigkeit; erstens darin, dass die hellste Stelle des Spectrums für beide Augen fast genau in der Natronlinie lag, zweitens darin, dass eine Verkürzung des Spectrums nicht nachweisbar war.

Wenn wir die theoretische Bedeutung dieser Fälle feststellen wollen, so fehlt, wie mir scheint, die erforderliche Unterlage. Es ist ja klar, dass man nach der Young-Helmholtz'schen Theorie eine Vertheilung der Intensität im Spectrum erwarten sollte, welche der einen der drei Componenten allein entspricht. Diese Erwartung scheint sich hiernach nicht zu bestätigen. Ebenso wenig entspricht aber allgemein die Helligkeitsvertheilung der des normalen Auges, wie man erwarten sollte, wenn ausschliesslich die Farbenempfindungen (im Sinne Hering's) ausgefallen wären.

In den Fällen einseitiger Farbenblindheit ist der für unsere Beurtheilung vorgeschriebene Weg ein wesentlich anderer. Wir werden einerseits im Stande sein, Verwechslungsgleichungen für das farbenblinde Auge zu gewinnen, werden aber ausserdem auch feststellen können, wie ihm die betreffenden Farben erscheinen, oder (richtiger gesagt) welche Farben, auf das normale Auge einwirkend, den gleichen Eindruck machten. Es sind nun bis jetzt in der Literatur drei gut untersuchte Fälle von solcher einseitiger Farbenblindheit bekannt; der eine ist ein Fall von totaler einseitiger Farbenblindheit, beschrieben von Becker im *Archiv f. Ophth.* XXV, 2, der zweite ist ein Fall von einseitiger Rothblindheit, beschrieben von Hippel, *Arch. f. Ophth.* XXVI, 2 und Holmgren, *Med. Centralbl.* XVIII. 1880, S. 398. 913; der dritte ein Fall von einseitiger Violettblindheit, beschrieben von Holmgren am gleichen Orte.

Bleiben wir zunächst bei dem Fall von einseitiger Rothblindheit stehen, so finden wir (wie schon aus den von Holmgren gewählten Namen hervorgeht), dass das Spectrum am rothen Ende verkürzt ist, dass also eine relative Unempfindlichkeit für das rothe Licht vorhanden ist. Wir dürfen daher annehmen, dass auch die Verwechslungsgleichungen so ausfallen würden, wie sie bei den typischen Rothblinden sich zeigen, d. h. dass ein sehr lichtstarkes Roth mit lichtschwachem Blaugrün verwechselt wird[1]. Wenn wir aus dieser Thatsache den Schluss ziehen, dass die Rothcomponente ausgefallen ist und in Folge dessen durch Weiss nur die Grün- und Blau- (oder Violett) Componenten erregt werden, so wird man nach der Young-Helmholtz'schen Theorie zu der Erwartung geführt, dass das Weiss dem afficierten Auge grünblau (zu Roth complementär) erscheinen würde. Dies bestätigt nun der Versuch nicht. Auch das farbenblinde Auge sieht das Weiss weiss, d. h. für das Weiss lässt sich ein Unterschied dazwischen, wie es dem einen und wie es dem andern Auge erscheint, nicht constatiren. Ich kann daher Holmgren nicht zustimmen, wenn er sagt, dass die ganze Erscheinung mit der Young-Helmholtz'schen Theorie im besten Einklang sei. Ebensowenig freilich stimmt sie mit Hering's Theorie, welche wieder die Verkürzung des Spectrums nicht zu erklären vermag. Schon hier werden wir dazu gedrängt, die Young-Helmholtz'sche Theorie zu vervollständigen; da wir indessen diesen Abschluss erst unter Berücksichtigung aller einschlägigen Thatsachen geben können, so begnügen wir uns hier mit der Constatirung, dass weder der Ausfall einer solchen noch einer solchen Componente die Erscheinung definitiv erklärt.

Ganz ebenso verhält es sich mit dem einseitig Violettblinden. Auch dieser sieht das Weiss weiss. Ausserdem empfindet er Roth und Grün; und zwar ist die eine Grundfarbe ein Roth, „nicht ganz identisch mit dem gewöhnlichen Spectralroth des Normalsehenden (etwa Zinnober), sondern ein reineres Roth (dem Carmin sich ein wenig nähernd), etwa dem äussersten Roth entsprechend, welches der Normalsehende am rothen Ende des Spectrums sieht.“ Die zweite Grundfarbe des Violettblinden, das Grün, ist ein klares Grün, welches in dem Auge des Normalsehenden einen leisen Anflug von Blaugrün hat. — Dagegen scheint die eine Grundfarbe der Rothblinden nicht Grün, sondern ein Gelb mit leicht grünlicher Beimischung zu sein.

Die beiden bis jetzt bekannten Fälle von einseitiger partieller Farbenblindheit zeigen uns also vier Grundfarben, der eine roth und blaugrün, der andere grünlichgelb und blauviolett. Dies zeigt ganz deutlich, dass die Erscheinungen nicht in der gewöhnlichen Weise aus der Young-Helmholtz'schen Theorie erklärt werden können. Die Verkürzung einmal des rothen, das andere Mal des violetten Endes des Spectrums widerspricht ebenso der Hering'schen Theorie.

Die erworbene Farbenblindheit.

Eine nicht angeborene Störung des Farbensinnes ist ein Symptom, welches bei verschiedenen pathologischen Zuständen des Sehorgans vorkommt.

---

[1] Diese Auffassung scheint mir durch die neuerliche Mittheilung Hippel's (*Arch. f. Ophth.* XXVII, 3), dass auch die A-Linie, isolirt und lichtstark, noch gesehen wurde, nicht erschüttert zu werden.

Verschiedene Dinge sind es, auf welche sich unsere Aufmerksamkeit hier zu richten hat. 1) Bei welchen Krankheitszuständen kommen Störungen der Gesichtsempfindungen vor? 2) Sind dieselben verschieden je nach der Art der Krankheit oder lässt sich ein typischer Ablauf allemal gleich constatiren? 3) In welchem Verhältniss stehen sie zu der Amblyopie (Verminderung der Sehschärfe)? 4) In welchem Verhältniss stehen unter einander die verschiedenen zu beobachtenden Störungen der Gesichtsempfindungen?

Die Störungen des Farbensinnes kommen, wie es scheint, auch bei normaler Sehschärfe vor. Leber (*Handb. d. Augenheilk.* von Gräfe und Sämisch, Bd. V, S. 1037) führt hierfür vier Fälle an, welche von Wartmann, Tyndall, Clemens und Alexander beschrieben sind. Bei dem einzigen gut untersuchten von diesen Fällen scheint es aber LEBER selbst wieder zweifelhaft geworden zu sein, ob es sich nicht vielleicht um angeborene Farbenblindheit gehandelt habe. In neuerer Zeit ist, wie es scheint, die erworbene Farbenblindheit nicht annähernd so eifrig untersucht worden, wie die angeborene. Nuel hat zwei dankenswerthe Arbeiten über dieselbe geliefert (*Annales d'oculist*, 80 und 82). In dem hier beschriebenen Falle findet sich zeitweise normale Sehschärfe mit ziemlich erheblicher Farbensinnstörung auf einem Auge. (Le violet paraît bleu, le rouge et le vert blanc. Ce qui est encore plus digne de remarque, c'est qu'à gauche, la chromatopsie avait baissé considérablement alors que l'acuité visuelle était normale.)

Von vorne herein kann man selbst bei wesentlicher Unabhängigkeit beider Processe von einander das ganz isolirte Aufreten nicht erwarten. Auch dürfte für unsere gegenwärtige Frage dieser Zusammenhang von geringerer Bedeutung sein.

Leber sagt (a. a. O. p. 1040): „Die Erfahrung lehrt, dass im Allgemeinen zwischen dem Grade der Störung des Farbensinnes und dem der Sehschärfe kein constantes Verhältniss besteht ..... Schon oben wurde das Intactbleiben des Farbensinnes bei Netzhautaffectionen angeführt, indessen ist auch bei Sehnervenleiden der Grad der centralen Sehschärfe durchaus nicht maassgebend für das Verhalten des Farbensinnes; wenn sich auch gewöhnlich beide entsprechen, so kann doch in seltenen Fällen bei fast normalem Sehvermögen hochgradige Farbenblindheit bestehen, in anderen ausgesprochene Amblyopie bei geringer Farbenstörung; normales Farbensehen habe ich dagegen bei Sehnervenleiden nur mit leichter Amblyopie zusammen gesehen".

Leber versucht die Unterschiede durch ungleiche Localisation zu erklären; die Sehschärfe hänge vorzugsweise von einer normalen Functionsweise des Netzhautcentrums, der Farbensinn dagegen mehr von der eines grösseren Theiles der Netzhaut überhaupt ab. Hiermit dürfte indess das

Auftreten der erworbenen Farbenblindheit in Form eines Anfangs sehr umschriebenen centralen Skotoms, wie es Nuel beschreibt, schwer in Einklang zu bringen sein.

Schön[1] schildert den ganzen Verlauf folgendermaassen: „Sehen wir zunächst, wie sich der Verlauf einer progressiven Atrophie und einer Atrophie nach Neuritis in dem Gesichtsfelde, in dem Verhalten der excentrischen Sehschärfe ausspricht. Beide Krankheiten verhalten sich in dieser Hinsicht völlig gleich.

Das erste Symptom ist ein Zurückziehen der Farbengrenze von der Aussengrenze, die relativ farbenblinde Zone verbreitert sich. Darauf stellt sich eine Einschränkung für Grün ein, die Grenze desselben entfernt sich von der rothen. Meistens ist die Einschränkung nach einer Richtung deutlicher ausgesprochen.

Beim Fortschreiten der Krankheit wird zunächst das Unterscheiden von Grün schwierig, darauf in einer Richtung, schliesslich überhaupt unmöglich. Grün wird dann als Grau oder Gelb bezeichnet.

Die nächste Stufe der Atrophie wird dadurch markirt, dass auch Roth und Gelb nicht mehr erkannt werden; nur Blau wird noch richtig bezeichnet, alles Uebrige als Gelb oder Grau. Violett wird als dunkelblau unterschieden, Roth gewöhnlich als Schwarz bezeichnet. Endlich fällt auch dieses letzte Bollwerk, der Kranke erkennt auch Blau nicht mehr, die vollständige Farbenblindheit ist eingetreten.“

Schön betrachtet durchweg die Störung des Farbensinnes zugleich als Maassstab der Störung der Sehschärfe, ohne aber, wie ich glaube, hierfür ganz genügende Beweise beigebracht zu haben. Dagegen glaube ich ohne Einwurf die Resultate Schön's als maassgebend für die Art des Processes ansehen zu können. Das Wesentliche desselben liegt also dann in dem successiven Auftreten der Störung zunächst für Grün, sodann für Roth und Gelb, endlich für Blau.

Es wiederholt sich hier nur freilich die Schwierigkeit, welche sich schon bei der Gesichtsfeld-Peripherie geltend machte. Die Art, wie sich die Störungen zeigen, muss von der Lichtstärke und Sättigung der angewandten Farben abhängen. Sobald wir für die erworbene Farbenblindheit die Fragen in ähnlicher Weise stellen, wie wir sie für die normale Peripherie formulirten, so bemerken wir hier wie dort das Fehlen der Antwort. Ist die Unterschiedsempfindlichkeit für Farbentöne in der Richtung Weiss-Roth und Weiss-Grün in gleichem oder verschiedenem Maasse herabgesetzt? etc. So wenig wie diese Frage können wir auf Grund der bisherigen Beobachtungen etwas Bestimmtes über die absoluten Schwellenwerthe aussagen. Doch lässt

[1] Schön, *Die Lehre vom Gesichtsfelde und seinen Anomalien* S. 23.

sich auf diese ein gewisser Schluss aus den Veränderungen des Gesichtsfeldes für Weiss ziehen; in den späteren Stadien finden sich hier bedeutende Einschränkungen des Gesichtsfeldes. Ob in den früheren eine erhebliche Herabsetzung des Lichtsinnes vorhanden ist, kann nicht angegeben werden. Wichtiger als dieses ist nun aber die Uebereinstimmung, in welcher die pathologischen Ereignisse mit der physiologischen Abnahme des Farbensinnes auf der Netzhautperipherie stehen. In dieser Hinsicht sind wir von der Ungleichheit der farbigen Papiere dann unabhängig, wenn derselbe Beobachter mit denselben Papieren die einen und die anderen Bestimmungen ausführt. SCHÖN findet nun in der That eine vollkommene Uebereinstimmung beider Erscheinungsreihen. Dies ist jedenfalls von grosser Wichtigkeit, schon weil es uns eine gewisse Vereinfachung der Sache ergibt. Mit dieser Auffassung stimmt zum Wenigsten sehr gut überein, dass sich hier der Streit der verschiedenen Beobachter über das gegenseitige Verhältniss von Roth und Grün wiederholt. Nach SCHÖN (a. a. O. S. 32) waren unter Leber's 36 Fällen 3, unter Schirmer's 6 Fällen 2, unter Schön's eigenen 7, in welchen Grün allein nicht erkannt wurde ..... Ueberall wo Roth fehlt, fehlt auch Grün. (Leber, *Arch. f. Ophth.* XV, Galezowski, *Annales d'oculist.* 64.)

Nuel[1] nimmt einfach zuerst Ausfall der Grün- und Rothempfindung, später den der Blau- und Gelbempfindung an, wonach Roth und Grün gleichzeitig ausfallen müssten (*Annales d'oculist* 80, S. 110). Doch sind die Fälle Nuel's (Tabaks- und Alkohol-Amblyopie mit centralem Skotom) nicht so geeignet für diese Fragen, wie die Atrophien mit allmählicher Einschränkung des Gesichtsfeldes, da bei den letzteren sich das allmähliche Fortschreiten an den Einengungen des Gesichtsfeldes für die verschiedenen Farben viel genauer controlliren lässt.

Theoretische Betrachtungen hier anzufügen, erscheint überflüssig; wir würden nur Dinge zu wiederholen haben, welche bei der normalen Gesichtsfeldperipherie schon gesagt worden sind. Es ist dies um so weniger nothwendig, als uns die allgemeine Uebersicht auf die Vergleichung der verschiedenen Erscheinungsreihen wieder zurückführt.

Bei dem gegenwärtigen Stande der Dinge können wir dahin resumiren, dass die besprochenen Fälle von erworbenen Störungen des Farbensinnes sich so darstellen, dass die Stelle des deutlichsten Sehens mehr und mehr die Eigenthümlichkeiten der Netzhautperipherie annimmt. Dieser Umstand überhebt uns der Verpflichtung, auf die theoretische Deutung der Erscheinungen hier ge-

[1] Nuel giebt immer nur an, dass Roth und Grün als grau empfunden werden, während Gelb und Blau noch erkannt werden. Eine Trennung von Roth und Grün existirt nicht.

nauer einzugehen. Auch für die Netzhautperipherie fanden wir, dass die Zapfen (für unser Beobachtungsmittel von denen des Centrums nicht zu unterscheiden), andere Empfindungen gaben als die centralen. Der Versuch, durch die Ausfälle der Empfindungen direct eine Gliederung der Vorgänge heraus zu bekommen, führte mit Nothwendigkeit auf die Sonderung der farblosen Helldunkelreihe von Farbenempfindungen, innerhalb der letzteren mit Wahrscheinlichkeit zu der Sonderung der Rothgrünreihe von der Gelbblaureihe. Dasselbe können wir demnach auch hier sagen. Auch für die erworbene Farbenblindheit ist es unmöglich, dieselbe ausschliesslich durch Erregbarkeitsveränderungen der drei HELMHOLTZ'schen Componenten zu deuten.

Die hysterischen und hypnotischen Farbensinnstörungen.

Ausser den eben besprochenen Störungen des Farbensinns, welche bei tiefgreifenden und anatomisch nachweisbaren Erkrankungen des Sehorganes (im weitesten Sinne) auftreten, sind in jüngster Zeit Störungen des Farbensinns auch bei ganz andersartigen Affektionen des Nervensystems beschrieben worden, namentlich bei gewissen Fällen von Hysterie und beim hypnotischen Zustande. Von den hysterischen Zuständen ist es namentlich die Hemianästhesie, welche von Farbensinnstörungen begleitet ist. Nach Charcot[1] verschwindet in der Regel zuerst die Empfindung des Violett (es ist nicht angegeben, aber wohl zweifellos gemeint, dass das Violett blau erscheint, nicht aber ganz farblos), sodann grün, roth, orange, gelb und endlich blau. Die Reihenfolge sei dieselbe, wie die für die Netzhautperipherie geltende. Indessen ist diese Reihenfolge keine ganz constante, sie kann selbst bei beiden Augen verschieden sein. So kommt es auch vor, dass die Rothempfindung persistirt, während Gelb- und Blauempfindung erloschen ist. Auf den Wechsel der Erscheinungen, welcher durch die verschiedenartigsten Eingriffe hervorgerufen werden kann, brauche ich hier nicht ausführlicher einzugehen. Es genügt zu erwähnen, dass eine vollständige Zurückführung zur Norm, Uebertragung der Farbensinnstörung auf die andere Seite und dergl. mehr bei Fällen dieser Art in mannichfaltigster Weise beobachtet sind.

Was die Störungen des Farbensinns im hypnotischen Zustande anlangt, so sind dieselben in zweierlei Richtung beschrieben. Einmal gelingt es[2], normalsehende Personen auf einem Auge farbenblind zu machen; ausserdem aber soll es auch möglich sein, Farbenblinde durch die Hypnose vorübergehend in den Zustand normalen Farbensinnes zu versetzen.

---

[1] *Gazette médicale de Paris* 1878, S. 85.

[2] Heidenhain und Grützner, *Breslauer ärztl. Zeitschr.* 1880. Nr. 4.

Der Zustand der Farbenblindheit, der bei sonst normalsehenden herbeigeführt werden kann, ist von Cohn[1] genauer untersucht worden. Das wesentliche Ergebniss ist, dass eine totale Farbenblindheit stattfindet, die Helligkeit der Empfindungen aber unverändert bleibt; das Spectrum ist deswegen auch nicht verkürzt, die hellste Stelle desselben nicht verschoben. Auch die Sehschärfe bleibt unverändert. Ausser dieser Erscheinungsweise, welche (wie man sieht) mit manchen sonstigen Fällen erworbener Farbenblindheit sehr annähernd und wie auch Cohn mit Recht hervorhebt mit dem Becker'schen Falle angeborner einseitiger totaler Farbenblindheit ganz genau übereinstimmt, findet sich noch eine sehr sonderbare Erscheinung; nämlich beim allmählichen Eintreten des hypnotischen Zustandes erscheint jede Farbe anfangs noch normal, dann in der Contrastfarbe, dann erst grau, womit die totale Farbenblindheit eingetreten ist. Beim Verschwinden des Zustandes erscheint wieder erst die Contrastfarbe und dann erst die richtige Farbe. Auch Heidenhain (a. a. O. Nr. 5) hat das merkwürdige Auftreten der Contrastfarbe beobachtet, allerdings nur während der im hypnotischen Zustande eintretende Accommodationskrampf durch Atropinwirkung gelöst wird.

Ueber die zweite Reihe von Erscheinungen vermag ich nur mitzutheilen, dass es Cohn[2] gelang, bei drei Fällen von angeborener Farbenblindheit (zwei waren totale, einer nach Cohn Roth-Grünblindheit) einen normalen Farbensinn herzustellen und zwar bei zweien vorübergehend, bei einem (wenn ich recht verstehe) dauernd.

Als das wesentlichste Ergebniss dieser Versuche wird man unstreitig betrachten müssen, dass der Farbensinn durch Veränderungen, welche sicher dem Central-Nervensystem angehören, in der tiefgreifendsten Weise verändert werden kann. In der That wird, glaube ich, Niemand in Abrede stellen, dass dies für die hysterischen sowohl wie für die hypnotischen Veränderungen der zutreffende Ausdruck ist. Die Farbenblindheit vom Accommodationskrampf abzuleiten ist schon deswegen unzulässig, weil sie nach Beseitigung desselben durch Atropin, oder an vorher atropinisirten Auge überhaupt ohne denselben bestehen kann. Einzig für das sonderbare Auftreten der Contrastfarben könnte man vielleicht an die Mitwirkung solcher peripherer Ursachen zu denken geneigt sein. Die ganze theoretische Würdigung der interessanten Erscheinungen wollen wir indessen zweckmässiger auf den Ueberblick im Zusammenhang mit allen anderen Erscheinungen verschieben, zu welchem wir nunmehr schreiten können.

[1] *Breslauer ärztl. Zeitschr.* 1880, Nr. 6.

[2] *Deutsche medicin. Wochenschrift* 1880, Nr. 16.

VII. Ueberblick und Resultate.

Wir haben uns im Vorhergehenden bemüht, die sämmtlichen bekannten Thatsachen, welche für eine Analyse der Gesichtsempfindungen verwerthet werden können, in möglichster Vollständigkeit zusammenzustellen. Obwohl wir nicht umhin konnten, die theoretische Bedeutung einzelner Erscheinungsreihen schon sozusagen anticipando kurz zu besprechen, wird es doch erst jetzt möglich, im Zusammenhange den sämmtlichen Thatsachen gerecht zu werden.

Als charakteristisch mag zunächst das negative Ergebniss hervorgehoben werden, welches die objective Untersuchung der Vorgänge im Sehorgan geliefert hat. Wir haben schon oben gesehen, dass dieselbe für eine Zerlegung oder Analyse der Vorgänge keine directe Handhabe bietet. An gewissen Winken fehlt es freilich andererseits durchaus nicht, welche wir den hier bekannten Thatsachen entnehmen können. Wir sehen, dass das Licht eine chemische Wirkung auszuüben im Stande ist, und dass ein Stoff, welcher wirklich durch Licht verändert wird, in gewissen Theilen des Auges enthalten ist. Niemand wird in Abrede stellen, dass hierdurch die Existenz einer Anzahl von Sehstoffen, d. h. Stoffen die durch Licht irgend einer chemischen Veränderung unterliegen, in hohem Grade wahrscheinlich gemacht wird. Wenn wir diese Annahme (die Existenz von lichtempfindlichen „Sehstoffen") festhalten, so erweist sich dieselbe belangreicher als sie auf den ersten Blick erscheint. Sie führt uns nämlich unweigerlich zu der Folgerung, dass die nächste Umsetzung des objectiven Lichtes in einer beschränkten Anzahl von Componenten zu suchen ist, sie zwingt uns, für das erste Stadium physiologischer Vorgänge zur Adoptirung einer Componenten- im Gegensatz zu einer Stetigkeitstheorie. Der Grund hierfür ist leicht einzusehen. Die chemischen Stoffe sind bestimmte, so zu sagen individuell unterschiedene und es giebt zwischen ihnen keine stetigen Uebergänge sondern nur Vermischungen. Dies ist das Fundament aller unsrer chemischen Vorstellungen. Ebenso ist auch jeder chemische Prozess ein bestimmter, für den es keine andere Veränderung, als grössere oder geringere Intensität giebt (d. h. häufiger oder weniger häufig stattfindende Wiederholung desselben Prozesses in der Zeiteinheit). Jeder beliebige chemische Vorgang, auch der durch die Einwirkung des Lichtes auf die Netzhaut hervorgebrachte kann also nur insofern variabel sein, als die verschiedenen möglichen chemischen Umsetzungen sich an seiner Zusammensetzung mit grösserer oder geringerer Intensität betheiligen. Anders würde es z. B. sein, wenn ein beweglicher Apparat je nach der Beschaffenheit einer einwirkenden Bewegung in Schwingungen grösserer oder geringerer Frequenz versetzt wurde. Hier hätten wir in der Veränderlichkeit des Schwingungsrhythmus etwas stetig Variables. In dieser Erwägung scheint mir vorläufig die grösste Bedeutung der Entdeckungen über die Photochemie der Netzhaut für die Analyse der Gesichtsempfindungen zu liegen.

Die photochemische Hypothese nöthigt uns zu noch einigen weiteren Betrachtungen. Zunächst scheint sie uns in einer sehr willkommenen Weise die starke Ermüdbarkeit des Auges zu erklären. Vergleicht man diese z. B. mit demjenigen Sinnesorgane, bei welchem wir die chemische Erregung mit der grössten Wahrscheinlichkeit als ausgeschlossen betrachten können, so unterliegt es keinem Zweifel, dass das Auge in viel bedeutenderem Maasse in seinen Erregbarkeitszuständen variabel ist, als das Ohr. Diese Differenz in den Endapparaten zu suchen liegt gewiss sehr nahe, und man wird von der photochemischen Hypothese fast von selbst zu der Annahme geleitet, dass die einzelnen Sehstoffe in reichlicherem oder spärlicherem Vorrath vorhanden sind, dass sie durch reichliche Belichtung dieser oder jener Art verbraucht werden, durch nachfolgende Ruhe wieder ersetzt werden können, und dass auf diese Weise alles, was wir als Ermüdungen, Umstimmungen etc. des Sehorgans bezeichnen, sich (wenigstens der Hauptsache nach) erkläre.

Weiter aber wird man der Annahme wohl nicht ausweichen können, dass die directe chemische Einwirkung des Lichtes auf die Netzhaut (und allenfalls die Chorioidea) beschränkt bleibt. Licht als solches wird ja zweifellos nicht weiter hinein ins Sehorgan als in diese Schichten gelangen können, wird z. B. nicht durch den Stamm des Opticus ins Occipitalhirn vordringen. Nun bleibt freilich die Annahme möglich, dass genau dieselben chemischen Vorgänge, welche in der Netzhaut durch Lichtwirkung hervorgerufen werden, sich durch eine Art von Contactwirkung weiterhin fortpflanzen, durch den Opticusstamm bis in die centralen Verbreitungen desselben. Ich glaube aber doch, dass die unbefangene Erwägung der ganzen Einrichtung uns viel eher dazu führt, schon im Auge selbst eine Umsetzung jener durch Licht bewirkten Zersetzungsprocesse in Vorgänge anderer Art anzunehmen, welche der nervösen Leitungsbahn als solcher eigenthümlich sind und die Uebertragung von Veränderungen von Ort zu Ort in gerade derselben oder doch ähnlicher Weise leisten, wie sonst in allen Theilen nervöser Leitungsbahnen. Der HERING'sche Versuch, die Zustände derjenigen Substanz, welche durch das Licht afficirt wird, unmittelbar als die Correlate der Gesichtsempfindung zu betrachten, ist mir aus diesem Grunde immer als eine unerlaubt vereinfachende Schematisirung erschienen. Der Nachweis des Sehpurpurs oder seiner Analoga im Stamm des Opticus und bis ins Occipitalhirn hinein, wäre das, was man als Begründung einer solchen Vorstellungsweise verlangen müsste. Denn dort müssten doch dieselben Zersetzungs- oder Bildungsprocesse noch stattfinden, wie in der Netzhaut. Es scheint, dass man sich die ganze Consequenz dieser Annahmen niemals genügend klar gemacht hat. Wie soll man sich denn denken, dass durch Licht in einer „Sehsubstanz“ Assimilationen und Dissimilationen hervorgerufen werden? Ich vermag mir dies sehr wohl vorzustellen für diejenigen Theile des nervösen Apparates, welche von Licht getroffen werden, also für die Netzhaut (inclusive des Chorioidealepithels). Wo soll aber die Hering'sche Sehsubstanz überhaupt liegen? Da ihre Veränderungen den Gesichtsempfindungen entsprechen, doch jedenfalls zum Theil im Gehirn. Und da soll man sich nun also eine gleichartige Erstreckung der lichtempfindlichen Substanz von dort an bis in die äussersten Spitzen hinein, welche allein von Licht getroffen werden, vorstellen? Man könnte versucht sein, hier daran zu erinnern, dass schon längst aus der Existenz des blinden Flecks der Schluss gezogen werden konnte, dass die Fasern der Sehnerven nicht lichtempfindlich sind, sondern nur die Endapparate.

Da die Hering'sche Vorstellungsweise nach subjectiver Methode construirt worden ist, und daher wohl naturgemäss sich die darin auftretenden Elemente auf die Zustände des Central-Nervensystems beziehen müssen, so wird man vielleicht am ersten geneigt sein, den soeben als unmöglich erkannten Consequenzen in der Art auszuweichen, dass man sagt, die Einschaltung irgend welcher Zwischenglieder zwischen dem Lichte als solchen und der Hering'schen Sehsubstanzen sei ja gar nicht ausgeschlossen. Mit diesem Zugeständniss bin ich vollkommen zufrieden. Aber dasselbe ist auch sehr wesentlich; denn es entledigt uns der Consequenzen, welche Hering aus den Fundamentalsätzen über das Zustandekommen der Gesichtsempfindung nach den verschiedensten Richtungen hin ableitet und welche, wie wir schon gesehen haben, mit der Erfahrung häufig nicht übereinstimmen.

Halten wir als Resultat des Bisherigen fest, dass die ganze Reihe der Vorgänge sich höchst wahrscheinlich nach dem folgenden Schema abspielt: 1. Licht; 2. Umsetzungen in lichtempfindlichen Substanzen; 3. nervöse Vorgänge (zunächst in den Fasern des Opticus, weiterhin im Central-Nervensystem), so haben wir damit eine gewisse Basis für die Weiterführung der Untersuchung gewonnen. Dabei würde noch zu beachten bleiben, dass eine Umsetzung in ganz andersartige Vorgänge möglicher Weise noch einmal stattfinden kann, nämlich bei dem Uebergang aus den Nervenfasern in die Zellen.

Wenn unsere auf objectivem Wege gewonnene Kenntniss der Vorgänge, welche sich der Lichtwirkung anschliessen, uns dieses allgemeine Schema gegeben hat, so werden wir nunmehr zu sehen haben, was sich aus der andern Reihen und Thatsachen entnehmen lässt, welche im Vorangegangenen successiv erörtert worden sind, denjenigen nämlich, welche die subjective Seite, die Empfindungen, mit in Betracht ziehen. Verschaffen wir uns zunächst einen Ueberblick über die hier gewonnenen Ergebnisse. Wir knüpfen hierbei am zweckmässigsten an diejenigen Gliederung der Empfindungen an, zu welcher uns die verschiedenen Erscheinungsreihen nöthigten. Als die am meisten in die Augen springende kann hier die Gliederung in die farblose Helldunkel-Reihe einerseits und die Farben andererseits bezeichnet werden. Wir wurden durch eine ganze Anzahl von Erscheinungen immer wieder auf diese hingeführt. Die subjective Methode schon that es, wenngleich nur mit einem sehr geringen Grade von Sicherheit; weit eindringlicher sprachen dafür die Abweichungen vom gewöhnlichen Zusammenhange, welche bei minimaler Lichtstärke, bei kleinstem Gesichtswinkel, bei sehr kurzer Dauer der Lichtwirkung, und beim indirecten Sehen, bei der erworbenen Farbenblindheit, bei der hysterischen und hypnotischen Farbenblindheit, endlich bei den seltenen Fällen angeborener einseitiger Farbenblindheit sich zeigen. Es würde indessen sehr vorschnell sein, daraufhin dem ganzen Sehorgan eine Gliederung dieser Art zuschreiben zu wollen. Eine ganze Reihe anderer Erscheinungen giebt es, welche man vollständig unbeachtet lassen müsste, um eine solche einfache Vorstellung für zureichend zu halten. Die erste derselben besteht in dem, was wir oben die ungleiche Helligkeitsfunktion verschiedener Lichter genannt hatten. Die Thatsache ist, dass zwei ungleichfarbige Lichter, etwa Roth und Blau, wenn sie bei einer bestimmten Intensität den Eindruck gleicher Helligkeit machen, dies nicht mehr thun, wenn sie beide etwa auf die zehnfache Intensität gebracht werden. So lange man sich das Licht direct auf einen die Helligkeit unserer Empfindung bestimmenden Vorgang wirkend denkt, bleibt diese Thatsache unverständlich. Nicht minder die zweite, dass die Unterschiedsempfindlichkeit für Helligkeiten bei der Anwendung verschiedenfarbigen Lichtes ganz verschieden ausfällt. Die dritte ist die Verschiedenheit des zeitlichen Verlaufs; der Wechsel von rothem Licht und Dunkel führt bei erheblich geringerer Frequenz zu einer Empfindungsconstanz, als der Wechsel von Blau oder Grün mit Dunkel. Da bei einem solchen Wechsel wesentlich die Helligkeit der Empfindung variabel ist, so bleibt auch dies unverständlich, wenn die Helligkeit durch directe Wirkung der verschiedenen Lichter auf denselben Apparat hervorgerufen wird.

Die vierte und wichtigste Erscheinungsreihe ist die Ermüdung (Umstimmung) des Sehorgans. Wie wir gesehen haben, führt dieselbe auf die Annahme von drei Componenten (und nicht mehr als drei), welche durch Licht erregbar sind, ihre Erregbarkeitszustände aber in Folge der Thätigkeit verändern, d. h. ermüden. Nun sahen wir schon bei der Betrachtung des gewöhnlichen Zusammenhanges, dass drei derartige Componenten in der Farbentafel so gelegen sein müssen, dass das aus ihnen gebildete Dreieck den reellen Theil der Farbentafel einschliesst. Hieraus geht ohne Weiteres hervor, dass unter jenen drei Componenten das Weiss nicht sein kann, dass sie alle vielmehr Farben von mindestens spectraler Sättigung sein müssen.

Gewisse Erscheinungen endlich, welche bei der angeborenen Farbenblindheit sich zeigen (die Verkürzung des Spectrums, oder besser die ungleiche Helligkeit des verwechselten Farbenpaares), deuten ebenfalls auf Componenten der letzteren Art hin.

Wie ich glaube, stösst der Versuch auf keine unüberwindlichen Schwierigkeiten, unter Berücksichtigung beider Thatsachenreihen eine Vorstellung von dem Zustandekommen der Gesichtsempfindungen zu bilden, welche der Wahrheit wenigstens so nahe kommen dürfte, als es zur Zeit möglich ist. Da wir nämlich die Möglichkeit, dass in verschiedenen Stücken des ganzen Sehorgans die Gliederung der Vorgänge eine verschiedene ist, schon eingesehen haben, so wird es sich wesentlich darum handeln, welche von den beiden Reihen von Thatsachen einer mehr centralwärts, welche einer mehr peripher stattfindenden Gliederung entspricht, und ob es danach möglich ist, für beide Arten den Modus noch etwas näher festzustellen. Nun kann man, glaube ich, bei unbefangener Würdigung der Thatsachen, darüber keinen Augenblick im Zweifel sein, dass die zuerst angeführten Erscheinungen mit der Gliederung Hell-dunkel: Farben (und vielleicht noch Roth-Grün-Reihe, Gelb-Blau-Reihe?) centraler und die zweiten peripherer Natur sind. Die Gründe, welche hierfür sprechen, sind sehr zahlreich.

Erstlich zeigt uns die hypnotische und hysterische Farbenblindheit eine Reihe von Störungen der Gesichtsempfindungen, welche nach jenem Schema erfolgen und sicher centraler Natur sind. Zweitens aber drängt sich uns die gleiche Vermuthung mit Nothwendigkeit auf, wenn wir im Zusammenhange alle die Bedingungen erwägen, deren Ausfall Störungen gleicher Art hervorbringt.

Da finden wir nämlich den Erfolg zunächst abhängig von dem Orte der Netzhaut, welchen der Reiz trifft; mit anderen Worten, die Leistungen der verschiedenen Theile des Organs sind verschieden; weiter sehen wir für den normalen Erfolg erforderlich: eine gewisse Grösse der gereizten Fläche, eine gewisse absolute Intensität des Reizes, eine gewisse, nicht zu kleine

Dauer desselben, und endlich den normalen Zustand des ganzen Apparates, mit anderen Worten gewisse uns unbekannte Bedingungen, deren Fortfall pathologischer Weise vorkommt und sich in ähnlicher Weise geltend macht, wie die eben genannten Momente. Es ist nun unmöglich zu übersehen, wie diese Bedingungen, Punkt für Punkt, sich überall wiederholen, wo es sich um irgend welche beliebigen Unterscheidungen handelt. Sollen wir Lichtintensitäten vergleichen, so müssen wir hinreichend grosse Flächen zur Vergleichung vorgelegt bekommen, die Dauer der Besichtigung darf nicht zu kurz sein, die absolute Intensität nicht unter ein gewisses Maass sinken. Sollen wir Tonhöhen vergleichen, so müssen die Töne hinreichend laut und nicht gar zu kurz sein; sollen wir Temperaturen vergleichen, so wird die Vergleichung um so genauer, je grösser die zur Vergleichung benutzten Hautstellen sind. Die Unterschiedsempfindung des Drucksinns sehen wir auf den verschiedenen Stellen der Haut, die Unterschiedsempfindlichkeit für Lichtintensitäten auf verschiedenen Stellen der Netzhaut sehr verschieden. Endlich sehen wir durch pathologische Vorgänge in einer uns noch ganz unerklärlichen Weise die räumliche Unterscheidungsfähigkeit herabgesetzt werden; so bei der Amblyopie, so bei den Störungen der Hautsensibilität durch Erkrankungen der mannichfachsten Art.

Das Zustandekommen normaler Farbenempfindungen erweist sich somit an Bedingungen gebunden, wie wir sie sonst auch für die Unterscheidungen, also für Vorgänge, die gewiss dem Centralnervensystem angehören, obwaltend finden. Alles dies wird uns also bestimmen dürfen, die bei dieser Reihe von Thatsachen sich ergebende Gliederung für eine „centrale" zu halten. Damit wird dann in bester Uebereinstimmung sein, dass auch die subjective Methode, die Beobachtung der Empfindungen selbst, uns zu der Annahme einer ähnlichen Gliederung führte.

Hiernach ergibt sich nun schon von selbst, dass die andere Gliederungsweise mehr peripherwärts gesucht werden muss. Dass es sich hier um eine Dreicomponentengliederung handle, haben wir soeben gezeigt.

Als allgemeinsten Ausdruck für die Untersuchungsergebnisse können wir also hinstellen: 1) Zusammensetzung eines peripheren Vorganges aus drei Componenten, welche durch die Lichtwirkung in einfach abstufbare Zustände („Erregungszustände") versetzt werden können; 2) eine centrale Gliederung der Vorgänge, bei welcher die Helldunkelreihe sich von den Farbigkeitsbestimmungen aussondert und diese vielleicht in die Rothgrün- und Gelbblaureihe sich theilen.

Diese allgemeine Vorstellung wollen wir nun versuchen, etwas handgreiflicher zu gestalten. Dabei werden wir nicht vergessen dürfen, dass der allgemeine Ausdruck jedenfalls als viel sicherer betrachtet werden muss, als die speciellen Gestaltungen, die wir ihm versuchsweise noch geben. — Für die drei Componenten finden wir als nächstliegende Annahme die, sie in drei „Sehstoffen“ zu sehen, drei lichtempfindlichen Stoffen, welche in den Endapparaten des Opticus durcheinander gemengt vorhanden sind. Zugleich würde alsdann die dreifache Gliederung in den drei Zersetzungsprocessen weiterbestehen, welche durch das Licht in den drei Substanzen hervorgerufen werden. Hierfür spricht einmal die Erwägung, dass ein Aufwand von mehr als drei Sehstoffen gleichwohl ohne Nutzen bleiben würde, wenn durch die Beschränktheit in den weiteren Stücken des Apparates doch kein mehr als dreifach bestimmbarer Vorgang geleistet werden kann. Zweitens lässt sich dafür geltend machen, dass in dem Verbrauch der lichtempfindlichen Stoffe die einfachste und plausibelste Deutung der Ermüdungserscheinungen gefunden wird, wie ich das schon oben angedeutet habe.

Die nächste hier anzuschliessende Frage stösst aber bereits auf Schwierigkeiten, nämlich diejenige, welche Empfindung jede der drei Componenten ganz für sich allein wirkend hervorrufen würde. Die Ermüdungserscheinungen lehrten uns in der Weise, wie sie von mir untersucht wurden, mit Sicherheit nur überhaupt die Existenz von drei Componenten und Einiges über den Sättigungsgrad der Spectralfarben. In der Weise, wie Exner sie zu verwerthen suchte, lehrten sie Roth, Grün und Blau als die Componenten kennen, aber doch nur unter der Voraussetzung, dass das Dreieck der Componenten mit dem reellen Theil der Farbentafel sich nahezu decke. Unter dieser Voraussetzung aber ist es ohnehin schon aus der Form der letzteren zu ersehen, dass die Componente jedenfalls nicht einer weniger brechbaren Farbe als G entspricht. Eine wirklich genaue Bestimmung der Componenten ist überhaupt nur, unter ganz besonderen Umständen und unter ganz besonderen Voraussetzungen, mit Hilfe der Farbenblindheit möglich. An den von Küster und mir beobachteten Farbenblinden liess sich constatiren, dass sowohl für Roth- als für Grünblinde die Sättigung (in ihrem Sinne) nach beiden Seiten des Spectrums, so weit wir es untersuchen konnten, zunimmt, d. h. bis B einerseits und bis G andererseits. Hiernach lässt sich nur sagen, dass die eine Componente im Vergleich zum spectralen Roth noch etwas bläulich, die andere im Vergleich zu G noch violetter erscheinen muss. Aus diesem Grunde habe ich die Bezeichnungen Roth-, Grün- und Violett-Componente beibehalten.

Weiter können wir dann noch mit einiger Wahrscheinlichkeit behaupten, dass das spectrale Roth von der Empfindung, welche die isolirte Roth-Componente uns geben würde, dem physiologisch reinen Roth, sich nicht sehr weit entfernt, das Grün dagegen sehr erheblich von dem physiologisch reinen Grün. Es folgt dies aus den S. 115 angeführten Ermüdungsversuchen. Zugleich erklärt uns diese Annahme in der einfachsten Weise die Ausnahmestellung des Roth, bei minimaler Lichtstärke oder kürzester Einwirkungszeit nicht farblos zu werden. Es erklärt sich daraus auch zugleich, weshalb der Helligkeitsunterschied in den Verwechselungsgleichungen der Rothblinden so viel grösser ist, als in denen der Grünblinden.

Wenn die Annahme, die drei Componenten seien in drei lichtempfindlichen Stoffen zu suchen, die wahrscheinlichste war, so finden wir jetzt weit schwieriger die Frage zu beantworten, wie sich in den Nervenfasern des Opticus die Vorgänge gestalten. Es scheint mir nicht möglich, hierüber jetzt etwas sicheres anzugeben. Weder unsere allgemeinen Vorstellungen über das Wesen nervöser Vorgänge reichen dazu aus, noch die Gliederungen, welche wir auf indirectem Wege constatirt haben. Die Erscheinungen des Purkinje'schen Nachbildes bei sehr intensiven Reizen (vgl. S. 120 f.) und auch die Verhältnisse der Unterschieds-Empfindlichkeiten scheinen mir aber mit einer gewissen Wahrscheinlichkeit für eine Gliederung zu sprechen, welche der peripheren ähnlich ist.

Auf sicheren Boden gelangen wir erst wieder, wenn wir zu den centraleren Vorgängen übergehen. Irgendwo, sagen wir im Gehirn, müssen die variabeln Zustände der peripheren Nervenfasern sich in Vorgänge anderer Art umsetzen, d. h. sie müssen auf einen Apparat einwirken und in diesem gewisse Veränderungen hervorrufen; diese Umsetzungen aber dürfen wir uns keineswegs nach einem sehr einfachen Schema vor sich gehend denken. An der Hervorbringung der farblosen Helligkeit betheiligen sich alle drei Componenten. Da die Quantitätsbestimmung der Erregungsvorgänge in jenen drei Componenten vorläufig ganz willkürlich ist, so können wir nur sagen, dass jedenfalls nicht bei beiden Umsetzungen (Licht: Componente, Componente: Helligkeit) allgemein Proportionalität besteht. Dies ergibt sich aus der ungleichen Helligkeitsfunktion der verschiedenen Lichter. Die Farbigkeit der Empfindungen wird nun im Allgemeinen bestimmt durch das Verhältniss, welches zwischen den Erregungsvorgängen der drei Componenten besteht. Ein bestimmtes Verhältniss (wir können es etwa als Aequivalenz bezeichnen) ergiebt gar keine Farbenempfindung. Die Abweichungen von diesem Aequivalenz-Verhältniss machten für gewöhnlich die Empfindungen farbig. Diese Abweichungen werden aber nun weniger wirksam und selbst ganz unwirksam, wenn die Intensität der Erregungsvorgänge eine minimale ist (wie bei sehr kurzer Lichtwirkung oder sehr geringer Intensität des Lichtes), wenn nur ganz wenige Fasern überhaupt in Erregung versetzt sind (kleinste Objecte) oder endlich in Folge von Veränderungen des centralen Apprates selbst, wie bei Hypnose und Hysterie. Die verschiedenen Stücke des centralen Gesichtsapparates müssen überdies in sehr ungleicher Weise für Abweichungen vom Aequivalenzverhältniss empfänglich sein, so dass ein der Netzhautperipherie zugehöriges Stück viel schwieriger Farbenempfindungen liefert, als ein dem Centrum zugehöriges.

Können wir endlich bezüglich der centralen Vorgänge noch irgend welche genaueren Vorstellungen uns bilden? Wie mir scheint, ist dies mit einer nur einigermaassen erträglichen Grade von Gewissheit zur Zeit nicht ausführbar. Es könnte scheinen, als ob die Hering'sche Vorstellungsweise jetzt, in dieser beschränkten Geltung, am Platze wäre; denn die Thatsachen, die hier in Betracht kommen, sind ja lauter solche, die für eine, der Hering'schen wenigstens ähnliche, Eintheilung der Gesichtsempfindungen sprechen. Ueber diese Aehnlichkeit hinaus kann sich aber, wie ich glaube, unsere Zustimmung nicht erstrecken. Der Versuch, die Gliederung der Gesichtsempfindungen in die farblose Helldunkelreihe und die Farbenbestimmungen durch die Annahme von drei Sehsubstanzen mit ihren Assimilations- und Dissimilationsvorgängen zu erklären hat für mich wenigstens keine innere Wahrscheinlichkeit. Gegenwärtig ist die subjective Methode die einzige, welche uns Vermuthungen nach dieser Richtung hin gestattet; ich kann daher hier auch nur wiederholen, was ich schon oben gesagt habe, dass die correcte Anwendung derselben sehr andere Vorstellungen als die Hering'schen viel wahrscheinlicher macht, dass aber die Aufstellung neuer Hypothesen mir nicht am Platze scheint.

In der eben skizzirten Vorstellungsweise dürften nun die Thatsachen ohne besondere Schwierigkeit erklärbar werden. Die ungleiche Helligkeitsfunktion und der ungleiche zeitliche Verlauf, die Ermüdungserscheinungen erklären sich aus den peripheren drei Componenten sehr einfach. Weniger einfach liegt die Sache für die ungleiche Unterschiedsempfindlichkeit für Intensität farbigen und weissen Lichtes. Will man die Wahrnehmbarkeit des Unterschiedes von den centralsten Vorgängen abhängig machen, so wird die hier bestehende Verschiedenheit zunächst nicht verständlich erscheinen. Bei proportionaler Vermehrung rothen und blauen Lichtes steigt die Helligkeit des rothen viel schneller an, gleichwohl sind die Unterschiede aus einer kleineren Zahl eben merklicher Unterschiede zusammengesetzt. Bei Annahme eines centralen Vorganges, der die Helligkeit der Empfindungen bestimmt und von dem die Farbigkeit der Empfindungen ganz unabhängig verläuft, wird diese Thatsache nicht begreiflich erscheinen. Man wird also entweder die ganze Gliederung des centralen Vorganges sich in nicht von einander unabhängigen Componenten bestehend vorstellen dürfen, oder aber man wird die Wahrnehmung des Unterschiedes nicht an die centralsten Vorgänge, sondern an die Vorgänge im peripheren Nerven anknüpfend sich denken müssen. Zwischen diesen Möglichkeiten möchte ich vor der Hand nicht entscheiden. Vor dieselbe Alternative werden wir übrigens auch durch die Thatsache gestellt, dass die Unterscheidungsfähigkeit für Farbentöne oder Sättigungsdifferenzen mit abnehmender Helligkeit immer geringer wird. Eine erneute und vollständige Untersuchung des ganzen Gebietes dürfte wohl sehr wünschenswerth sein.

Der Ausfall der Farbe bei unzulänglichen Unterscheidungsbedingungen, sowie beim Uebergange auf die Netzhautperipherie erledigt sich ohne Schwierigkeit. Die Veränderungen, des Farbentones, welche in allen Fällen vor dem gänzlichen Verschwinden der Farbe auftreten, deuten indessen darauf hin, dass der Modus nicht allemal ganz derselbe ist. Dies kann auch nicht auffallen. Da die Farbenbestimmung eine zweifache ist (wir können etwa eine rothgrüne und eine gelbblaue annehmen), so ist es sehr möglich, dass einmal die eine, das andere Mal die andere eher beeinträchtigt wird und somit Veränderungen des Farbentones entstehen.

Am wenigsten einfach ergibt sich schliesslich die Erklärung der angeborenen Farbenblindheit. Wie wir gesehen haben, sprechen die Verwechselungsgleichungen der sogenannten Rothgrünblinden mit Wahrscheinlichkeit dafür, dass die Farbenblindheit dieser Kategorie auf dem Ausfall einer peripheren Componente beruht, und zwar in einem Theil der Fälle der Roth-, in einem anderen der Grüncomponente. Ob übrigens die beiden ihnen gebliebenen mit zweien der Normalsehenden annähernd identisch sind, ist vor der Hand zweifelhaft. Wie nun in diesem Falle die centralen Vorgänge sind und wie die Umsetzung der peripheren in die centralen stattfindet (mit anderen Worten, was diese Art von Farbenblinden eigentlich sehen), muss dabei zunächst dahingestellt bleiben. Da die drei Componenten ja die Empfindungen nicht direct bestimmen, sondern indirect, so kann aus dem Fehlen z. B. der Rothcomponente nicht ohne Weiteres geschlossen werden, dass das weisse Licht nun grünblau erscheinen muss. Von vorne herein erscheint es wahrscheinlicher, dass auch hier wieder die Aequivalenz beider Componenten die Farblosigkeit und die Abweichungen des Verhältnisses von der Aequivalenz eine Reihe von Farben, welche etwa mit der Roth-Grün- oder der Gelb-Blau-Reihe des normalen Auges übereinstimmt, ergeben wird; ebenso lässt sich annehmen, dass, falls nur eine Componente vorhanden ist, die Bedingung für das Entstehen der Farbenempfindungen ganz fehlt und nur farblos gesehen wird. Nach den Fällen von einseitiger Farbenblindheit scheint sich das in der That so zu verhalten.

Neben dieser Erklärung der Farbenblindheit bleibt als möglich aber auch die andere, welche sie durch centralen Ausfall des Farbensinnes bei völliger Intactheit der peripheren drei Componenten erklären würde. Diese Annahme vermag von den grossen Verschiedenheiten der Verwechselungsgleichungen keine Rechenschaft zu geben. Zwischen beiden Theorien der Farbenblindheit sicher zu entscheiden (bez. festzustellen, ob nicht Fälle sowohl der einen als der anderen Art vorkommen), das scheint zur Zeit noch nicht mit hinlänglicher Sicherheit ausführbar. Die Entscheidung liegt zunächst in den Momenten, welche oben mit Rücksicht auf die Helmholtz'sche und die Hering'sche Theorie der Farbenblindheit besprochen sind, und ich kann hier auf die obige Darstellung verweisen.

Sollten die Angaben über die Herstellung der Farbenblinden zu normalem Farbensinne durch die Hypnotisirung sich bestätigen, so würde hierdurch das Vorkommen der andern Art von Farbenblindheit (man könnte sie als central bedingte bezeichnen) erwiesen sein.

Es bleibt mir noch übrig, mich im Speciellen mit den beiden bisher dominirenden Theorien, der Young-Helmholtz'schen und der Hering'schen, auseinander zu setzen. Die historische Gerechtigkeit zwingt uns zunächst zu der Anerkennung des grossen Verdienstes, welches in der ersten Einführung der Componenten-Theorie bestand. Das war ohne Zweifel der wichtigste Schritt, der überhaupt in der ganzen Frage gemacht wurde. Die genaue Bestimmung und Begrenzung derselben war eine Aufgabe andrer Art, für welche erst in neuerer Zeit das thatsächliche Material geschaffen worden ist.

Ich weiss nicht, ob sich irgend Jemand, speciell ob sich Helmholtz eine Forterstreckung der supponirten Gliederung nach den drei Componenten Roth Grün Violett oder Roth Grün Blau bis in die letzten centralen Verbreitungen der Sehnerven-Fasern vorgestellt hat. Nur das ist Thatsache, dass diese Ausdehnung der Theorie vorzugsweise immer von ihren Gegnern urgirt worden ist. Dabei hätte nicht übersehen werden sollen, dass die ganze Theorie, ihrer Natur nach, zunächst auf Vorgänge in den peripheren Nerven sich bezieht, über die centralen Umsetzungen derselben aber gar nichts aussagt. Eine Ausdehnung auf die centralsten Vorgänge im Sehorgan hätte schon durch die Incongruenz mit den unmittelbar zu beobachtenden Thatsachen der Empfindung sich verbieten sollen. In immer grössere Schwierigkeiten und Widersprüche wurde man bei dem Bemühen verwickelt, nach dem Schema der Theorie die Erscheinungen des indirecten Sehens, der erworbenen Farbenblindheit u. s. w., kurz die ganze Reihe mehrfach angeführter Thatsachen zu erklären. Jene Incongruenz mit der Empfindung indessen war es, welcher hauptsächlich die neue Theorie des Farbensinnes verdankt wurde.

Die fast ausschliessliche Verwerthung der subjectiven Methode charakterisirt den geistvollen Versuch Hering's. Das Wesentlichste der Young-Helmholtz'schen Theorie wurde hierbei adoptirt, nämlich die Componenten-Gliederung; diese erschienen aber in ganz veränderter Form. Das wesentliche Verdienst Hering's besteht unbestritten und unbestreitbar in der Hervorhebung der naturgemässen Gliederung der Gesichtsempfindung, in die

Helldunkel-Reihe und die Farben; die Zerlegung der letzteren in die Rothgrün- und die Gelbblau-Reihe erscheint schon gewagter, doch haben wir keine bestimmte Veranlassung zur Opposition gegen dieselbe. Dem Ausdruck dieser Thatsache durch drei Sehsubstanzen, mit Dissimilations- und Assimilations-Vorgängen haftet, wie ich glaube, ein principieller Fehler an, die Ueberbestimmung; die Gesichtsempfindungen sind nun einmal von nur dreifach bestimmter Mannichfaltigkeit, und ohne sehr gezwungne Annahme kann es nicht gelingen, sie mit einer sechsfach bestimmten zur Deckung zu bringen. Der richtige Kern aber, der unzweifelhaft in der Theorie steckt, befähigte sie gleichwohl, eine Anzahl von Erscheinungen mit grösster Leichtigkeit zu erklären. — Ein schlimmerer Fehler war aber die Uebertragung dieser Resultate, welche doch nur für die centralen Vorgänge Gültigkeit haben konnten, auf das ganze Sehorgan. Hierdurch erst wurden eine ganz neue Ermüdungstheorie, eine veränderte Theorie der angebornen Farbenblindheit nothwendige Consequenzen der neuen Theorie; hierdurch erst setzte sich dieselbe mit einer Reihe von andern Thatsachen in Widerspruch. Nun möchte ich nicht der Hering'schen Theorie gegenüber in denselben Fehler verfallen, wie viele andere (Hering an der Spitze) gegenüber der Helmholtz'schen. Ich weiss nicht, ob sich Hering das Licht ganz direct auf seine drei Sehsubstanzen wirkend denkt, oder ob und welche Zwischenglieder er annimmt. In der Arbeit „Zur Erklärung der Farbenblindheit aus der Theorie der Gegenfarben“ sagt Hering sogar (S. 13) ausdrücklich: „Zweitens wäre denkbar, dass gewisse Mittelglieder, durch welche die Aetherschwingungen erst zu einem Reiz für die nervöse Substanz werden, abnorm fungiren oder theilweise fehlen.“ Thatsache ist jedenfalls, dass man von diesen „Mittelgliedern“ sonst nie etwas zu hören bekommt, dass sie einfach ignorirt werden. Und hierin scheint mir der wesentlichste Fehler der Hering'schen Theorie in ihrer gegenwärtigen Gestalt zu liegen; hierin allein liegt es begründet, dass sie die zahlreichen Erscheinungen, welche wir wiederholt gegen sie angeführt haben, nicht zu erklären vermag.

Die Vorstellung, welche ich oben entwickelt habe, und welche, wie ich glaube, dem gegenwärtigen Stande unsres Wissens am besten Rechnung trägt, zeichnet sich weder durch so grosse Einfachheit, noch durch die gleiche Bestimmtheit der Vorstellungen aus, dafür vielleicht durch die grössere Vorsicht in der Formulirung der Ergebnisse. Wir haben von Componenten und von centralen Bedingungen des Farbenempfindens gesprochen; ich bin auch nicht gesonnen aus dieser Zurückhaltung jetzt zum Schlusse noch zu Gunsten irgend welcher besonderen Vorstellungsweise herauszutreten. Von jeder Formulirung der theoretischen Ergebnisse kann man indessen wenigstens eine gewisse Einfachheit des Ausdrucks verlangen, welche gestattet, sich derselben mit Leichtigkeit in jedem einzelnen Falle zu bedienen. Zu diesem Zwecke scheint es mir am richtigsten für den peripheren Theil den allgemeinen Ausdruck „Componente“ beizubehalten und von Roth-, Grün- und Violett-Componente zu sprechen. Diese Componenten genauer zu untersuchen, sie vielleicht in drei lichtempfindlichen Substanzen direct nachzuweisen, wird die Aufgabe der Zukunft zein. Neben diesen wird es am richtigsten sein, die centralen Bedingungen der Farbenempfindung etwa unter dem Namen des terminalen Farbensinnes[1] zusammenzufassen. Ob dieser in einen Roth-Grün und einen Gelb-Blau-Sinn zu theilen sei, blcibt vorläufig dahingestellt. Hiernach wird man die Ermüdungs- und eine Reihe anderer Erscheinungen aus dem Verhalten in den peripheren Componenten zu erklären haben, die erworbene Farbenblindheit dagegen in vielen Fällen durch Störung des terminalen Farbensinnes. Für die angeborne Farbenblindheit bliebe zunächst noch fraglich, ob alle Fälle durch Ausfall von peripheren Componenten bedingt seien. Als eine Eigenthümlichkeit des terminalen Farbensinnes wäre zu bezeichnen, dass Farbenempfindung nur entsteht, wenn gewisse Bedingungen betreffs der Intensität sowie der zeitlichen und räumlichen Ausdehnung der peripheren Erregungsvorgänge erfüllt sind.

Vielleicht wird man dieser Vorstellungsweise den Vorwurf machen, dass sie complicirter sei, als die beiden Theorien, die sie ersetzen will. Dies ist unzweifelhaft richtig. Aber dürfen wir annehmen, dass das Sehorgan, welches sich aus der Netzhaut mit ihren verschiedenartigen Theilen, aus den Fasern des Sehnerven und aus deren Verbreitung im Gehirn zusammensetzt, gerade etwas sehr Einfaches sei? Ich für meinen Theil halte es für viel wahrscheinlicher, dass der Fortgang der Untersuchungen die hier entwickelte Theorie als immer noch viel zu einfach ergeben wird, als dass umgekehrt zu einer einheitlichen Auffassung des ganzen Gesichtsorgans zurückgekehrt werden sollte. Es muss ja zugegeben werden, dass jeder Sachverhalt sich durch complicirte Vorstellungen erklären lässt, wenn uns der Einblick in den einfachen richtigen Zusammenhang fehlt. Aber man sagt auch mit Recht, dass die Natur keine Verpflichtung hat, unsrer Erkenntnissfähigkeit zu Liebe einfache Einrichtungen zu schaffen. Verwickelte aber in ein einfaches Schema zu zwängen, kann zwar eine Zeit lang sehr bequem sein, erweist sich dann aber doch auf die Dauer als unmöglich.

[1] Ich würde die Bezeichnung „centraler Farbensinn“ vorziehen, wenn dieser nicht für den Farbensinn an der Stelle des deutlichsten Sehens schon im Gebrauch wäre.

Anhang I.

Ueber die rechnende Bestimmung der Farben.

Die von Grassmann aufgestellten (und wiederholt bestätigten) Gesetze der Farbenmischungen sind folgende:

1. Jede beliebig zusammengesetzte Mischfarbe muss gleich aussehen, wie die Mischung einer bestimmten gesättigten Farbe mit Weiss.

2. Wenn von zwei zu vermischenden Lichtern das eine sein Aussehen stetig ändert, so ändert sich auch das Aussehen der Mischung stetig.

3. Gleich aussehende Farben gemischt geben gleich aussehende Mischungen.

Wenn wir die Thatsache, dass zwei Lichtmischungen einander gleich aussehen in Form einer Gleichung schreiben, etwa

$$\alpha A + \beta B + \gamma C = \delta D \text{ und}$$
$$\xi X + \upsilon Y + \zeta Z = \omega W,$$

so folgt aus dem dritten Gesetz die Berechtigung, solche Gleichungen zu addiren, und aus jenen beiden z. B. zu folgern

$$\alpha A + \beta B + \gamma C + \omega W = \delta D + \xi X + \upsilon Y + \zeta Z.$$

Hieraus ergiebt sich die Berechtigung, auch Gleichungen von einander zu subtrahiren, ohne Weiteres. Dabei ist zu berücksichtigen, dass die Bedeutung der negativen Glieder sehr einfach anzugeben ist, dahin nämlich, dass sie, um die Gleichung reell interpretierbar zu machen mit positivem Vorzeichen auf die andre Seite gebracht werden müssen.

Hätten wir z. B. für zwei Lichter L_1 und L_2 die Gleichung

$$30\,L_1 = 10\,R + 10\,G + 10\,B.$$
$$30\,L_2 = 20\,R + 5\,G + 5\,B,$$

so finden wir etwa durch Subtraction

$$30\,L_2 - 30\,L_1 = 10\,R - 5\,G - 5\,B$$

was in der Form

$$30\,L_2 + 5\,G + 5\,B = 30\,L_1 + 10\,R$$

eine sofort interpretirbare Mischungsgleichung liefert.

Die Erweiterung der Farbentafel über denjenigen Theil hinaus, welcher den objectiv herstellbaren Farben entspricht, erfordert eigentlich nur die

Fixirung dessen, was unter „Fundamentalfarben“ verstanden werden soll. Wir bezeichnen damit die einfachen Vorgänge in dem peripheren Sehapparat, welche durch verschiedene Lichter in verschiednen Combinationen hervorgebracht werden können. Eine besondere Bemerkung ist hier noch erforderlich über die Intensitätsmessung dieser Vorgänge. Wollen wir mit denselben in gleicher Weise wie mit den objectiven Lichtern rechnen, so müssen wir als das n fache eines solchen Vorgangs, der durch ein Licht X hervorgebracht wird, denjenigen bezeichnen, welcher durch das Licht nX hervorgerufen wird. Setzen wir das fest, so können wir nun diese Vorgänge, sie mögen F_1 F_2 F_3 heissen, in die Rechnung einführen. Schreiben wir nunmehr eine Gleichung

$$\alpha L_1 = \varphi F_1 + \chi F_2 + \psi F_3$$

so bedeutet dies, dass durch die Menge α des Lichtes L die drei Vorgänge in den Intensitäten φ χ und ψ erregt werden.

Sind mehrere solche Gleichungen vorhanden, so lassen sich diese addiren, denn wenn z. B.

$$\beta L_2 = \varphi' F_1 + \chi' F_2 + \psi' F_3$$

wäre, so wird der festgesetzten Messungsweise der F zufolge nun auch

$$\alpha L_1 + \beta L_2 = (\varphi + \varphi') F_1 + (\chi + \chi') F_2 + (\psi + \psi') F_3$$

sein müssen; d. h. das gemischte Licht $\alpha L_1 + \beta L_2$ ruft die drei Vorgänge bew. in den Stärken $\varphi + \varphi'$, $\chi + \chi'$, $\psi + \psi'$ hervor.

Nun kann man durch Elimination von zweien der Werthe F aus drei solchen Gleichungen leicht zu einer Gleichung gelangen von der Form

$$\varphi F = \alpha L_1 - \beta L_2 - \gamma L_3$$

und es fragt sich, welchen Sinn eine solche Gleichung hat. Dies ist ohne Schwierigkeit anzugeben; sie bestimmt das Verhältniss der einen Componente F zu drei reellen Lichtern L_1 L_2 L_3. Wenn wir uns erinnern, dass alle L auf der Farbentafel innerhalb des Dreiecks F_1 F_2 F_3 liegen, so ist schon ersichtlich, dass F nicht in dem Dreieck L_1 L_2 L_3 liegen kann, mit andern Worten, dass in der That in einer solchen Gleichung, die ein F durch drei Lichter bestimmt, mindestens eines dieser Lichter mit negativen Vorzeichen auftreten muss. In welcher Weise lässt sich nun aber überhaupt das Verhältniss einer Componente zu drei reellen Lichtern angeben? Es liegt auf der Hand, dass das nicht so geschehen kann, wie wir etwa das Verhältniss des Weiss zu Roth, Grün und Violett bestimmen, indem wir angeben, welche Menge dieser drei Lichter gemischt werden müssen, um Weiss zu ergeben. Denn durch Zusammenfügung von irgend welchen Lichtern ist niemals eine Mischung zu erhalten, welche allein auf eine Componente wirkt. In welcher Weise es aber geschehen kann, ist ohne Schwierigkeit (aus der Gleichung sowol, als auch unmittelbar) zu übersehen. Denken wir uns nämlich in der obigen Gleichung jedes Licht ersetzt durch seinen

Werth in F_1 F_2 und F_3, so sagt uns nun die Gleichung, dass eine Differenz von Erregungsvorgängen gleich einem Vorgange in F_1 sei, d. h. also, dass die Lichter αL_1 und $(\beta L_2 + \gamma L_3)$ sich nur durch den Erregungsvorgang in der Componente F_1, nicht aber durch denjenigen in F_2 und F_3 unterscheiden. Wir bestimmen somit die Componente jetzt durch Angabe zweier Lichter, welche sich ausschliesslich durch den Erregungswerth in dieser Componente, nicht aber durch die in den beiden andern Componenten unterscheiden.

Die Beziehung zur Farbenblindheit tritt hier nun auch deutlich hervor; in der That ist die Bestimmung der Componente F in den drei Lichtern hiernach nichts anderes, als die in diesen drei Lichtern ausgedrückte Verwechslungsgleichung, welche durch Ausfall der betreffenden Componente entsteht. Sobald die Componente fehlt, wird das Farbenpaar, welches sich nur bezüglich ihrer unterscheidet, für die beiden andern aber übereinstimmt, ununterscheidbar geworden sein. Es wird also jetzt

$$\alpha L_1 = \beta L_2 + \gamma L_3$$

sein müssen.

Umgekehrt ist hieraus ersichtlich, dass wenn die Verwechslungsgleichung in dieser Form an einem Farbenblinden gewonnen ist und wir voraussetzen, dass die beiden von ihm besessenen Componenten mit zweien eines Normalsehenden übereinstimmen, dadurch die dritte Componente des letzteren unmittelbar gegeben ist. So bestimmt also z. B. die Verwechslungsgleichheit

$$100\,R + 4\,Bl = 4\,Bgr$$

die Componente als

$$F = 100\,R + 4\,Bl - 4\,Bgr.$$

Die Maxwell'sche Rechnungsweise wird hierdurch, wie ich hoffe, die Dunkelheit, welche ihr in der kurzen Darstellung des Originals anhaftet, verloren haben.[1] Es ist nur noch zu erwähnen, dass Maxwell die Verwechslungsgleichung seines Farbenblinden nicht direct bestimmt, was sein Apparat nicht gestattete, sondern berechnete. Er nahm nämlich an, dass die für ihn selbst gültige Gleichung

$$22{,}6\,R + 26\,Gr + 37{,}4\,Bl = W$$

auch für jenen zuträfe. Dann kann man die Gleichung der Farbenblinden

$$33{,}7\,Gr + 33{,}1 = W$$

hiervon abziehen und erhält so die Verwechslungsgleichung desselben, welche lauten würde

$$22{,}6\,R + 4{,}3\,Bl = 7{,}7\,Gr.$$

[1] Die Maxwell'sche Darstellung wird nur dadurch schwer verständlich, dass M. auch für den nicht reellen Theil der Farbentafel einfach von Farben spricht, z. B. von der Farbe $D = 22{,}6\;R + 4{,}3\;Bl - 7{,}7\;Gr$.

Anhang II.

Ueber die „Empfindlichkeiten“ im Gebiete des Gesichtssinnes.

Statt der häufig gebrauchten Ausdrücke Lichtsinn, Farbensinn, Empfindlichkeit etc. habe ich mich bemüht eine präcise Bezeichnungsweise einzuführen. Wer die bisherige Literatur aufmerksam durchsieht, wird mir Recht geben, wenn ich behaupte, dass in dieser Hinsicht eine unheilvolle Verwirrung besteht. Was ist Lichtsinn? Soll er die absolute Schwellenempfindung gegen weisses Licht bezeichnen, oder die Helligkeitsfunktion? Was ist Farbensinn? Die specifische Schwellenempfindlichkeit, oder die Unterschiedsempfindlichkeit für Farbentöne? Dinge mit demselben Namen zu bezeichnen, von denen wir nicht wissen können, ob sie dasselbe sind, ist schon unzulässig; noch weit mehr aber solche, von denen wir sicher wissen, dass sie nicht dasselbe sind. Verwechselungen, die hierdurch herbeigeführt sind, haben deswegen auch oft Schaden angerichtet. Es sei mir gestattet, hier einige Beispiele dafür aufzuführen.

Rählmann bestimmt (*Archiv für Ophthal.* XV, 1) die Schwellenwerthe (und zwar die absoluten Schwellenwerthe) für verschiedene Spectralfarben. Um diese zu vergleichen, betrachtete er die Intensitäten der verschiedenen Lichter in dem (dioptrischen) Spectrum als Einheiten. Wenn er auf diese Weise findet, dass die „Empfindlichkeit für Grün (*E*) am grössten und nahezu doppelt so gross wie für Orange und Blau, viermal so gross wie für Violett und zehnmal so gross wie für Roth ist“, so muss man sich zunächst erinnern, dass dieses Resultat von den Qualitäten angewandten Lichtes, ja selbst von der Art des Spectrums (dioptrisches oder Beugungsspectrum) vollkommen abhängig ist. Jedenfalls hat dieses Resultat zunächst gar nichts zu thun mit dem was Lamanski die Empfindlichkeit für verschiedene Farben nannte; denn dieser bestimmte, wie später Dobrowolski die Unterschiedsempfindlichkeit für Intensitätsveränderungen farbiger Lichter. Es liegt schon auf der Hand, dass der Vergleich der Schwellenempfindlichkeit uns zunächst nur in der Weise nutzbar werden kann, dass wir für dasselbe Licht die Schwellenempfindlichkeit (absolute oder specifische) an verschiedenen Netzhautstellen, bei verschiedenen Versuchspersonen, bei denselben Netzhautstellen unter Variation ihres Zustandes bestimmen und dergleichen. Der Vergleich der Schwellenwerthe verschiedener Lichter setzt aber nothwendig irgend eine Bestimmung über die Quantitäten derselben, welche als gleich zu betrachten sind, voraus. Und von der Art dieser Festsetzung hängt der Sinn des Resultats ab. Betrachten wir als gleich z. B. solche Mengen verschiedener Lichter, welche objectiv gleiche lebendige

Kräfte repräsentiren, so könnte man ermitteln, ob unser Auge für die eine oder die andere eine grössere absolute Schwellenempfindlichkeit besässe.

Bohn (*Photometrische Unterscheidungen*) fand die Unterschiedsempfindung für Intensitätsveränderungen der verschiedenen Farben wesentlich, anders als Lamanski. Dieser hatte die grösste für Grün und Gelb ($\frac{1}{286}$), nächstdem für Blau $\frac{1}{212}$, Violett $\frac{1}{109}$, Orange $\frac{1}{78}$ und Roth $\frac{1}{70}$. Bohn macht keine bestimmten Zahlenangaben, fand aber als günstigste Farbe Grün, demnächst zuweilen Roth, zuweilen Blau und Violett, dann Orange und am ungünstigsten Gelb. Diese Art von Empfindlichkeit ist sodann sehr eingehend von Dobrowolski untersucht worden; namentlich hat er in seiner letzten Arbeit „*Ueber die Veränderungen der Empfindlichkeit des Auges gegen Spectralfarben bei wechselnder Lichtststärke derselben*“ (Pflüger's *Archiv* XXIV u. s. w. S. 189 die Unterschiedsempfindlichkeit für Intensitätsveränderungen bei rothem und bei blauem Licht untersucht. Die hierbei gegen Helmholtz gerichtete Polemik beruht auf der Verwechselung der Unterschiedsempfindlichkeit mit der Helligkeitsfunktion. Dass bei Steigerung der Lichtintensitäten die scheinbare Helligkeit für Roth schneller ansteigt als für Blau, ist eine so vielfach konstatierte Thatsache, dass sich gar nicht darüber streiten lässt, und das stellen die Helmholtz'schen Curven dar. Dass sich dies aber in der Unterschiedsempfindlichkeit ausdrücken muss, ist gar nicht nothwendig, sondern nur auf Grund einer sehr problematischen Verallgemeinerung des Fechner'schen Gesetzes zu erwarten. Man könnte nämlich denken, es müsste das schnellere Ansteigen der scheinbaren Helligkeit bei dem rothen Licht im Vergleich zum blauen auch einer höheren Unterschiedsempfindlichkeit entsprechen. Da nun Dobrowolski dies nicht bestätigt findet, so folgt nur dass diese Ausdehnung des Fechner'schen Gesetzes auf verschiedene Farben (wonach ein ebenmerklicher Helligkeitszuwachs in allen Farben dieselbe Erhöhung der scheinbaren Helligkeit darstellt) unrichtig ist. Helmholtz hat ganz mit Recht (an der auch von Dobrowolski citirten Stelle, *Physiol. Optik* S. 317. 318) nicht wie Dobrowolski citirt, die Empfindlichkeit, sondern die Empfindungsstärke als eine für verschiedene Farben verschiedene Funktion der Intensität des Lichtes bezeichnet.

In seiner Arbeit über die Empfindlichkeit des Auges gegen die Lichtintensität der Farben bezeichnet Dobrowolski diese auch als Farbensinn! Unter Farbensinn soll aber doch wohl immer etwas verstanden werden, was sich auf das Erkennen von Farben als solchen (specifische Schwellenempfindlichkeit) oder auf das Erkennen von Unterschieden des Farbentons und der Sättigung bezieht also gerade nur nicht das, was Dobrowolski mit diesem Ausdruck bezeichnet.

Unter der vagen Fragestellung, ob das Auge „gegen Roth oder gegen Blau empfindlicher sei“, werden aber auch noch ganz andere Dinge zusammengeworfen. Einmal ist Thatsache, dass ein Roth und ein Blau, welche bei gewöhnlicher Beleuchtung gleich hell erscheinen, bei allmählicher gleichmässiger Verminderung der Beleuchtung dieses Verhältniss einbüssen; nach Purkinje, Dove, Helmholtz und vielen anderen kann das soweit gehen, dass das Blau noch hell, und sogar farbig erscheint, wenn das Roth schon schwarz erscheint. Indessen hängt dies selbstverständlich ganz davon ab, dass wir eben Roth und Blau von dem oben bezeichneten Verhältniss der Intensität vergleichen. Wählten wir andere Verhältnisse, so könnten wir es leicht dahin bringen, dass bei schwächster Beleuchtung Roth und Blau gleich hell erscheinen, oder dahin, dass sie den gleichen absoluten Schwellenwerth haben, wie das schon eben auseinander gesetzt wurde. In einem ganz anderen Sinne schreibt man nun aber dem Auge wieder eine vorzugsweise grosse Empfindlichkeit gegen das rothe Licht zu, deswegen nämlich, weil dasselbe in der Regel, sobald es überhaupt Lichtempfindungen hervorruft, auch in seiner Farbe erkannt wird. Dies ist aber wieder etwas ganz anderes und muss offenbar von der Sättigung der verglichenen Farben abhängen. In der That hat man es hier mit dem Verhältniss der absoluten zur specifischen Schwelle zu thun.

Chodin bestimmte die Grösse eines farbigen Sektors, welcher auf der Masson'schen Scheibe erkannt werden konnte. Seine Methode ist vollkommen correct, da es sich um den Vergleich verschiedener Netzhautpartien handelte. Es kommt hier ein Vermögen in Betracht, für welches ich noch keinen Namen eingeführt habe; es hängt einerseits mit der specifischen Schwellenempfindung, andererseits mit den Unterschiedsempfindlichkeiten für Farbenveränderungen (in diesem Falle Farbig gegen Weiss) zusammen. Ganz sicher ist es aber vollkommen verschieden von der Unterschiedsempfindlichkeit des Auges für die Lichtintentität der Farben. Dass sie mit dieser identisch sei, beweist Dobrowolski (a. a. O. S. 190) folgendermaassen: „Wenn wir bei der Masson'schen Scheibe finden, dass für eine Farbe ein 1° grosser Sektor, für eine andere aber ein Sektor à 2° erforderlich ist, um Farbenempfindungen hervorzurufen, so fragt es sich, was für Grössen wir dabei mit einander vergleichen? Von einem 1° grossen Sektor werden in unserem Auge halb mal so viel Strahlen reflectirt (sic!) als von einem Sector à 2°, natürlich gleiche Lichtstärke bei beiden vorausgesetzt, folglich vergleichen wir zwei Farben hinsichtlich ihrer Intensität mit einander, d. h. welche von beiden einer geringeren Menge homogenen Lichtes bedarf, um noch Farbenempfindungen hervorzurufen, mit anderen Worten, wir bestimmen die Empfindlichkeit gegen die Lichtintensität der Farben.“

Butz endlich, um mit diesem neuesten Autor diese Uebersicht abzuschliessen, bestimmt wieder die „Farbenempfindlichkeit“ verschiedener Netzhauttheile (Vorläufige Mittheilung über Untersuchungen der physiologischen Functionen der Peripherie der Netzhaut; du Bois-Reymond's *Archiv f. Physiol.*, 1881, S. 437). Butz bestimmte, in unserer Ausdrucksweise, den absoluten Schwellenwerth verschiedener Lichter für verschiedene Netzhauttheile. Am Schlusse der Arbeit stellt er aber die Meinung auf, es sei ganz gleichgiltig, ob man die absoluten oder die specifischen Schwellenwerthe bestimme. Er sagt dort in einer Note: „Untersucht man bei einer Intensität, die eine deutlich nuancirte Farbenempfindung hervorruft“ (specif. Schwelle. *K*) „oder bei minimaler Intensität, welche eine merkliche Empfindung zur Folge hat“ (absolute Schwelle. *K*), „so haben wir es, abgesehen davon, dass die erstere Untersuchungsmethode von der Subjectivität des Experimentators mehr abhängig und daher eine unzuverlässigere sein muss, in beiden Fällen mit derselben Lichtqualität zu thun. Die Empfindlichkeit des Auges aber ist umgekehrt proportional derjenigen Intensität, welche die eben merkliche Empfindungen auslöst. Unbegründet, ja vollkommen unverständlich scheint mir daher die Annahme, in beiden genannten Fällen wirke nicht derselbe Factor.“

Schwerlich kann man irgendwo deutlicher als hier die Entstehung sachlicher Irrthümer durch ungeeigneten Gebrauch von Worten illustrirt finden. Absolute und specifische Schwellenempfindung, beides ist Empfindlichkeit des Auges gegen das bestimmte Licht, somit ist beides dasselbe! Nun findet Charpentier gerade in der von Butz hier citirten Arbeit, dass die absolute Schwellenempfindlichkeit bei allen Lichtern auf allen Theilen der Netzhaut wesentlich dieselbe, die specifische aber sehr verschieden sei. Was also Butz als unbegründet und unverständlich bezeichnet, ist nicht eine Annahme, sondern eine wohlconstatirte Thatsache. Ja, es kann sogar als eine der sichersten Thatsachen für die ganze Lehre vom indirecten Sehen gelten, dass für dasselbe absolute und specifische Schwelle für alle Farben weiter auseinander fallen, als für das Centrum. Aus den Versuchsresultaten von Butz geht dies aufs unzweideutigste hervor; denn nach ihm ist die absolute Schwelle für alle Lichter in der Netzhautperipherie nur unerheblich von der im Centrum verschieden, ja mit Ausnahme des rothen Lichtes ist die absolute Schwellenempfindung sogar für alle Lichter peripherisch grösser als central. Dass dagegen dasselbe Licht, welches im Centrum deutliche Farbenempfindungen gibt, peripher noch keine gibt, ist hinreichend bekannt.

Druck von Metzger & Wittig in Leipzig.

www.ingramcontent.com/pod-product-compliance
Lightning Source LLC
LaVergne TN
LVHW091728021026
849161LV00003BB/440
9783112663110